臨床研究マイスターへの道

医科統計学が身につくドリル

MEDICAL STATISTICS AT A GLANCE WORKBOOK

訳 津崎晃一　慶應義塾大学医学部麻酔学教室 准教授

Aviva Petrie
Head of Biostatistics Unit and Senior Lecturer
UCL Eastman Dental Institute
256 Grays Inn Road
London WC1X 8LD and
Honorary Lecturer in Medical Statistics
Medical Statistics Unit
London School of Hygiene and Tropical Medicine
Keppel Street
London WC1E 7HT

Caroline Sabin
Professor of Medical Statistics and Epidemiology
Research Department of Infection and Population Health
Division of Population Health
University College London
Royal Free Campus
Rowland Hill Street
London NW3 2PF

メディカル・サイエンス・インターナショナル

Authorized translation of the original English edition,
"Medical Statistics at a Glance Workbook", First Edition
by Aviva Petrie and Caroline Sabin

Published by John Wiley & Sons, Ltd., The Atrium, Southern Gate, Chichester, West Sussex, PO19 8SQ, UK

Printed and Bound in Japan

訳者まえがき

本書は，“Medical Statistics at a Glance（一目でわかる医科統計学）”第3版（邦訳は第2版まで）の姉妹書として上梓された演習問題集である。医科統計学の分野では，すでに数多くの教科書が出版され，初学者向けから高度な専門家向けのものまでほぼ飽和状態に近い現状であるが，いずれも理論的な解説を主とし，多肢選択型の問題や実際の研究に基づく統計解析例を詳細に示したものは極めてまれである。本書の意義は，この盲点を巧みについた点にあるが，問題集としての性格上，必ずしも行き届いた解説が加えられているわけではない。しかし，表記の教科書や他の類似の教科書を随時参照することで十分な理解が得られるはずであるし，必要な場合には，さらに高度な専門書に進むことができる。また，研究手段の標準化や進んだ統計学的手法が適用される現在では，その方法論における up-to-date な知識が手軽に得られる意味で重宝するに違いない。

特に，ランダム化比較試験や観察研究の論文例に対する批判的吟味は，最近のEQUATOR（Enhancing the QUAlity and Transparency Of health Research）Network* （www.equator-network.org）にまとめられている適切な研究報告のための基準集〔ランダム化比較試験（CONSORT 声明），観察研究（STROBE 声明）など〕に準拠した内容を示し，研究報告者だけでなく，査読者や編集者にとっても，それぞれの項目を見落としなくチェックすることに役立つはずである。

さらに，実際の生データ（www.medstatsaag.com から入手可能）を利用した演習例では，データの要約法や論理的な統計解析の進め方，結果の解釈について，いずれも高機能な統計パッケージ（Stata v11，SPSS statistics v20）による多彩なアプローチを利用しながら，極めて的確な

---

* 訳注：ヘルスケア研究報告の質向上を目的とした国際的なネットワーク。本書に紹介されている以外にも，システマティック・レビュー/メタアナリシス：PRISMA，診断精度：STARD，質的研究：COREQ，質的研究の合成報告における透明性向上：ENTREQ，ヘルスケアの質改善：SQUIRE，健康経済評価：CARE，統計学的解析，SAMPL などの各声明が公表され，論文形式・内容をこれらに準拠させることが主要医学雑誌の投稿規定に加えられつつある。

結論を導いており，解析の醍醐味が十分味わえるように配慮されている。このように，統計学書としてユニークな立場にある本書は，医学研究者にとって座右に備えておくべき1編に数えられるだろう。

最後に，本書の企画から出版に至るまでご協力いただいた，メディカル・インターナショナル・サイエンス社編集部に感謝の意を表したい。

平成25年12月

慶應義塾大学医学部麻酔学教室
津崎 晃一

はじめに

本書は“Medical Statistics at a Glance（一目でわかる医科統計学）”第3版（邦訳は第2版まで）の姉妹書である。統計学試験に備える医学生を主な対象としているが，解析や解釈の腕を磨きたいと願う生物医学領域の研究者（たとえば，医学研究者や生物医学領域の大学院生，製薬会社の研究員）にも役立つだろう。したがって，本書の狙いは，試験対策のほか，論文の読解に必要な能力を読者の身につかせるとともに，読者自身が統計解析を行う場合の自信を与えることにある。“Medical Statistics at a Glance”の姉妹書を意図して書かれているが，必ずしも密接に連携しているわけではなく，独立した教科書として，また，統計学の名高い教科書とともに利用することが可能である。

統計学を学ぶ最適な方法は，実際のデータ解析を始めることで理論を実践することにあるが，必ずしも実用的とは限らない。代わりに，注意深く構成されたさまざまな形式の練習問題を利用することは，統計学に対する読者の理解度を調べ，十分に評価する（理解の足りないところを知る）ことに役立つ。親本の“Medical Statistics at a Glance”は内容を簡潔に示すため，実例に対するスペースが限られ，練習問題のための余裕もない。本書では，広範な一連の問題や批判的吟味のためのテンプレート，2つのデータに対する統計学的解析法を示すことで，この不足部分を補っている。可能な場合には，医学および歯学領域の論文に基づく問題を示し，関心のある場合には，読者が元の資料を調べることができるように引用文献を示している。

本書の構成

本書は6つのパートに分かれている。

PART 1

本パートは，短い文章で示される多肢選択問題 multiple-choice question（MCQ）から構成され，それぞれ，単一の理論的概念や論文解釈に関する読者の知識をテストできる。5つの解答のうち，1つだけが正しく，それぞれの正しい解答と誤った解答の解説が **PART 5** に示されている。

MCQ の順序は，一般に，“Medical Statistics at a Glance” 第 3 版の各章に従っている*。“Medical Statistics at a Glance” で関連するトピックを参照しやすいように，MCQ に関連する章の一覧を**付録 I** に示す。

PART 2

本パートは，MCQ より長めの構造化問題 structured question から構成され，いくつかの統計学的概念に関する読者の知識をより深くテストできる。これらの問題には，読者が理論をどれだけ理解しているかや，研究結果を解釈する読者の能力，場合によっては，基本的な統計計算を行う能力をテストするものもある。これらの問題は，我々が過去に出題した試験に類するものであり，詳細な模範解答が **PART 5** に示されている。長めの構造化問題は，教科書のさまざまな章のいくつかに関連するため，特定の順序に従ってはいないが，親本である教科書の該当するトピックを読者が参照しやすいように，構造化問題に関連する章の一覧を**付録 II** に示す。

PART 3

論文に批判的吟味 critical appraisal を加える能力は，医学および歯学領域におけるすべての専門家（より一般的には，研究に関与するすべての者）に必要な基本的技術であり，したがって，統計学コースの重要な目的である。研究論文に示されたエビデンスを評価する場合，たとえば，不適切な研究デザインから生じるバイアスや，サンプルサイズ，アウトカム指標，統計解析法の選択，データの提示方法，導かれた結論など，多くの統計学的側面を考慮しなければならない。批判的吟味については，“Medical Statistics at a Glance” の第 40 章〔evidence-based medicine（エビデンスに基づく医療）〕で簡潔に紹介しているが，本書の **PART 3** では，論文の査読や評価を行う場合に利用できる構造化テンプレートを示すことでこれを補っている。2 つの報告論文，すなわち，ランダム化比較試験 randomized controlled trial と観察研究 observational study に批判的吟味を加える目的で，これらのテンプレートを利用することが推奨される。これらの論文に対する著者自身の評価を **PART 5** に示す。これら 2 つの吟味において，すべてのトピックスに言及することは期待できないが，少なくとも，読者に役立つ吟味の基本構造を示しているはずである。

---

* 訳注：邦訳は第 2 版までだが，第 3 版と第 2 版の章構成はほぼ同じである。

PART 4
著者の経験上，学生や若手研究者が抱くもっとも一般的な不満の１つは，実際のデータを解析する場合に，どこから開始すべきかわからない点である。この必要性に対処するため，２つのデータに対する解析方法について **PART 4** で詳しく述べ，データ自体を関連ウェブサイト（www.medstatsaag.com）から Excel ファイルとして入手できるようにした。それぞれの解析は臨床問題の記述に始まり，最初の探索的および記述的解析から研究結果の頑健性を評価する最終的な感度分析までの，統計解析で行われるさまざまなステップを読者に示すものとなっている。これは今までにない新たなアプローチであり，読者に役立つことを願っている。

PART 5
本パートは，**PART 1** に示す MCQ の解答や **PART 2** に示す構造化問題の模範解答，**PART 3** に掲載したランダム化比較試験（論文 1）および観察研究（論文 2）に対する著者自身の批判的吟味から構成される。**PART 5** は，読者が解答や模範解答を探しやすいように黄味がかった紙を使用している。

付録
付録 Ⅰでは，MCQ の一覧を順に従って示し，“Medical Statistics at a Glance”の関連する章やそれぞれの問題に含まれる内容を明らかにしている。**付録 Ⅱ**も同様で，構造化問題に関連する章を示している。“Medical Statistics at a Glance”の特定の章に関連する練習問題にチャレンジしたい読者のために，章の一覧とそれらに関連する MCQ や構造化問題を**付録 Ⅲ**に示す。

追加情報
本書に加えて，“Medical Statistics at a Glance”の関連ウェブサイト（www.medstatsaag.com）では，対話形式の練習問題を豊富に用意し，関心の対象となる多くの論文に対する参考文献を示している。

謝辞
本書の **PART 4** における解析データを提供してくれた Dr Laura Silveria-Moriyama と Dr Angus Pringle に心から感謝したい。解析を進めるうえで特に役立った彼らの意見や示唆に感謝する。しかし，本書の最終的な内容における誤謬や過ちに対する全責任は著者にある。また，批判的吟味に転載許可を得ることで読者に役立つ練習問題を提供できたのは，2 編の論文の著者や出版社のおかげであり，著者の批判が感情を害することがあれば陳謝したい。多肢選択問題や構造化問題における資料の改変や転載を同意してくださった多くの著者や出版社の寛大さに感謝するとともに，本書の執筆を提案し，出版に至るまでのアイデアや支援を提供してくれた Wiley-Blackwell 社の出版チームに謝意を表する。教育技術を学ばせてくれた多くの学生諸君，そして，この原稿に集中している間ずっと，忍耐強く見守り，励まし，良好なユーモアを示してくれた Mike や Gerald，Nina，Andrew，Karen への感謝なしに，この謝辞を終えることはできないであろう。

目次

関連ウェブサイト

追加資料の入手先　www.medstatsaag.com

内容

・Excel ファイル（PART 4 で使用したデータセット）

・ダウンロード可能な 2 つの解析テンプレート PDF

・オンライン参考文献へのリンク

・追加の MCQ

注意

訳注

本書では，原則として，薬物のカナ表記は独立行政法人 医薬品医療機器総合機構の医薬品医療機器情報提供ホームページに従い記述し，日本で未承認の薬物については原語表記とした。

PART 1

多肢選択問題

Multiple-choice questions

■ データ処理 ■

M1

個人の身体機能に関する情報を収集する目的で，それぞれ異なる身体機能面に関連する6つの日常業務を選択した。すべての業務について，その施行上，「問題なし」(スコア 0)，「多少の問題がある」(スコア 1)，「多くの問題がある」(スコア 2)，のいずれに相当するかを回答者に質問し，個々の6つのスコアの合計から，0～12にわたる総合身体機能スコアを求めた。次の文章で正しいのはどれか。1つ選べ。

(a) この変数は連続変数 continuous variable としてもっともよく表現される。

(b) このスコアに基づくデータを収集する場合，集計表には，最終的な総合身体機能スコアだけを記録すべきである。

(c) これは，厳密には順序カテゴリー変数 ordinal categorical variable であるが，解析目的には数値変数 numerical variable として扱うことができる。

(d) この変数の「代表的な average」値を示す最適な要約指標 summary measure は最頻値 mode である。

(e) 解析目的には，この最終スコアを機能良好(スコア 0～4)，平均的機能(スコア 5～8)，機能不良(スコア 9～12)の3つのカテゴリーに分類し直すことが好ましい。

M2

次の文章で正しいのはどれか。1つ選べ。

(a) 定性的な変数は，順序変数または数値変数の2つのカテゴリーから構成される。

(b) 順序変数は順序づけられないカテゴリーから構成される。

(c) 年齢群「若年」，「中年」，「高齢」は名義カテゴリー変数 nominal categorical variable に関連する。

(d) 血液型は名義カテゴリー変数に分類される。

(e) 順序変数が多くのカテゴリーを含む場合，連続的な数値変数と順序変数を区別することは困難である。

M3

青年期の乳製品消費と後年における心血管疾患 cardiovascular disease (CVD) の発症との関連を調査する疫学研究の一部で，研究者らは14～17歳のサンプルから毎週の卵消費に関する情報を自己報告式の質問票から収集する計画を立てる。次の文章で，この情報を収集する最良のアプローチとして正しいのはどれか。1つ選べ。

(a) 回答者に前の週に消費した卵の数を欄に示し，不明な場合には空欄とするように求める。

(b) 回答者に前の週に消費した卵の数にもっとも当てはまるボックス（0，1～3，4～7，>7，「不明」）をチェックするように求める。

(c) 回答者に前の週に消費した卵の数を欄に示し，不明な場合には9と記録するように求める。

(d) 回答者に前の週に消費した卵の数にもっとも当てはまるボックス（0，1～3，4～7，>7）をチェックし，不明な場合には空欄とするように求める。

(e) 回答者に前の週に消費した卵の数を欄に示し，不明な場合には999と記録するように求める。

M4

次の質問票に示された情報に関する文章で正しいのはどれか。1つ選べ。

(a) テキスト（ASCII）ファイルでデータを得ることは，多くの人がASCIIについて知らないために汎用性に乏しい。

(b) 多コード化した質問 multi−coded question は2つ以上の可能な回答を有するが，回答者は単一の回答しか示すことができない。

(c) コンピュータ上の表計算プログラムには，日付を日/月/年のように入力しなければならない。

(d) 特定の回答者における欠損データは，コンピュータ上の表計算プログラムに，常に9や99，999のように入力しなければならない。

(e) データをコンピュータに入力する前に，カテゴリー変数を数値コード化しておくことがしばしば必要である。

M5

青年期における毎週の平均的な卵消費数を推定する目的で，毎週消費される卵の数を，14～17歳の青年40人のサンプルから収集した。卵消費に関する情報が2人の青年で欠けていたため，残る38人のデータは次のようであった：0, 0, 0, 0, 0, 0, 0, 0, 0, 0, 1, 1, 1, 1, 1, 1, 1, 1, 2, 2, 2, 2, 2, 3, 3, 4, 5, 7, 7, 7, 8, 11, 14, 15, 21, 25, 27, 71。次の文章で正しいのはどれか。1つ選べ。

(a) 71は外れ値 outlier であるが，毎週の卵消費数として正しい値の可能性がある。

(b) 毎日3個以上の卵を消費する可能性が低いため，研究者らはデータを解析する前に21より大きい値を除外すべきである。

(c) 毎日3個以上の卵を消費する可能性が低いため，研究者らはデータを解析する前に21より大きい値を21に置き換えるべきである。

(d) 著者らは，71がデータの入力ミスであると疑うため，解析を加える前にこの値を 9 で置き換えようと考える。

(e) 著者らは，71 がデータエラーであると信じ，この外れ値を含む解析と含まない解析の両者を行うことを考える。

M6

次の文章で正しいのはどれか。1 つ選べ。

(a) データの外れ値を扱う 1 つのアプローチは，外れ値を含むデータと含まないデータの両者について解析を行い，結果が類似するか否かを検討することである。

(b) 変換したデータから得たパラメータの推定値を解釈できないため，歪んだ分布の問題を解決するためのデータ変換は決して合理的でない。

(c) データの外れ値は，結果を歪める可能性があるため除外すべきである。

(d) 外れ値はデータの大部分に適合しない極端な値であり，データの他のすべての値より常に大きい。

(e) データの外れ値を扱う唯一の方法は，外れ値を含むデータと含まないデータの両者の解析を行うことで除外の影響を決定するか，解析から外れ値を除外するか，データ変換を行うかである。

M7

問題 M3 と **M5** に示された毎週の卵消費数に関するデータについて考えなさい。次の図で，この情報を表すのにもっとも優れているのはどれか。1 つ選べ。

(a) 棒グラフ bar chart

(b) ヒストグラム histogram

(c) 円グラフ pie chart

(d) 散布図 scatter diagram

(e) 積み上げ棒グラフ segmented bar chart

M8

問題 M3 と **M5** に示された毎週の卵消費数に関するデータについて考えなさい。次の記述で，この変数の分布を表すのにもっとも適切なのはどれか。1 つ選べ。

(a) 右に歪む。

(b) 正規分布 normal distribution に従う。

(c) 左に歪む。

(d) 一様分布 uniform distribution に従う。

(e) 負に歪む negatively skewed。

M9

次の文章で正しいのはどれか。1つ選べ。

(a) 円グラフは，丸い「円」をそれぞれのカテゴリー変数に対応する扇形に分割したものであるため，それぞれの扇形の面積は等しい。

(b) 連続数値データを表す合理的な方法は，棒グラフを描くことである。

(c) ヒストグラムは棒の間に間隙を有する複数の異なった垂直（または水平）の棒として描かれ，それぞれの棒の幅（高さ）は変数の値の範囲に関連し，高さ（幅）は関連する観察頻度に比例する。

(d) 変数の分布は，観察値のヒストグラムが1つまたはいくつかの高い値のために右に長い裾を示す場合，右に歪む。

(e) 箱ひげ図 box−whisker plot は，4分位範囲 interquartile range を示す垂直または水平の長方形から構成され，その内部には中央値 median を含み，「ひげ」の両端は中央値に対する95%信頼区間 confidence interval（CI）の上限および下限に相応する。

M10

卵消費に関する研究（**問題 M3** と **M5**）の著者らは今度は，毎週の卵消費数データを要約したいと望む。次のアプローチで，これらのデータを要約する最適な方法はどれか。1つ選べ。

(a) 算術平均 arithmetic mean と範囲 range

(b) 中央値と4分位範囲

(c) 中央値と範囲

(d) 算術平均と標準偏差 standard deviation（SD）

(e) 最頻値

M11

次の文章で正しいのはどれか。1つ選べ。

(a) データが右に歪む場合，中央値は算術平均より大きい。

(b) n 回の観察における中央値は，n が奇数の場合，順序に従って並び替えた $(n+1)/2$ 番目の値に等しい。

(c) 重みつき平均 weighted mean の計算に利用した重みが等しい場合，中央値と重みつき平均は，常に同一である。

(d) 左に歪んだデータの対数変換は，変換したデータを算術スケールにプロットした場合，しばしば対称性の分布を示す。

(e) データの幾何平均 geometric mean は対数変換されたデータの算術平均に等しい。

M12

研究者らは，複数の民族を含む健康女性 212 人のサンプルからヘモグロビン濃度に関する情報を収集した。彼らは中央値を計算し，基準範囲 reference range として 2.5 および 97.5 パーセンタイル値を利用した。次の文章で正しいのはどれか。1 つ選べ。

(a) 著者らは，研究における対象数が少ないため，パーセンタイル値を利用して基準範囲を得た。

(b) 母集団の健康対象が，基準範囲の下限を下回るヘモグロビン値を示すことはない。

(c) 基準範囲を得るために平均値と標準偏差を利用することは，より適切な基準範囲を生む。

(d) ヘモグロビン濃度に影響する基礎疾患を伴う母集団の対象は，常に基準範囲を外れた値を示す。

(e) ヘモグロビン濃度に影響する基礎疾患を伴う母集団の対象は，基準範囲を外れた値を示す可能性が高い。

M13

数値データを大きさの順に並び替える場合，次の文章で正しいのはどれか。1 つ選べ。

(a) 4 分位範囲は 1 パーセンタイル percentile と 4 パーセンタイルの差を示す。

(b) 10 分位範囲 interdecile range は順序に従って並び替えた観察値の中心 80％を含む。

(c) 観察値の中央は常に算術平均に等しい。

(d) 50 パーセンタイルは 5 番目の 4 分位に等しい。

(e) 1 パーセンタイルは常に最小値に等しい。

M14

観察値の集まりが正規分布または Gauss 分布 Gaussian distribution に従う場合，次の文章で正しいのはどれか。1 つ選べ。

(a) その平均値と分散 variance は等しい。

(b) その観察値は健康対象から得られている。

(c) その平均値と分散は，それぞれ 0 と 1 に常に等しい。

(d) 観察値の 95％は平均値 ± 1.96 × 分散の間に存在する。

(e) 観察値のおよそ 68％は平均値 ± 標準偏差の間に存在する。

M15

次の文章で正しいのはどれか。1つ選べ。

(a) 2項(ランダム)変数 binomial random variable は，ある一定の平均的な比率でランダムに，かつ時間や空間とは独立に生じる事象数の計数 count である。

(b) Poisson 分布 Poisson distribution を特徴づける2つのパラメータは，サンプルの対象数(または，試行の反復数)とそれぞれの対象(または，それぞれの試行)が成功する真の確率である。

(c) χ^2 分布 chi-squared distribution はカテゴリー(ランダム)変数 categorical random variable に基づく。

(d) 対数正規分布 lognormal distribution に従う観察値の対数を得る場合，変換された観察値は正規分布に従う。

(e) 対数正規分布は著しく左に歪む。

M16

閉経年齢の分布は左に歪む傾向を示す。研究者らは，閉経年齢と独立に関連する人口統計的および社会経済的要因を見いだしたいと望んでいる。次の閉経年齢の解析に関する文章で正しいのはどれか。1つ選べ。

(a) 最適な解析アプローチは，分布が歪んでいるために常にノンパラメトリック法 nonparametric method を利用することである。

(b) 対数変換 logarithmic transformation を利用することは，正規分布に基づくパラメトリック解析 parametric analysis を可能にする。

(c) 2乗変換 square transformation は正規性を得るのに役立つ場合がある。

(d) 2乗変換を利用することで，正規分布に基づくパラメトリック解析の前提を満たすことが確実となる。

(e) 解析を行う前に閉経年齢をカテゴリー化しておくことが推奨される。

M17

次の文章で正しいのはどれか。1つ選べ。

(a) ロジスティック変換 logistic transformation はS字状曲線を線形化する。

(b) ロジスティック変換は一般に Poisson 分布に従う計数値に適用される。

(c) 数値変数 y が右に歪む場合，$z=y^2$ の分布はしばしば正規分布に近づく。

(d) 数値変数 y が左に歪む場合，$z=\log y$ はしばしば正規分布に近づく。

(e) 2乗変換の性質は対数変換のそれに類似する。

■ サンプリングと推定 ■

M18

次の文章で正しいのはどれか。1つ選べ。平均値のサンプリング分布 sampling distribution of the mean は：

(a) 関心のある母集団から一定のサイズのサンプルを数多く反復して抽出し，その観察をプロットすることで得られる分布の平均値に相応する。
(b) 母集団における真の平均の不偏推定 unbiased estimate である平均値を有する。
(c) 元のデータが正規分布である場合に限って正規分布に従う。
(d) 平均値の標準誤差 standard error of the mean (SEM) より大きい標準偏差を有する。
(e) 反復するサンプルのサンプルサイズが小さい場合には描けない。

M19

研究者らはタイの女性 137 人のサンプルから身長に関するデータを収集した。次の文章で正しいのはどれか。1つ選べ。

(a) タイの女性母集団における真の平均身長は，サンプルの女性における平均身長に等しい。
(b) 研究者らが平均身長 ± 1.96 × 標準偏差から決定される値の範囲を計算する場合，この値の範囲からサンプルの推定平均身長における精度を評価することができる。
(c) 他の研究グループに，彼ら自身の研究における身長値の分布とこの研究結果を比較させることを可能にするには，身長の中央値やその信頼区間を計算し，示すべきである。
(d) 身長がおよそ正規分布に従う場合，著者らは平均身長とその標準偏差を計算し，示す場合がある。これは，サンプルにおける身長値の分布を示すことを可能にする。
(e) 平均値の信頼区間を計算することで，研究者らはサンプルの身長値が正規分布に従うか否かを決定できる。

M20

Jensen ら (2011) は，低分子ヘパリンからリバーロキサバンに臨床診療の変更を行う前後で，下肢関節形成術患者における創合併症の頻度を評価するための後ろ向きコホート研究 retrospective cohort study を行った。リバーロキサバンに変更する前では，30 日以内に創合併症による再手術を受けた患者の頻度が 489 人中 9 人 (1.8%, 95% 信頼区間 [0.9, 3.5] %) であったのに対し，リバーロキサバン投与を受けた患者では559人中22人(3.9%，95%信頼区間[2.6，5.9]%)であった。次の文章で正しいのはどれか。1つ選べ。

(a) リバーロキサバンに変更する前の創合併症率に対する信頼区間は非対称性を示し，アウトカムが正規分布に従わないことを示す。

(b) リバーロキサバンに変更する前の真の創合併症率は，0.9%と3.5%の間に存在する。

(c) 2つの期間の95%信頼区間が重なり合うことは，リバーロキサバンに変更した後の創合併症率に有意な変化がないことを示す。

(d) それぞれの期間で創合併症数がより多い場合，信頼区間は広がる。

(e) それぞれの期間における患者数がより多い場合，信頼区間は狭まる。

Jensen CD, Steval A, Partington PF, Reed MR, Muller SD. Return to theatre following total hip and knee replacement, before and after the introduction of rivaroxaban: a retrospective cohort study. J Bone Joint Surg Br 2011; 93: 91-5.

M21

次の文章で，サンプルサイズ $n>1$ に対して正しいのはどれか。1つ選べ。

(a) 平均値の99%信頼区間は，平均値の95%信頼区間より狭い。

(b) 特定の変数における平均値の95%信頼区間は，その変数の基準区間 reference interval*[1] より狭い。

(c) 真の標準偏差が既知の場合，平均値の95%信頼区間は，平均値±1.96×標準偏差から計算される。

(d) 平均値の95%信頼区間は，サンプル平均が95%の確実さで存在する区間を表す。

(e) 平均値の95%信頼区間は，母集団における観察値の中心95%を含む区間を表す。

研究デザイン

M22

次の研究で，コホート研究と特徴づけられるのはどれか。1つ選べ。

(a) 3つの異なるタイプの成長促進タンパクによって刺激される細胞の研究。

(b) 医学部入学時から1学年終了時まで追跡された医学生を対象に，ライフスタイル要因と学年末試験成績との関連を調査する研究。

(c) 医学生を姓の頭文字がA～M，N～Zの2群に分け，前者には定期的なカウン

*[1] 訳注：基準区間 reference interval は，健康対象の大部分(通常95%)に認められる値の範囲を意味し，正常範囲 normal range や基準範囲 reference range とも称される。

セリング支援を加え，後者には支援を加えない。研究のアウトカムを学年末試験に合格した学生の比率とし，この比率を2群間で比較する。

(d) 学年末試験に不合格となった医学生について，初学年時のライフスタイルに関するインタビューを行う。学年末試験に合格した医学生のランダムサンプルについてもインタビューを行い，学年末試験成績に対するライフスタイル要因の影響を評価する目的でその結果を比較する。

(e) 研究者らは，英国の医科大学10校について学年末試験の合格率を比較し，これらの合格率とそれぞれの医科大学周辺におけるバーやナイトクラブ数との相関関係を示す。

M23

医学研究では，ある要因に対する曝露が，ある効果（たとえば，疾患）を生じるか否かを決定することがしばしば関心の対象となる。次の判定基準で，疾患原因の評価に必要な要素はどれか。1つ選べ。

(a) 原因と効果は同時に生じなければならない。

(b) 原因と効果の関連は，生物学的根拠とは関係なく，統計学的な結果だけに基づいて評価できる。

(c) 妥当ならば，可能性のある素因 causative factor を除去することは疾患リスクを減少させるはずである。

(d) 原因と効果の関連が小さければ，因果関係は存在しえない。

(e) ある単一の研究における原因と効果の関連が強固であれば，通常，その研究結果に基づく因果関係が十分に示唆される。

M24

研究者らは，いびき予防のための2つの装具を比較する目的でランダム化クロスオーバー研究 randomized cross-over study を行った。すべての試験参加者はそれぞれの装具を1か月間使用し，2つの研究期間の間には2週間の洗い出し期間 washout period を設けた。次の文章で正しいのはどれか。1つ選べ。

(a) 装具がいびき症状に対して長期的な影響を示す可能性を伴うため，研究者らはクロスオーバーデザインを選択した。

(b) クロスオーバーデザインを利用することで，研究者らは必要な治療期間を短縮することが可能となった。

(c) 並行群間研究デザイン parallel group study design でなく，クロスオーバーデザインを利用したため，研究者らはサンプルサイズを増さなければならなかった。

(d) 2週間の洗い出し期間を設けたことは，試験参加者に装具の清浄化と返却のための十分な時間的余裕を与えた。

(e) クロスオーバーデザインを選択することで，それぞれの参加者を自身のコントロールとして利用し，したがって変動を少なくすることが可能となった。

M25

ヒト免疫不全ウイルス human immunodeficiency virus (HIV) に対する新たな治療法のランダム化試験で，研究者らは，ウイルス学的応答低下までの時間 time to loss of virological response として知られる複合エンドポイント composite endpoint を利用する場合がある。患者は一連の事象，すなわち，ヒト免疫不全症候群の発症や死亡，追跡脱落，治療に対するウイルス学的不全が最初に生じた場合，エンドポイントに到達したとみなされる。この時点で患者は試験から除外され，追跡が中止となる。次の文章で正しいのはどれか。1つ選べ。

(a) 研究者らは，どのアウトカムがもっとも重要か前もって決定できないために複合エンドポイントを利用する。

(b) 複合エンドポイントはランダム化試験の解析を単純化する。

(c) 複合エンドポイントの1つ以上の要因が，他より臨床的に重要であるとみなされる場合，複合エンドポイントを利用する試験の解析には，この点を考慮する適切な方法が用いられなければならない。

(d) このような複合エンドポイントを利用する研究は，複合されたそれぞれの要因の発生率に関する信頼性の高い情報を提供できる。したがって，この種の試験はコストパフォーマンスに優れる。

(e) 複合されるそれぞれの要因に基づく代わりに複合エンドポイントを利用する場合，試験期間を延長しなければならない。

M26

次の文章で正しいのはどれか。1つ選べ。

(a) 要因配置デザイン factorial design は，関心のある単一の要因を含むものである。

(b) 臨床試験 clinical trial で1つ以上の治療が副作用を生じる場合，統計学的交互作用 statistical interaction が存在する。

(c) 臨床におけるクロスオーバー試験は対象間比較 between-individual comparison の1例である。

(d) 2つの治療を比較する並行試験 parallel trial は，それぞれの対象が両者の治療を並行して受ける試験である。

(e) 完全ランダム化デザイン complete randomized design は，実験単位がランダムに治療に割り付けられ，他のデザイン調整を含まない。

M27

研究者らは，小学生の親に，この年齢群に対するチャイルドシートの適切な利用を普及させることを目的とした教育プログラムの効果について，その評価を行うクラスターランダム化試験 cluster randomized trial を実施したいと望んでいる。この研究で，「親」は相応する児の母親または父親を指す。個々の親を試験に集めるのではなく，学校レベルに適用される介入を伴う小学校 32 校を集める計画を立てた（その学校に在籍する児の父兄会を介して）。それぞれの学校には，介入を受けるか否かがランダムに割り付けられた。次の文章で正しいのはどれか。1 つ選べ。

(a) クラスターランダム化試験は，試験のサイズを減少させるために選択された。

(b) クラスターランダム化試験は，それぞれの児の親を介入に対してランダムに割り付けることが可能であったために選択された。

(c) クラスターランダム化試験は，それぞれの児の親を，試験の調査における独立した単位として扱うことが不可能と考えられたために選択された。

(d) 試験の調査単位は，それぞれの車を運転する個々の成人である。

(e) この試験のサンプルサイズは，研究者らが非クラスターデザインの利用を決定した場合のそれに等しい。

M28

次の臨床試験に関する文章で正しいのはどれか。1 つ選べ。

(a) 試験が 2 次エンドポイントを有する場合，主な関心は 2 つのエンドポイントにある。

(b) 対象のランダム化は，評価バイアス assessment bias を避けるために考えられたプロセスである。

(c) 逐次試験 sequential trial はクロスオーバー試験を拡張したもので，2 つ以上の比較すべき治療が存在する場合に用いる。それぞれの患者は逐次的に治療を受ける。

(d) ブロックランダム化 blocked randomization は，患者収集の終了時におよそ等しいサイズの群を得る目的で用いられる。

(e) 系統割り付け systematic allocation は，系統的な手段で作られた乱数リストを利用して対象を治療に割り付ける方法である。

M29

研究者らは，退職と退職 5 年以内における抑うつ罹患率 incidence との関連を調査する目的でコホート研究を開始した。研究者らは退職間際の参加者 1,000 人を集め，抑うつ症状に関する自己報告式の情報を得る質問票を毎年送ることで5年間にわたる追跡を行った。次の文章で正しいのはどれか。1つ選べ。

(a) このようにコホートを設定することで，研究者らは，母集団における退職5年以内の抑うつ罹患率に対する退職の影響を定量的に評価することができる。

(b) 研究者らは，5年間の追跡を全うした参加者のサブグループに解析を限定すべきである。

(c) この研究の1次アウトカム指標は，5年後の抑うつ有病率 prevalence である。

(d) 退職が抑うつ症状に先行することを確実にするため，研究者らは抑うつ罹患率の計算から，退職時にすでに抑うつ症状を示していた対象を除外すべきである。

(e) 抑うつ症状に関する情報が自己報告を介して得られるため，この研究は想起バイアス recall bias を伴いやすい。

M30

次のコホート研究に関する文章で正しいのはどれか。1つ選べ。

(a) 事象の時間的経過を評価することはできない。

(b) 広い範囲の疾患アウトカムに関する情報を示すことができる。

(c) まれな要因に対する曝露を調査することは困難である。

(d) 疾患リスクを直接評価することはできない。

(e) 一般に低コストである。

M31

Kik ら (2011) は，オランダ在住のモロッコ移民における結核 tuberculosis (TB)，罹患率に対して TB 蔓延国への旅行がどの程度影響するか調査する目的で，マッチングのないケースコントロール研究 unmatched case-control study を行った。ケースは，2006～2007年に TB と診断されたモロッコ人で，オランダにおける17の自治体健康サービスの1つを受診していた対象とした。コントロールは，少数民族統合調査 Survey on Integration of Minorities 2006 から TB を有しないオランダ在住でモロッコ生まれのサンプルを後ろ向きに得た。TB ケース32人のうち，26人 (81%) が前年に旅行していたのに比べ，コントロール816人では472人 (58%) であった。次の文章で正しいのはどれか。1つ選べ。

(a) オランダ在住のモロッコ移民における TB リスクは 32/816 (3.9%) である。

(b) オランダ在住のモロッコ移民における TB リスクは 32/848 (3.7%) である。

(c) TB のオッズ比 odds ratio は 1.40 (すなわち，81/58) であり，TB 蔓延国に旅行したオランダ在住のモロッコ移民は，旅行していない場合より TB に罹患する可能性が 40% 高いことが示唆される。

(d) オランダ在住のモロッコ移民におけるTBリスクがTB蔓延国への旅行に伴って増すことを示すには，オッズ比より相対危険度 relative risk のほうが正確なため，著者らには後者を報告することが推奨される。

(e) TBのオッズ比は3.16であり，TB蔓延国に旅行したオランダ在住のモロッコ移民は，旅行していない場合よりTBに罹患する可能性が3倍以上高いことが示唆される。

Kik SV, Mensen M, Beltman M, et al. Risk of travelling to the country of origin for tuberculosis among immigrants living in a low-incidence country. Int J Tuberc Lung Dis 2011; 15: 38-43.

M32

次のケースコントロール研究に関する文章で正しいのはどれか。1つ選べ。

(a) 特に稀少疾患に対して適している。

(b) 追跡からの脱落が一般的な問題である。

(c) 相対危険度は，一般に疾患アウトカムに対する曝露の影響を推定するために利用される。

(d) 前向き観察研究 observational study の1例である。

(e) 疾患を伴う場合と伴わない場合を比較するため，実験研究 experimental study の1例である。

M33

最近のマッチングのあるケースコントロール研究 matched case-control study では，肝細胞がんケース200人を，肝細胞がんのないコントロール200人と性別および年齢(±5年)によりそれぞれにマッチさせた。研究者らは，それぞれの対象について，可能性を伴う危険因子に関する情報を収集し，そのいずれが肝細胞がんに関連するかを決定することに関心をもった。次の文章で正しいのはどれか。1つ選べ。

(a) 著者らがこの研究のアウトカムを解析するには，条件付きロジスティック回帰法 conditional logistic regression method を利用すべきである。

(b) 研究者らが，性別と年齢によりケースとコントロールをマッチさせたのは，これらの変数のそれぞれと肝細胞がんとの関連に特別な関心があったためである。

(c) オッズ比を計算する場合，研究者らは，ケースとコントロールが年齢と性別でマッチしていることを無視すべきである。

(d) ケースとコントロールの年齢によるマッチを確実にするために，マッチ基準を5年でなく10年に緩和した場合，研究結果は強化される。

(e) 著者らがこの研究のアウトカムを解析するには，重回帰法 multiple linear regression method を利用すべきである。

■ 仮説検定 ■

M34

次の文章で正しいのはどれか。1つ選べ。

(a) 仮説検定において，関心のある効果に対する仮説値（たとえば，平均値の差）が，その効果の95％信頼区間内に存在する場合，仮説を棄却するエビデンスとなる（$P<0.05$）。

(b) 検定統計量を計算し，P値を得るための適切な確率分布に関連させることで進められる優越性検定 test of superiority は，関連する信頼区間を利用する仮説検定より優れているため，この名称がついている。

(c) 仮説検定で計算される検定統計量は，帰無仮説 null hypothesis に対するデータ内のエビデンス量を反映する。

(d) 生物学的同等性試験 bioequivalence trial は，生物学的治療が疾患アウトカムに対して非生物学的治療と同等な効果を示すことにかかわるランダム化試験の特殊型である。

(e) ノンパラメトリック検定は，基礎的な分布パラメータの導出に注目しないため，決定を重視するのでなく，データの評価につながるものである。

M35

Ogawa ら（2010）は，12週のレジスタンス運動トレーニングに参加した高齢女性21人の研究を行った。研究者らは，筋厚およびC反応性タンパク（CRP）や血清アミロイドA，熱ショックタンパク70，腫瘍壊死因子-α，インターロイキン-1，インターロイキン-6，単球走化性タンパク質，インスリン，インスリン様成長因子，血管内皮細胞増殖因子の血中濃度を，12週のトレーニングの前後で測定した。トレーニングは，示された変数の5つを有意に低下させたが（$P<0.05$），Bonferroni 修正 Bonferroni correction を適用すると，これらの低下は統計学的に有意でなかった。次の文章で正しいのはどれか。1つ選べ。

(a) 著者らは，最初の結果が正しいと信じなかったために，P値を調整する目的で Bonferroni 修正を利用した。

(b) 著者らは，データのサブグループ解析を行ったために，P値を調整する目的で Bonferroni 修正を利用した。

(c) 著者らは，単一のアウトカム変数に対する複数の比較を行ったために，P値を調整する目的で Bonferroni 修正を利用した。

(d) 著者らは，P値を調整する目的で Bonferroni 修正を利用し，統計学的有意性として便宜的な0.05でなく，より厳格な水準を適用した。

(e) 著者らは，複数のアウトカム変数を扱うために，P 値を調整する目的で Bonferroni 修正を利用した。

Ogawa K, Sanada K, Machida S, Okutsu M, Suzuki K. Resistance exercise training-induced muscle hypertrophy was associated with reduction of inflammatory markers in elderly women. Mediators Inflamm 2010; 2010: 171023.

M36

次の文章で，単一の仮説検定を行う場合に第Ⅰ種の過誤 type Ⅰ error を生じる確率について正しいのはどれか。1つ選べ。

(a) これは，1－第Ⅱ種の過誤 type Ⅱ error の確率に等しい。

(b) これは，帰無仮説が真である場合に，それを棄却する確率である。

(c) これは，帰無仮説が偽である場合に，それを棄却しない確率である。

(d) これは，決して 0.05 を超えない。

(e) これは，仮説検定の有意水準に等しい。

データ解析の基本テクニック

数値データ

M37

McCorkle ら (2010) は，長身の運動選手 (少なくとも，男性では 188 cm，女性では 170 cm と定義) 66 人における脾の長さを測定した。超音波エコー検査により得られた脾の大きさの測定値は，文献から得られた同一母集団における通常の身長 (必ずしも運動選手ではない) の値と比較された。著者らは，サンプルにおける脾の長さの平均値や標準偏差，分散を計算し，長身の運動選手における脾の長さが通常の身長の個人と異なるか否かを調べるために1サンプル t 検定 one sample t-test を行った。長身の運動選手における脾の長さの平均値は 12.19 cm (95％信頼区間 [11.84, 12.55 cm]) であったが，母集団における脾の長さの平均値は 8.94 cm であった。次の文章で正しいのはどれか。1つ選べ。

(a) 研究者らは，母集団における脾の長さの分布が歪んでいると信じたために，1サンプル t 検定を選択した。

(b) 研究者らは，男性と女性の運動選手の両者が研究に含まれていたために，1サンプル t 検定を選択した。

(c) 示された情報では，母集団における脾の長さの測定値が非常に歪んでいる可能性が高い。

(d) 身長の異なる男性および女性運動選手を含めたため，この研究の結論は信頼性が低いに違いない。

(e) 1サンプル t 検定の結果が統計学的に有意 ($P<0.05$) であることは，長身の運動選手における脾の長さの平均値が母集団における通常の身長の個人より有意に長いことを示唆する。

McCorkle R, Thomas B, Suffaletto H, Jehle D. Normative spleen size in tall healthy athletes: implications for safe return to contact sports after infectious mononucleosis. Clin J Sport Med 2010; 20: 413-5.

M38

次の文章で正しいのはどれか。1つ選べ。

(a) 1サンプル t 検定は，サンプル平均が特定の値を示すという帰無仮説を検定するために用いられる。

(b) 小さいサンプルに対する1サンプル t 検定の前提は，関心のある変数が，サンプルサイズ－1に等しい自由度 degree of freedom を伴う t 分布に従うことである。

(c) 数値データに利用される符号検定 sign test は，母集団の中央値が特定の値を示すという帰無仮説を検定する。

(d) 数値データに利用される符号検定は，帰無仮説において特定された中央値より大きい（または小さい）値のサンプル数を決定し，n' を中央値と異なるサンプルの観察数とする場合，$n'/2$ と有意に異なるか否かを評価する。

(e) 同じ数値データに符号検定と1サンプル t 検定を行う場合，データが正規分布に従うとすれば，全く同一の P 値を与える。

M39

開心術後の退院時に患者に示される情報の価値を調査するため，Ozcan ら (2010) は，2007年1月～6月に開心術を受けた患者50人を収集した。退院時，すべての患者にテスト前の質問票を記入させた。この質問票は，再入院の予防や自己ケア能力の増進，自己充足の獲得および術後合併症の予防にかかわる知識の程度を評価する34項目の質問から構成されていた。次に，患者はトレーニングセッションを受け，小冊子が与えられた。1か月後，患者は日常的な医学フォローアップを受ける際に同じ質問票を記入した。介入前における正答数の平均値は0.86（標準偏差1.28）であったが，介入後には27.88 (3.84) に増加した。Wilcoxon 符号順位検定 Wilcoxon signed-ranks test の結果は，介入前後の正答数の差が統計学的に有意であることを示唆した ($P<0.05$)。次の文章で正しいのはどれか。1つ選べ。

(a) これらのデータを解析するには，2サンプル t 検定を利用するのが好ましい。

(b) 介入効果のよりよい理解を得るには，それぞれの時点における正答数の平均値（標準偏差）でなく，正答数の中央値や平均値（および，必要に応じて，その範囲や標準偏差）の時間的な変化を示すほうが好ましい。

(c) Wilcoxon 符号順位検定は，理想的には，2つの独立なデータが存在する場合に適している。

(d) Wilcoxon 符号順位検定の結果は，知識の外見的な改善が偶然である可能性を示唆する。

(e) 1か月間に知識レベルの有意な増大が認められるため，著者らは，彼らの介入が成功したと結論づけることができる。

Ozcan H, Yildiz Findik U, Sut N. Information level of patients in discharge training given by nurses following open heart surgery. Int J Nurs Pract 2010; 16: 289-94.

M40

次の文章で正しいのはどれか。1つ選べ。

(a) 符号検定を数値データに利用することはできない。

(b) 対応のある数値的観察が存在する場合，Wilcoxon 符号順位検定は符号検定より強力である。

(c) 対応のある t 検定 paired t-test は，Wilcoxon 符号順位検定の代わりとなるノンパラメトリック検定である。

(d) 2サンプル t 検定は，対応のある2群の数値的観察が存在する場合，対応のある t 検定と等しい P 値を生じる。

(e) 対応のある t 検定の前提は，観察値の分散が2群のそれぞれで等しいことである。

M41

社会経済状態の低い女性における産後1年の分娩後うつ病に対する危険因子を調査する横断研究 cross-sectional study の一部として，Yagmur と Ulukoca（2010）は東トルコのマラティヤの女性 785 人にインタビューを行った。0 ～ 30（高いスコアは心理的苦痛が大きいことを示す）のスケールで示されるエジンバラ産後うつ病自己評価票 Edinburgh Postnatal Depression Scale（EPDS），および 12 ～ 84（高いスコアは社会的支援が大きいことを示す）の範囲のスコアで示されるソーシャル・サポート多次元スケール Multidimensional Scale of Perceived Social Support（MSPSS）を利用して，抑うつに関するデータを収集した。データは，t 検定や1元配置分散分析 one-way analysis of variance，ロジスティック回帰 logistic regression により解析された。次の文章で正しいのはどれか。1つ選べ。

(a) 正規性と等分散の前提が満たされる場合，EPDS スコアと年齢群（≦ 20，21 ～ 30，≧ 31 歳）の関連を調べるには，対応のない t 検定 unpaired t-test を行うのが適切である。

(b) 正規性と等分散の前提が満たされる場合，EPDS スコアと年齢群（≦ 20，21 ～ 30，≧ 31 歳）の関連を調べるには，1 元配置分散分析を行うのが適切である。

(c) MSPSS スケールにおける値の範囲は EPDS のそれより大きいため，2 つのスコアの関連を評価するには分散分析を利用するのが適切である。

(d) 研究者らは，健康保険を受けている女性と受けていない女性とで，平均 EPDS スコアに差があるか否かを検討した。この比較の帰無仮説は，健康保険を受けている女性の平均 EPDS スコアが受けていない女性より低い，である。

(e) それぞれの女性が EPDS スコアと MSPSS スコアの両者を有するため，2 つのスコアに関連があるか否かを調べるには対応のある t 検定を用いるのが適切である。

Yagmur Y, Ulukoca N. Social support and postpartum depression in low-socioeconomic level postpartum women in Eastern Turkey. Int J Public Health 2010; 55: 5439-49.

M42

次の文章で正しいのはどれか。1 つ選べ。

(a) Wilcoxon 符号順位検定は，対応のない t 検定の代わりとなるノンパラメトリック検定である。

(b) 2 群の独立な観察を比較する場合，Wilcoxon 符号順位検定は Mann‒Whitney U 検定 Mann‒Whitney U test と同一の P 値を示す。

(c) 2 群の平均値を比較する対応のない t 検定の帰無仮説は，母集団におけるサンプル平均が等しい，である。

(d) サンプルサイズが十分に大きい場合，対応のない t 検定は，2 群における等分散の前提からの逸脱に頑健である

(e) サンプルサイズが十分に大きい場合，対応のない t 検定は，2 群のそれぞれにおける正規性の前提から逸脱することにかなり頑健である。

M43

次の文章で，3 つの独立な数値的観察の群を比較する 1 元配置分散分析について正しいのはどれか。1 つ選べ。

(a) 帰無仮説は，サンプル分散がすべて等しい，である。

(b) 帰無仮説は，母分散がすべて等しい，である。

(c) 帰無仮説が棄却される場合，少なくとも 1 つの平均値が他と有意に異なると結論づけられる。

(d) 帰無仮説が棄却される場合，3 つの平均値すべてが有意に異なると結論づけられる。

(e) サンプルサイズは3群で等しくなければならない。

カテゴリーデータ

M44

研究者らは，高血圧を伴う対象の新たな実験的治療において，治療患者のごく一部(7/212, 3.3%)が治療開始後最初の6か月以内にまれな副作用を示すことに注目した。一般母集団では，同様な年齢の対象の1.3%が同程度の期間に同じ事象を示すことが予想される。次の文章で正しいのはどれか。1つ選べ。

(a) 研究における事象の発生率と一般母集団における発生率を比較するには，Fisher正確検定 Fisher's exact test の利用が適切である。

(b) 患者における事象の発生率が一般母集団に基づく発生率より高いか否かを調べるには，符号順位検定の利用が適切である。

(c) 一般母集団における事象の発生率が既知のため，研究における事象の発生率と一般母集団における既知の発生率を比較するには，2項分布に対する正規近似に基づく検定統計量の利用が適切である。

(d) 研究における事象の発生率と一般母集団における発生率を比較するには，χ^2 検定 chi-squared test の利用が適切である。

(e) 一般母集団における事象の発生率が既知のため，研究における事象の発生率と一般母集団における既知の発生率を比較するには，McNemar 検定 McNemar's test の利用が適切である。

M45

次の文章で正しいのはどれか。1つ選べ。母集団におけるある単一の比率が1/2に等しいとする帰無仮説を検定する場合，

(a) 検定統計量は，観察数−1に等しい自由度の t 分布に従う。

(b) P 値を得る目的で検定統計量を正規分布に当てはめようとする場合，この検定統計量に対する連続補正 continuity correction を適用すべきである。

(c) 真の比率に対する95%信頼区間が0を含む場合，この比率は1/2と有意に異なる($P<0.05$)。

(d) データは正規分布に従うはずである。

(e) 上記のいずれでもない。

M46

研究者らは，新たな栄養サプリメント（低脂肪食とともに）を低脂肪食単独と比較するランダム化比較試験を行った。試験の 1 次エンドポイントは 6 か月の期間内における少なくとも 10 kg の体重減少であった。低脂肪食単独にランダム化された参加者 317 人のうち，218 人（68.8%）が 1 次エンドポイントを達成した。一方，栄養サプリメントにランダム化された 321 人のうち，256 人（79.8%）が 1 次エンドポイントを達成した。研究者らは，2 群における 1 次エンドポイントの達成率を比較するために χ^2 検定を行った（$P=0.002$）。次の文章で正しいのはどれか。1 つ選べ。

(a) 栄養サプリメントにランダム化された参加者で 1 次エンドポイントを達成した期待数を計算するには，321 人に 0.798 を乗じる必要がある。

(b) 低脂肪食単独にランダム化された参加者で 1 次エンドポイントを達成した期待数を計算するには，321 人に 0.743 を乗じる必要がある。

(c) 著者らは，それぞれの群における参加者数が多いため，χ^2 検定に対する連続補正を行う必要はなかった。

(d) χ^2 検定による結果を補うため，研究者らは，2 群のエンドポイント達成率において推定される差などの何らかの治療効果の推定値を，関連する信頼区間とともに示すべきである。

(e) 研究者らは，栄養サプリメントが低脂肪食単独より有意に体重減少の比率を増すと結論づける前に，可能性のある交絡因子 confounders を調整する目的でロジスティック回帰を利用すべきであった。

M47

ある特性を有する対象の比率を独立な 2 群で比較する場合，次の文章で正しいのはどれか。1 つ選べ。

(a) 2 つの比率を比較する χ^2 検定の前提は，関連する分割表 contingency table の 4 つのマス目のそれぞれにおける観察数が少なくとも 5 であることを必要とする。

(b) 2 つの比率を比較する χ^2 検定の前提は，関連する分割表の 4 つのマス目のそれぞれにおける期待数が 5 未満であることを必要とする。

(c) 分割表のマス目における期待数は，真の比率が異なる場合に期待される数である。

(d) χ^2 検定の検定統計量は，データが連続的でないために，連続補正を含んではならない。

(e) χ^2 検定の自由度は 1 である。

M48

Lee ら(2006)は，2003 年 11 月～2004 年 2 月の間に 3 つの主要な生物医学雑誌に投稿された未発表研究の報告原稿に関する前向きコホート研究 prospective cohort study を行った。この研究の主な目的は，出版受諾の予測因子を見いだすことであった。著者らが見いだした原稿 1,107 編のうち，合計 68 編(6%)が受諾され，対象となった 3 つの雑誌における受諾数と投稿数の比率は 20/345(6%)，25/381(7%)，23/381(6%)であった。次の文章で正しいのはどれか。1 つ選べ。

(a) 受諾率が 3 つの雑誌のうち少なくとも 2 つの間で異なるか否かを公式に検定するには，2×2 分割表に基づく単一の χ^2 検定が用いられる。

(b) 3 つの比率を比較するために χ^2 検定を用いる場合，連続補正を適用しなければならない。

(c) 受諾論文数が比較的少ないため，これらのデータには χ^2 検定より Fisher 正確検定のほうが好ましい。

(d) χ^2 検定を行う前に，著者らは 2 つの雑誌からのデータを統合し，この統合した雑誌群の受諾率と 3 番目の雑誌のそれを比較すべきである。

(e) 3×2 分割表に基づく χ^2 検定は，3 つの雑誌のうち少なくとも 2 つの間で受諾率が異なるか否かを公式に検定するために用いることができる。

Lee KP, Boyd EA, Holroyd-Leduc JM, Bacchetti P, Bero LA. Predictors of publication: characteristics of submitted manuscripts associated with acceptance at major biomedical journals. MJA 2006; 184: 621-6.

M49

一方の因子が r 個のカテゴリー，他方の因子が c 個のカテゴリーを有し，それぞれの対象がそれぞれの因子の 1 つのカテゴリーに分類される場合，次の文章で，2 つの因子の関連を調べる χ^2 検定について正しいのはどれか。1 つ選べ。

(a) χ^2 検定を適用する場合，両因子とも順序カテゴリー変数でなければならない。

(b) 関連する分割表における期待数の 20%以上が 5 未満である場合，χ^2 検定より McNemar 検定のほうが好ましい。

(c) データがカテゴリー的で，χ^2 分布が数値変数にかかわるため，χ^2 検定の検定統計量に連続補正を適用しなければならない。

(d) 関連する分割表における期待数の少なくとも 80%以上が 5 以上である場合，χ^2 検定の検定統計量は自由度 1 を有する。

(e) χ^2 検定の検定統計量は，$r-1$ と $c-1$ の積に等しい自由度を有する。

回帰と相関

M50

問題 M41 に示したマラティヤの女性 785 人に関する研究では，社会経済状態の低い女性における産後 1 年の分娩後うつ病に対する危険因子を評価する目的で，EPDS（高いスコアは心理的苦痛が大きいことを示す）と MSPSS スケール（高いスコアは社会的支援が大きいことを示す）が用いられた。研究者らは，MSPSS と EPDS スコア間の推定 Pearson 相関係数 Pearson correlation coefficient が -0.36（$P<0.0001$）であることに注目した。次の文章で正しいのはどれか。1 つ選べ。

(a) Pearson 相関係数を用いることは，両スコアの分布が歪んでいることを示す。

(b) この結果は，これらの女性が経験する心理的苦痛の程度が，社会的支援の増加に伴って増す傾向を示す。

(c) 著者らは，社会的支援と心理的苦痛の間に強固な相関を見いだした。

(d) 相関係数が比較的小さいため，2 つのスコア間に線形関係を示すエビデンスは存在しない。

(e) 相関係数は，社会的支援の程度が増すにつれて心理的苦痛が減少する傾向を示す。

M51

次の x と y の 2 つの変数の関連を示す推定 Pearson 相関係数 r に関する文章で正しいのはどれか。1 つ選べ。

(a) $0 \leqq \mathrm{r} \leqq 1$

(b) $r=1$ の場合，x と y の間には線形関係が存在しない。

(c) $r=0$ の場合，x と y には何の関係も存在しない。

(d) x と y を交換することは r の値に影響しない。

(e) r の絶対値は，x と y の値の範囲が増すにつれて減少する傾向を示す。

M52

次の説明（独立）変数 explanatory variable x と，目的（従属）変数 dependent variable y の線形回帰分析の前提で正しいのはどれか。1 つ選べ。

(a) 変数 x は誤差なしに測定されうる。

(b) y の値は母集団において正規分布に従う。

(c) x の値は母集団において正規分布に従う。

(d) それぞれの y の値に対し，母集団における x の値の分布が存在する。この分布は正規性を示す。

(e) 母集団における x の値の変動は，y のすべての値に対して同一である。

M53

0～20歳の対象80人における胸部大動脈の研究（Jo ら，2010）では，胸部大動脈の長さが，次の予測式により，対象の身長に関連づけられた。

胸部大動脈の長さ（cm）＝1.7＋0.1×身長（cm）

次の文章で正しいのはどれか。1つ選べ。

(a) この研究における胸部大動脈の長さと身長は逆の線形関係を示した。

(b) 胸部大動脈の長さが14 cmを示す対象の予測身長は1.23 mである。

(c) 1.23 mの身長を示す対象の予測胸部大動脈長は14 cmである。

(d) 胸部大動脈の長さは，平均的に，身長 1 mの伸びに対して1 cm増すことが予測される。

(e) 回帰式を適合させる前に，研究者らが身長の変数を10倍することでスケールし直す場合，より臨床的に意味のあるパラメータ推定値が得られる。

Jo CO, Lande MB, Meagher CC, Wang H, Vermilion RP. A simple method of measuring thoracic aortic pulse wave velocity in children: methods and normal values. J Am Soc Echocardiogra 2010; 23: 735-40.

M54

次の目的変数 y と説明変数 x の単変量線形回帰分析 univariable linear regression analysis に関する文章で正しいのはどれか。1つ選べ。

(a) 回帰直線の適合度 goodness of fit は，2変数間のPearson相関係数を得ることで評価されうる。これは，x との線形関係から説明される y の変動の比率を示す。

(b) 真の切片が0に等しいとする仮説の検定が統計学的に有意な場合（$P<0.05$），これは2つの変数に線形関係が存在するエビデンスを示す。

(c) モデルの切片が，意味のある対象における目的変数の予測値を示さない場合，一般に，説明変数の中心化を選択する（説明変数の平均値が0となるようにする）。

(d) モデルの切片が，意味のある対象における目的変数の予測値を示さない場合，一般に，説明変数をスケールし直すことを選択する。

(e) 外れ値は常に影響点 influential point*[2] である。

*[2] 訳注：影響点とは，回帰分析に多大な影響を及ぼすデータ値を意味する。通常，説明変数の平均値からかけ離れた値であることが多い。

M55

13 ～ 27 歳の研究志願者 212 人の人体測定データ（Bouzgarou ら，2011）に基づけば，ピーク鼻吸入流速 peak nasal inspiratory flow は次式から予測可能であると推定される。

ピーク鼻吸入流速（L/分）＝1.4256×身長（cm）
＋33.0215×性別（0＝女性，1＝男性）
＋1.4117×年齢（歳）－136.6778

次の文章で正しいのはどれか。1 つ選べ。

(a) 重回帰モデル multiple regression model の切片は，13 ～ 27 歳の典型的な男性に対する予測ピーク鼻吸入流速の推定値を示す。

(b) 予測ピーク鼻吸入流速は女性より男性に低い。

(c) 身長 1.63 m，年齢 55 歳の女性におけるピーク鼻吸入流速の最良推定値 best estimate は 173.34 L/分である。

(d) 性別を 1＝女性，0＝男性のように再カテゴリー化する場合，性別に対するパラメータ推定は同じままであるが，その符号は逆転する。

(e) 性別を 1＝女性，0＝男性のように再カテゴリー化する場合，切片は変化しないままである。

Bouzgarou MD, Saad HB, Chouchane A, Cheikh IB, Zbidi A, Dessanges JF, Tabka Z. North African reference equation for peak nasal inspiratory flow. J Laryngol Otol 2011; 125: 595-602.

M56

次の重回帰分析 multivariable linear regression analysis に関する文章で正しいのはどれか。1 つ選べ。

(a) コンピュータ出力が分散分析表 analysis of variance table を含む場合，F 検定は，すべての偏回帰係数 partial regression coefficient が 0 に等しいとする帰無仮説を検定する。

(b) 与えられた偏回帰係数は，目的変数の単位変化に対する説明変数の平均的な変化を示す。

(c) 目的変数が 2 値変数または数値変数である場合，重回帰分析を行うことが可能である。

(d) 重回帰分析を行う理由の 1 つは，説明変数の 1 つ以上が，関連する可能性のある他の共変量を調整した後，目的変数との線形関係をどの程度示すか決定することにある。

(e) 共線性 collinearity は，目的変数と少なくとも 1 つの説明変数が高度に相関する場合に示される。

M57

Nabi ら (2006) は，自己報告式の質問票を利用して，フランスの国営電気ガス会社〔gaz and electricitié (GAZEL)〕で働く男女の大きなコホートである GAZEL コホートのメンバーにおける眠気と他の運転行動を収集した。研究の参加者 13,674 人のうち，8,597 人 (62.9%) が眠気を伴う場合には運転しないと報告し，4,917 人 (36%) が過去 1 年に数回，104 人 (0.8%) が 1 か月におよそ 1 回，35 人 (0.3%) が 1 週間におよそ 1 回，21 人 (0.2%) が 1 週間に 1 回以上の居眠り運転を報告した。著者らは，居眠り運転に伴う因子を見いだすためにロジスティック回帰を利用した。未調整の解析では，退職した回答者における居眠り運転のオッズ比が 0.5 (95%信頼区間 [0.5, 0.6]) であった。ライフスタイルや勤務状況に関する多くの因子を調整した後，オッズ比は 0.9 [0.8, 1.4] に増大した。次の文章で正しいのはどれか。1 つ選べ。

(a) 退職者であることは，居眠り運転に対する有意に独立した予防効果を示す。

(b) 単変量解析では，退職者であることが居眠り運転を予防するようであるが，この関連はライフスタイル要因や勤務状況との交絡 confounding により説明可能である。

(c) 可能な交絡因子の調整後，退職者における居眠り運転のオッズは増大した。

(d) ライフスタイルと勤務状況を調整した後，退職者における居眠り運転のオッズは減少した。

(e) アウトカム変数が順序変数であるため，重回帰分析を行うことが好ましい。

Nabi H, Guéguen A, Chiron M, Lafont S, Zins M, Lagarde E. Awareness of driving while sleepy and road traffic accidents: prospective study in GAZEL cohort. BMJ 2006; 333 (7558): 75.

M58

次の線形ロジスティック回帰に関する文章で正しいのはどれか。1 つ選べ。

(a) ロジスティック回帰式では，特定の説明変数における係数は，モデルにおける他のすべての説明変数を調整しながら，変数が値 x を示す場合の疾患のオッズに対して，変数が値 $(x+1)$ をとる場合の関心のあるアウトカム (たとえば，疾患) のオッズを示す。

(b) ロジスティック回帰は，説明変数のすべてが 2 値的である場合に限って実行可能である。

(c) モデル χ^2 検定 model chi－square test (共変量のための χ^2 chi－square for covariate とも呼ばれる）は，モデルのすべての回帰係数が 0 であるとする帰無仮説を検定する。

(d) デビアンス deviance〔尤度比 likelihood ratio（LR）または −2 対数尤度 −2 log likelihood とも呼ばれる〕は，モデルのすべての回帰係数が 0 であるとする帰無仮説を検定する。

(e) ロジスティック回帰の前提の 1 つは，それぞれの説明変数におけるそれぞれの値に対して，目的変数が正規分布に従うことである。

M59

ブラジルの HIV を伴う女性 225 人における妊娠率の研究（Friedman ら，2011）では，全体として 565 人−年 person−year[*3] の追跡期間に 60 例の妊娠が認められた。次の文章で正しいのはどれか。1 つ選べ。

(a) このサンプルの妊娠率は 0.27/人−年である。

(b) このサンプルの妊娠率は 1.06/人−年である。

(c) このサンプルでは，0.94 人−年ごとに 1 例の妊娠が認められる。

(d) このサンプルでは，9.4 人−年ごとに 1 例の妊娠が認められる。

(e) それぞれの女性を 3 年間追跡する場合，サンプルの推定値に基づいて 180 例の妊娠が認められる。

Friedman RK, Bastos FI, Leite IC, et al. Pregnancy rates and predictors in women with HIV/AIDS in Rio de Janeiro, Southeastern Brazil. Rev Saude Publica 2011; 45: 373-81.

M60

2002 年，カナダのアルバータ州で，18 歳未満のサイクリングに自転車用ヘルメットの着用を義務づける新しい法律が導入された。2000 年（新法制定の 2 年前）および 2006 年（法律導入の 4 年後）に行われたカルガリーとエドモントンにおける 2 つの比較研究によるデータを利用して，Karkhaneh ら（2011）は，小児（<13 歳）や青年（13 〜 17 歳），成人（18 歳≧）におけるヘルメット着用の変化を報告した。ヘルメット着用の変化を推定するため，著者らは暦年（2000 年を基準群，2006 年をそれ以外）を共変量 covariate に含む，Poisson 回帰モデル Poisson regression model を利用した。モデルの暦年に関する推定パラメータは，2000 〜 2006 年におけるヘルメット着用の変化率の推定値を示す。都市や場所（居住区，学校，大学，公園，通勤路，自転車専用道路），同乗者のヘルメット着用（単独乗車，少なくとも 1 人のヘルメット着用

[*3] 訳注：人−年とは，対象となる人数に観察期間としての年数を乗じた単位を意味する。たとえば，10 人を 1 年，別の 20 人を 2 年観察すれば，合計 10×1＋20×2＝50 人−年となる。

者または非着用者の同乗，全員がヘルメット非着用)，近隣における 18 歳未満の比率，社会経済状態，天候状況による調整の後，著者らは，ヘルメット着用の増加を小児では 29%（相対率 relative rate 1.29, 95%信頼区間［1.20, 1.39］)，青年では 112%（2.12, 95%信頼区間［1.75, 2.56］)，成人では 14%（1.14, 95%信頼区間［1.02, 1.27］）と報告した。次の文章で正しいのはどれか。1 つ選べ。

(a) カルガリーよりエドモントンのほうが法律の影響が大きいか否かを調査するため，都市と暦年の間における統計学的交互作用の検定を行うべきである。

(b) 小児が単独でサイクリングすることはまれであると考えられるため，著者らは同乗者に対する調整を行った。

(c) ヘルメット着用に関する法律の影響は，小児より成人で有意に低い。

(d) 都市による調整を行うことで，著者らはヘルメット着用に関する法律の影響がエドモントンとカルガリーとで異なることを明らかにしようとした。

(e) ヘルメット着用に関する法律の影響が，カルガリーよりエドモントンで大きいか否かを公式に検定するには，著者らは，データを都市で層別化し，それぞれの都市のヘルメット着用に対する個別の回帰分析を行うべきである。

Karkhaneh M, Rowe BH, Saunders LD, Voaklander DC, Hagel BE. Bicycle helmet use four years after the introduction of helmet legislation in Alberta, Canada. Accid Anal Prev 2011; 43: 788-96.

M61

心筋梗塞のリスクを増加させる要因を見いだすための重回帰モデルでは，最近の中性脂肪濃度（mmol/L として測定）が $\log_2$ 変換後に共変量として含まれた。Poisson 回帰モデル Poisson regression model による最近の $\log_2$ 中性脂肪濃度に伴う心筋梗塞の推定相対率は 1.35 であった。次の文章で正しいのはどれか。1 つ選べ。

(a) 最近の中性脂肪濃度を 2 倍するごとに，心筋梗塞の発症率が 35%増加した。

(b) 最近の中性脂肪濃度が 1 mmol/L 増すごとに，心筋梗塞の発症率が 35%増加した。

(c) 最近の中性脂肪濃度の対数変換が，モデルの共変量に関連する P 値に影響する可能性は低い。

(d) このモデルにおける心筋梗塞の率と中性脂肪濃度（mmol/L）に想定される外見的な関連は対数線形的である。

(e) $\log_2$ 変換でなく $\log_{10}$ 変換を最近の中性脂肪濃度に適用する場合，共変量に関連する P 値は異なる可能性がある。

M62

男性や現在の喫煙，高齢は，一般母集団における心血管疾患（CVD）のよく知られた3つの危険因子である。がん患者12,261人による観察研究の一部として収集された情報を利用し，研究者らは，新たながん治療がCVDのリスクを高めるか否かについて考えた。全体で41,443人–年の追跡では247例のCVDが認められ，そのうち，新薬の投与を受けていた患者895人（2,712人–年）では20例が認められた。研究に含まれた患者（仮データ）の特徴を**表M62. 1**に示す。新薬の投与を受けていなかった患者に比較して，投与を受けていた患者におけるCVDの大まかな推定相対率は1.26であった。次の文章で正しいのはどれか。1つ選べ。

(a) 性差に対する推定相対率の調整は，この値を増大させる可能性がある。
(b) 年齢差に対する推定相対率の調整は，この値を減少させる可能性がある。
(c) 現在の喫煙はこの解析における強い交絡因子の可能性がある。
(d) 相対率1.26は，新薬の投与が増加したCVD率と独立に関連することを示す。
(e) 年齢と性別を調整した後，推定相対率は1.10に低下した。したがって，生じたCVD事象の10%は新薬に起因しうる。

M63

次のPoisson回帰に関する文章で正しいのはどれか。1つ選べ。

(a) 2値アウトカム変数と数値またはカテゴリーである多くの説明変数の間の関係を決定することに関心があり，すべての対象が同じ時間の長さで追跡される場合，Poisson回帰分析を行うことが適している。
(b) 個々のPoisson偏回帰係数 partial Poisson regression coefficientの指数は，モデルにおける他のすべての共変量を調整した後，関連する変数の単位増加に伴う相対率として解釈される。
(c) Poisson回帰モデルの異なる共変量の効果は，疾患の率に対して相加的である（疾患が関心のあるアウトカムである場合）。

表M62. 1　観察研究における患者データの要約

全患者		新薬投与	
		あり	なし
患者数	12,261	895	11,366
男性，*n*（%）	5,303（43.3）	473（52.8）	4,830（42.5）
中央年齢，歳（4分位範囲）	46（33～57）	51（35～64）	45（32～57）
現在の喫煙者，*n*（%）	4,051（33.0）	289（32.2）	3,762（33.1）

(d) 残差分散 residual variance が Poisson モデルから期待されるより小さい場合，範囲外 Poisson 変動 extra－Poisson variation が生じる。

(e) 時間に伴って変化する変数を Poisson 回帰モデルに含めることはできない。

M64

次の一般化線型モデル generalized linear model (GLM) に関する文章で正しいのはどれか。1つ選べ。

(a) 最小 2 乗法 least squares method は，すべての GLM における回帰係数の推定に用いられる。

(b) ロジスティック GLM におけるリンク関数 link function は，しばしば恒等リンク identity link と呼ばれる。

(c) 尤度は，データが与えられる場合のモデルの確率である。

(d) GLM における係数の最尤推定 maximum likelihood estimation は，尤度を最大にする反復過程 iterative process である。

(e) すべての GLM における十分な適合性は相関係数の平方を評価することで決定され，これは，モデルの共変量との関係から説明可能なアウトカム変数の変動率を示す。

M65

次の統計学的モデルの説明変数に関する文章で正しいのはどれか。1つ選べ。

(a) 2つ以上のカテゴリーを有するすべてのカテゴリー説明変数では，指示変数 indicator variable またはダミー変数 dummy variable を作成する必要がある。

(b) モデルの説明変数間における交絡は効果修飾 effect modification とも呼ばれる。

(c) 統計学的モデルにおける効果修飾は，2つ以上の説明変数が著しい相関を示す場合に認められる。

(d) 説明変数のいくつかだけを最終モデルに含めるように選択することで最適モデルを見いだす自動選択プロシージャを利用することは，説明変数がアウトカムに影響するか否かを見抜く場合や，アウトカムに対するその効果を推定する場合に極めて有用である。

(e) 過度な数の説明変数を含む場合，そのモデルは過剰適合を示す。

重要事項

M66

次の文章で正しいのはどれか。1つ選べ。

(a) 臨床試験における選択バイアス selection bias は，どの治療に対象を割り付けるか決定するためのランダム化を利用しない場合に生じる。

(b) サンプルサイズを増すことは常に研究のバイアスを減少させる。

(c) 生態学的錯誤 ecological fallacy は，個体の変数間に観察される関連が，集団レベルの相応する関連を反映するという誤解のもとに，時に生じるバイアスをもたらす。

(d) 交絡変数 confounding variable は，関心のあるアウトカム（たとえば，疾患）と他の曝露変数の1つ（またはそれ以上）の両者に関連する曝露変数である。

(e) 交絡変数は，2つ（またはそれ以上）の曝露変数に関連するアウトカム変数（たとえば，疾患）である。

M67

次の文章で正しいのはどれか。1つ選べ。

(a) 単変量線形回帰分析における線形性の前提は，Levene 検定 Levene's test を行うことでチェックできる。

(b) 単変量線形回帰分析における線形性の前提が満たされるのは，説明変数に対する残差プロット residual plot の点のバラツキがランダムな場合である。

(c) 単変量線形回帰分析における線形性の前提が満たされるのは，説明変数に対する残差プロットの点のバラツキが線形関係を示す場合である。

(d) 感度分析 sensitivity analysis は，仮説検定の結論が有意水準の変化に対してどの程度鋭敏か評価する目的で利用される。

(e) 本質的に同一または類似の仮説を調べる多くの異なる統計学的検定法を利用し，どの結論も解析法に対して頑健であることを示す目的でそれらの結果を表す場合，多くの異なる方法でデータを解析することは常に合理的である。

M68

研究者らは，高血圧治療の新薬に対するランダム化比較試験を計画している。患者は，標準治療薬または新薬のいずれかの投与を受けるように，1：1の比でランダム化される。著者らは，標準治療を受ける患者の70％が1年後に1次エンドポイントに到達すると信じている。彼らは試験の検出力 power を80％，α（有意水準）を5％と決定する。臨床的に意味のある最小限の治療効果を10％と仮定する。これらの設定を利用することで，彼らは，患者626人，すなわち，それぞれの群で313人を試験に収集しなければならないと推定する。サンプルサイズの推定に影響する他のすべての要因が，次の文章を除いて一定である場合，正しいのはどれか。1つ選べ。

(a) 研究者らが検出力を70%に減少させる場合，試験に必要な数を増加させる必要がある。
(b) 研究者らがαを1%に減少させる場合，試験に必要な数を減少させる必要がある。
(c) 研究者らが検出力を90%に増加させる場合，試験に必要な数を増加させる必要がある。
(d) 研究者らは，標準治療を受ける患者の70%が1次エンドポイントに到達するという初期の推定が高すぎると考え，この値を60%に減少させる。この場合，試験に必要な数を減少させる必要がある。
(e) 臨床的に意味のある最小限の治療効果を15%に変更することは，試験の必要数に影響しない。

M69

次の文章で正しいのはどれか。1つ選べ。

(a) Faganのノモグラム Fagan's nomogramはサンプルサイズの決定に有用である。
(b) サンプルサイズの決定にパイロット研究 pilot studyを行うことが必要な場合，このパイロット研究のデータを主研究データベースに含めてはならない。
(c) 検出力に関する記述は，利用された統計学的方法が頑健なことを示す。
(d) 提起された検定の有意水準を0.05から0.01に低下させる場合，最適なサンプルサイズは減少する。
(e) 研究の検出力を80%から90%に増加させるべきと考える場合，サンプルサイズを相応して増すべきである。

M70

次の文章で正しいのはどれか。1つ選べ。

(a) CONSORT声明 Consolidated Standards of Reporting Trials (CONSORT) Statementは，ランダム化比較試験の結果を報告するための有用なガイドラインである。
(b) STROBE声明 Strengthening the Reporting of Observational Studies in Epidemiology (STROBE) Statementは，メタアナリシス meta-analysisの結果を報告するための有用なガイドラインである。
(c) QUOROM声明 Quality of Reporting of Meta-analysis (QUOROM) Statementは，わずかな数の対象しか含まない研究結果を報告するための有用なガイドラインである。

(d) EQUATOR ネットワーク Enhancing the Quality and Transparency of Health Research (EQUATOR) Network は，赤道周辺の開発途上国におけるヘルスリサーチ報告に資源やトレーニングを提供する目的で創始された。

(e) 論文の読者にデータが開示されていない場合，どのコンピュータパッケージがデータ解析に用いられたか報告する必要はない。

■ その他の手法 ■

M71

検尿は比較的コスト高であるが，タンパク尿〔すなわち，アルブミン/クレアチニン比 albumin−creatinine ratio (ACR) が 30 mg/g 以上の場合〕に対する正確な検査である。White ら (2011) は，タンパク尿患者を見いだすために，コストの低い試験紙法の機能評価を行った。White らは，完全な検尿データを有する対象 10,944 人のデータに基づき，検尿で ACR ≧ 30 mg/g を示した対象を試験紙法で検出できるか否か，その能力を調査した。試験紙法により ACR ≧ 30 mg/g を検出する受信者動作特性曲線の曲線下面積 area under the receiver operating characteristic curve (AUROC) は男性で 0.85，女性で 0.78 であった。次の文章で正しいのはどれか。1 つ選べ。

(a) 男性では，試験紙法による ACR ≧ 30 mg/g は，タンパク尿を実際に伴う対象の 85％を正しく検出する。

(b) 女性における AUROC 0.78 は，試験紙法により ACR 増加を示す対象の 78％が，検尿に基づくタンパク尿を伴うことを正しく示す。

(c) AUROC は，感度 sensitivity を 1−特異度 specificity で除して計算される。

(d) サンプルからランダムに抽出した 2 人の女性で，試験紙法により，一方は ACR ≧ 30 mg/g を示すが，他方は示さない場合，試験紙法により ACR ≧ 30 mg/g を示す女性は，検尿により ACR ≧ 30 mg/g を示す 78％の確率を有する。

(e) サンプルからランダムに抽出した 2 人の女性で，検尿により，一方はタンパク尿を示すが，他方は示さない場合，試験紙法は 78％の確率でタンパク尿を示す女性を正しく見いだす。

White SL, Yu R, Craig JC, Polkinghorne KR, Atkins RC, Chadban SJ. Diagnostic accuracy of urine dipsticks for detection of albuminuria in the general community. Am J Kidney Dis 2011; 58: 19-28.

M72

次の診断テストに関する文章で正しいのはどれか。1 つ選べ。

(a) テストの感度は，テストにより正しく見いだされる疾患を伴わない対象の比率に等しい。

(b) テストの特異度は，テストにより正しく見いだされる疾患を伴う対象の比率に等しい。

(c) テストの陽性適中率 positive predictive value は，疾患を伴う場合に陽性テスト結果を示す対象の比率である。

(d) テストの陽性適中率は，テストにより正しく見いだされる疾患を伴う対象の比率である。

(e) 陽性テスト結果の尤度比は，陽性結果の場合に疾患を有する確率を，陰性結果の場合に疾患を有する確率で除したものである。

M73

Quint ら (2011) は，鼠径リンパ肉芽腫症 lymphogranuloma venereum (LGV) と非 LGV クラミジア・トラコマチス *Chlamydia trachomatis* 感染（後者は，さらに，非 LGV，非 LGV＋LGV，分類不能にサブカテゴリー化される）を鑑別する 2 つの異なる試験を比較した。全体で直腸スワブ陽性 201 例が解析可能であり，そのうち 99 例が以前にアルゴリズム 1〔クラミジア・淋菌同時測定用の核酸増幅試薬 Aptima Combo 2 によるアッセイに続く，独自の *pmpH* LGV ポリメラーゼ連鎖反応 polymerase chain reaction (PCR)〕を利用して LGV と診断されていた。著者らは，すべての 201 サンプルを 2 番目のアルゴリズム〔遺伝子型判定リバースハイブリダイゼーションアッセイ genoTyping Reverse Hybridization Assay，またはクラミジア・トラコマチスの検出と遺伝子型判定 *Chlamydia trachomatis* detection and genotyping (Ct－DT RHA)〕を利用して再テストし，4 つのカテゴリーに対する Cohen の κ Cohen's kappa を計算した。推定された κ は 0.90 で，サンプルの 94％が診断一致性 diagnostic concordance を示した。次の文章で正しいのはどれか。1 つ選べ。

(a) κ 係数は，著者らがアルゴリズム 1 の再現性を評価するために計算された。

(b) 著者らが，κ を計算する前に非 LGV サブカテゴリーのいくつかを統合する場合，κ 値はおそらく減少する。

(c) 2 つのアルゴリズムが一致するか否かを公式に検定するには，真の κ 値が 0 に等しいとする帰無仮説の有意性検定 significance test を行うべきである。

(d) Landis と Koch の分類 (1977) [*4] に従えば，κ 係数の値は 2 つのアルゴリズムに高度の一致が存在することを示す。

(e) κ 係数は，著者らが 2 つのアルゴリズムの一致性を評価するために計算された。

[*4] 訳注：Landis と Koch は，κ 係数による一致の評価基準として，$\kappa=0$（不良 poor），$0<\kappa\leq 0.2$（ごく軽度 slight），$0.2<\kappa\leq 0.4$（軽度 fair），$0.4<\kappa\leq 0.6$（中等度 moderate），$0.6<\kappa\leq 0.8$（高度 substantial），$0.8<\kappa\leq 1$（ほぼ完全 almost perfect）を提唱した。

Quint KD, Bom RJM, Quint WGV, Bruisten SM, et al. Anal infections with concomitant Chlamydia trachomatis genotypes among men who have sex with men in Amsterdam, the Netherlands. BMC Infect Dis 2011; 11: 63.
Landis JR, Koch GG. The measurement of observer agreement for categorical data. Biometrics 1977; 33: 159-74.

M74

次の観察ペアにおける一致性の評価に関する文章で正しいのはどれか。1つ選べ。

(a) Cohen の κ は，反応がカテゴリー的である場合の一致性の評価に利用され，一致するペアの比率に等しい。

(b) データが名義カテゴリーとして測定され，2つ以上の反応カテゴリーが存在する場合，一致性の指標として重みつき κ weighted kappa 値を計算することができる。

(c) 級内相関係数 intra-class correlation coefficient は $-1 \sim +1$ の値を示す一致性の指標である。

(d) 反応が数値スケールで測定される場合，Pearson 相関係数は一致性の適切な指標である。

(e) データが数値スケールで測定され，それぞれの反応のペアの差が得られ，これらの分布がおよそ正規分布に従う場合，Bland-Altman プロット Bland and Altman diagram における一致限界 limits of agreement は，差の 95%が存在すると期待される値の範囲を示す。

M75

次のエビデンスに基づく医療 evidence-based medicine に関する文章で正しいのはどれか。1つ選べ。

(a) エビデンスの階層構造 hierarchy は，ランダム化比較試験がコホート研究より常に強固なエビデンスを提供することを示す。

(b) 公表された論文は，常に，エビデンスに基づく調査に必要な関連情報（たとえば，診断や予後，治療法）を提供する。

(c) エビデンスに基づく医療を用いることは，関連するランダム化比較試験がコントロールとなる治療法と比較して統計学的に有意な効果を示さない限り，新たな治療法が社会に導入されないことを示す。

(d) 治療（または有害）必要数 number needed to treat/harm (NNT/NNH) は，介入の効果（または安全性）を表す臨床的に意味のある表現法である。

(e) エビデンスに基づくアプローチは従来の治療的介入に限定され，決して代替医療 alternative medicine に適用されることはない。

M76

研究者らは，小児に多く認められ長期的な影響を示す感染症間の関連に関心をもった。この研究のため，彼らは英国の３つの都市（リバプール，ロンドン，バース）に在住する５～８歳の小児を収集した。それぞれの都市で３つの小学校が選択され，それぞれの学校の１クラス（ランダムに選択）全員が参加した。１年間の追跡で，生じたすべての感染症が記録された。彼らと 10 年後に再び接触し，過去 10 年間にわたって生じたすべての臨床症状が記録された。次の文章で正しいのはどれか。１つ選べ。

(a) 収集されたデータは２段階の入れ子構造 nested structure に一致する。

(b) 小児のクラスは解析のレベル１である。

(c) 小児の在住する都市は解析のレベル４である。

(d) 収集されたデータは３段階の入れ子構造に一致する。

(e) それぞれの学校のクラスがランダムに選択されたため，解析に際して，著者らがクラスを考慮に入れる必要はない。

M77

患者 60 人が２つの治療 A または B の１つにランダムに割り付けられ，すべての患者が連続した６つの時点のぞれぞれで観察される状況について考える。主な関心は A と B の比較にある。次の文章で正しいのはどれか。１つ選べ。

(a) データを解析する場合，それぞれの患者の反復する観察に独立性が欠けていることを考慮しなければ，関心のある推定値の標準誤差を過大評価することになる。

(b) このようなデータを解析する単純で適切な方法は，それぞれの患者の解析を，データの重要な面を捉える単一の要約指標に基づいて行うことである。

(c) このようなデータを解析する単純で適切な方法は，それぞれの時点における反応の平均値を，対応のない t 検定を利用して個別に比較することである。

(d) このようなデータを解析する単純で適切な方法は，異なる時点のそれぞれで２群の平均値を１元配置分散分析により比較することである。

(e) 反応と時間の線形関係が適切である場合，単純で合理的なデータの解析方法は，治療群におけるすべての患者のデータに対して単回帰直線を適合させ，得られた２本の直線（一方は A，他方は B）の傾きを比較することである。

M78

クラスター内で対象の単位が２段階の構造（たとえば，患者の口腔内の歯）を示す場合の回帰分析に関する次の文章で正しいのはどれか。１つ選べ。

(a) クラスターを無視する場合，誤って有意な結果が得られる場合がある。

(b) 研究のデザイン段階でランダム化が行われていない限り，ランダム効果モデル random effect model はデータ解析に適さない。

(c) データ解析にランダム効果モデルを利用する場合，クラスターを考慮しないモデルとは，ランダム誤差を含む点で異なる。

(d) ランダム効果モデルは，集合平均モデル population-averaged model または境界モデル marginal model としても知られている。

(e) 級内相関係数は，クラスター内における対象単位間の変動を全変動の比率として表現する。

M79

Rahimi ら (2011) は，スタチンの長期治療が心房細動のリスクを減少させるか否かを調べる目的で，大規模スタチン試験の公表および未公表の結果についてメタアナリシス meta-analysis を行った。解析には 29 試験が含まれたが，1 次解析は，スタチンとコントロール治療を比較した 22 試験に限定された。これらの試験では，スタチン投与を受けた対象の心房細動に対する全体のオッズ比が，コントロールと比較して 0.95 であった (95%信頼区間 [0.88, 1.03])。異質性検定 test for heterogeneity による χ^2 値は 21.9 であった (自由度 21, $P=0.40$)。次の文章で正しいのはどれか。1 つ選べ。

(a) 異質性検定は，メタアナリシスによる統合推定オッズ比の解釈に注意が必要であることを示す。

(b) このメタアナリシスでは，スタチン治療が心房細動のオッズに真の効果を与えるとするエビデンスは存在しない。

(c) 著者らは，ランダム効果メタアナリシスを利用して，統合推定オッズ比を計算すべきであった。

(d) このメタアナリシスでは，スタチンが心房細動のオッズを有意に低下させることが示されている。

(e) 著者らはフォレスト・プロット forest plot を示した。これは，研究結果が公表バイアス publication bias の影響を受けている可能性が高いか否か調べることを可能にする。

Rahimi K, Martin J, Emberson J, McGale P, Majoni W, Merhi A, Asselbergs FW, Krane V, Macfarlane PW. Effect of statins on atrial fibrillation: collaborative meta-analysis of published and unpublished evidence from randomized controlled trials. BMJ 2011; 342: d1250 (online).

M80

次のメタアナリシスに関する文章で正しいのはどれか。1つ選べ。

(a) エビデンスに基づく医療の要素は，大規模研究のシステマティック・レビュー systematic review に焦点を合わせたメタアナリシスである。

(b) メタアナリシスにおける等質性の仮説検定 hypothesis test of homogeneity は，含まれた研究に臨床的な変動がないとする帰無仮説の検定を行う。

(c) ランダム効果メタアナリシスは，統計学的異質性のエビデンスが存在する場合，固定効果メタアナリシス fixed－effect meta－analysis の代わりにしばしば利用される。

(d) メタアナリシスにおける異質性の影響を定量化するために利用される指数，I^2 は，メタアナリシスに含まれる研究数に依存する。

(e) メタアナリシスにおける公表バイアスは，フォレスト・プロットを描き，各点の形状が歪むか非対称性を示すか否かに注目することで明らかになる場合がある。

M81

がん予防研究Ⅱ The Cancer Prevention Study Ⅱ（Harris ら，2004）は，気管や気管支，肺のがんによる死亡率を決定するため，6年間にわたり，男性364,239人，女性576,535人のコホートを追跡した。著者らは，死亡率と1982年の時点で喫煙者であった一部の男性におけるタバコのタール含有量との関連を考慮した。タール含有量15～21 mgのタバコを喫煙していた男性に比較して，タール含有量0～7 mg，8～14 mg，≧22 mgのタバコを喫煙していた場合の死亡ハザード比 mortality hazard ratio は，それぞれ，1.17（95％信頼区間［0.95，1.45］），1.02［0.90，1.16］，1.44［1.20，1.73］であった。次の文章で正しいのはどれか。1つ選べ。

(a) タバコのタール含有量が気管や気管支，肺のがんによる死亡率増大に関連するというエビデンスは，この研究からは認められない。

(b) タール含有量≧22 mgのタバコを喫煙していた男性は，タール含有量0～7 mgの場合と比較して，気管や気管支，肺のがんによる死亡リスクの有意な増大を伴う。

(c) 著者らが，タール含有量を連続共変量として解析に含める場合，タール含有量と死亡リスクとの関連をより役立つように推定できる。

(d) 解析における基準群は1982年の時点の非喫煙男性である。

(e) 著者らが，解析の基準群をタール含有量≧22 mgの喫煙者に変更する場合，タール含有量15～21 mgの喫煙者における推定相対ハザード relative hazard estimate は1未満になる。

Harris JE, Thun MJ, Mondul AM, Calle EE. Cigarette tar yields in relation to mortality from lung cancer in the cancer prevention study II prospective cohort, 1982-8. BMJ 2004; 328: 72.

M82

次の生存分析 survival analysis に関する文章で正しいのはどれか。1つ選べ。

(a) 生存分析でもっとも重要な点は，対象がエンドポイント（たとえば，死亡）に到達するか否かである。

(b) 生存時間は，ベースラインの日付後まで追跡が始まらない場合，右打ち切り right-censored となる。

(c) 情報的打ち切り informative censoring とは，対象の追跡が打ち切られた理由や時期について完全な情報が得られていることを意味する。

(d) 相対ハザード relative hazard（RH）は，Cox 比例ハザードモデル Cox proportional hazard model において一定と仮定される。

(e) Kaplan-Meier 生存分析 Kaplan-Meier survival analysis におけるログランク検定 log-rank test は，2つまたはそれ以上の群における生存経験を比較するパラメトリック検定で，順序データ ranked data の対数が正規分布に従うことを前提とする。

M83

次の文章で正しいのはどれか。1つ選べ。

(a) 推論のためのベイズアプローチ Bayesian approach は，仮説検定の役割や結果が統計学的に有意か否かについて強調しすぎる傾向がある。

(b) ベイズ分析の欠点の1つは，事前情報の主観的な性質であり，その内容が恣意的としてしばしば批判される。

(c) Altman のノモグラム Altman's nomogram は，ベイズアプローチを利用して，診断テスト結果の解釈に用いられる。

(d) 診断テストでは，ベイズ定理により，観察されたテスト結果が，対象に疾患が認められるか否かの確率に変換される。

(e) 診断テストでは，陽性テスト結果の尤度が，テスト陽性の場合に対象が疾患を有する確率を表す。

M84

研究者らは，集中治療室（ICU）在室間に死亡するリスクの高い患者を見いだす新たな予後スコア prognostic score を作成したいと望んでいる。スコアを作成する目的で，研究者らは，2008年1月1日～12月31日に単一施設の ICU に入室した対象236人から25の変数に関するデータを得た。研究のアウトカムは，ICU 在室中の死亡である。収集されたデータに基づき，彼らは ICU 死亡のリスクを予測するスコアを作成した。このスコアの AUROC は 0.756 であり，Hosmer–Lemeshow 適合度統計量 Hosmer–Lemeshow goodness of fit statistic の P 値は 0.06 であった。研究者らはこのスコアを新たな ICU 入室者 50 人に適用し，この検証データの AUROC は 0.712 であった。これらの結果に基づき，研究者らは，他の ICU にもこのスコアを日常的に利用して，ICU 在室中の死亡リスクが高い患者を見いだすことを推奨した。次の文章で正しいのはどれか。1 つ選べ。

(a) 研究者らは，スコア作成の基となったサンプルにおける AUROC の推定値が過度に楽観的である可能性があったため，検証サンプルでスコアの再調査を行った。
(b) 研究者らはモデルが十分に較正されているとする強固なエビデンスを示した。
(c) モデルを別の患者群に適用することで，研究者らはモデルが応用可能であるとする強固なエビデンスを示した。
(d) 研究者らがサンプルにクロス検証 cross–validation を利用する場合，スコアの外的妥当性 external validity を示すことが可能である。
(e) 検証サンプルの AUROC は，この予後スコアが，ICU 在室中に死亡する可能性のある患者を見いだす点で偶然と同程度であることを示す。

M85

次の予後スコアに関する文章で正しいのはどれか。1 つ選べ。

(a) 予後スコアは，曝露変数の 1 つの特定のカテゴリーに対象が当てはまる確率を示す。
(b) 受信者動作特性曲線は，予後スコアが正しく較正されている程度を評価する目的に利用される。
(c) ブートストラップ法 bootstrapping は，予後スコアを推定し，その能力を評価するために用いられる内的検証 internal validation プロシージャである。
(d) Hosmer–Lemeshow 適合度統計量は，対象が関心のある事象を経験する尤度の段階的指標を提供する。
(e) 予後スコアを作成するには，常に回帰モデルが用いられる。

PART 2

構造化問題

Structured questions

S1

表 S1.1 は，研究の 1 次アウトカムである心筋梗塞 myocardial infarction（MI）の危険因子についてデータを収集するために作成された一部である（Excel に保存）。心血管疾患（MI を含む）の既往を伴わない適格対象を 2000 年 1 月～ 12 月に収集し，30 ～ 65 歳の男性および女性であった。合計 1,113 人の対象について情報を集め，最初の 30 人のデータだけを**表 S1.1** に示す。収集した変数を次に示す。

研究 ID	独自の対象識別番号
登録日	研究に登録された日付
性別	M＝男性，F＝女性
年齢	年齢（歳）
民族	1＝白人，2＝アフリカ系黒人，3＝他の黒人，4＝その他，9＝不明
喫煙	0＝非喫煙者，1＝現在の喫煙者，2＝過去の喫煙者，9＝不明
BMI	肥満指数（kg/m^2）
TC	総コレステロール値（mmol/L）
HDL-C	高比重リポタンパクコレステロール（mmol/L）
TG	中性脂肪（mmol/L）
LLD	脂質異常症治療薬投与（y＝有，n＝無）
最初の MI 発症日	研究期間における最初の MI 発症日

表 S1.1　心血管疾患リスクを示すデータの一部

ID	登録日	性別	年齢	民族	喫煙
1	Jun-00	M	36	1	1
2	Jan-00	M	37	1	0
3	Mar-00	M	41	1	1
4	Feb-00	M	34	1	1
5	Nov-00	M	41	1	2
6	Sep-00	F	51	1	0
7	May-00	M	63	1	0
8	Oct-00	F	38	2	0
9	Aug-00	M	45	3	0
10	Jul-00	M	38	1	1
11	Apr-00	M	41	1	2
12	Feb-00	M	52	1	9
13	Jun-00	F	50	3	9
14	Jun-00	M	40	1	0
15	Mar-00	F	45	1	0
16	Sep-00	M	50	1	1
17	Dec-00	F	46	1	2
18	Sep-00	F	40	2	2
19	May-00	F	36	1	0
20	Dec-00	F	51	1	0

全体の追跡期間 6,268 人–年に合計 25 人が MI を発症した。

(a) データにおけるそれぞれの変数に対して，変数の種類を特定し，（あるとすれば）その変数の要約指標を述べなさい。

(b) それぞれの変数に対するエラーチェックを挙げなさい。さらに調査したい入力項目があるか。

(c) それぞれの変数を示すには，どのようなグラフ表示を用いるか。

(d) 示されたデータサンプルに基づいて，データ全体の完全性がどのようなものか，そして可能性のある欠損値 missing value の影響についてコメントしなさい。これら欠損値の影響を最小限にするには，どのような手段が考えられるか。

S2

囊胞線維症 cystic fibrosis (CF) の患者は，抗生物質の静注治療をしばしば必要とする呼吸器感染（増悪）を繰り返し，永続的な肺機能の喪失を招く。Collaco ら (2010) は，病院と家庭で行われる治療の効果を調査する目的で，米国の対象 1,535 人について後ろ向き研究を行った。増悪には抗生物質治療が行われた。努力呼気肺活量 forced

BMI	TC	HDL–C	TG	LLD	最初の MI 発症日
25.1	5.6	1.1	3.4	y	
21.6	.	.	.	n	
27.2	.	.	.	n	
21.3	4.0	1.0	0.9	n	
22.0	5.4	1.8	3.2	n	
20.5	5.4	1.0	1.1	n	
29.4	6.8	1.2	2.6	y	Nov–09
19.1	3.9	0.9	1.2	n	
22.1	4.9	0.9	1.7	n	
21.4	.	.	.	?	
26.8	.	.	.	.	
23.4	6.2	1.5	1.2	y	
23.3	6.8	1.3	2.6	n	
22.5	3.7	1.4	2.5	n	
21.9	7.1	1.2	2.9	n	
24.8	4.9	1.0	1.3	n	
19.3	5.4	0.9	1.4	y*	
23.3	5.5	1.9	0.8	.	
24.2	5.0	.	.	n	
23.9	5.1	1.5	1.6	n	

（次ページへ続く）

表 S1.1 （続き）

ID	登録日	性別	年齢	民族	喫煙
21	Jul-00	M	39	1	0
22	May-00	M	41	1	9
23	Jul-00	M	39	9	1
24	Jan-00	M	24	2	1
25	Jul-00	M	35	1	0
26	Jan-00	M	46	1	0
27	Feb-00	M	54	2	0
28	Nov-00	M	44	3	2
29	Sep-00	F	43	9	1
30	Apr-00	F	44	1	0

expiratory volume (FEV_1) の生データを Knudson パーセンタイルに変換した場合[*1]，著者らは，抗生物質が病院（治療コース $n=602$ における平均値 $=-3.3$，標準偏差(SD) $=8.4$ パーセントポイント percentage point）[*2] で投与されたか，または家庭（治療コース $n=232$ における平均値 $=-3.5$，SD $=7.6$ パーセントポイント）で投与されたかにかかわらず，増悪後の長期 FEV_1 低下を認めた。抗生物質コースの間隔における有意差は，病院〔中央値 119 日，4 分位範囲 166 (221－55) 日〕と家庭〔中央値 98 日，4 分位範囲 155 (204－49) 日〕とで認められなかった ($P=0.29$)。

(a) 結果の要約に含まれたのは，それぞれの群における FEV_1 低下の標準偏差である。標準偏差がどのような情報を提供するか説明し，結果を要約する場合に標準偏差でなく，平均値の標準誤差 (SEM) を利用するほうが好ましい状況について述べなさい。

(b) 病院と家庭における抗生物質投与の両者での FEV_1 の平均低下に対する標準誤差（パーセントポイントとして表現）を求めなさい。

(c) 病院と家庭における抗生物質投与の両者での FEV_1 の平均低下に対する 95% 信頼区間（パーセントポイントとして表現）を求めなさい。

(d) 病院における抗生物質投与での FEV_1 の平均低下に対する 95% 信頼区間（パーセントポイントとして表現）を解釈しなさい。

(e) 抗生物質治療の間隔として，著者らが平均値でなく中央値を用いた理由は何か。

(f) 家庭における抗生物質投与で，4 分位範囲 155 日が示す意味を説明しなさい。

[*1] 訳注：Knudson による FEV_1 の予測値は，たとえば男性の場合，次式から計算される。
$FEV_1 = 0.1168 \times$ 身長（インチ）$+ 0.0450 \times$ 年齢（歳）$- 4.808$ ［<24 歳］
$FEV_1 = 0.1321 \times$ 身長（インチ）$- 0.0270 \times$ 年齢（歳）$- 4.203$ ［≧ 24 歳］

[*2] 訳注：パーセントポイントは 2 つのパーセントの差を意味する。たとえば，50% と 40% の差は 10 パーセントポイントであるが，変化率としては 20% の減少に相当する。

	BMI	TC	HDL-C	TG	LLD	最初の MI 発症日
	22.3	6.5	1.0	2.8	n	
	21.3	4.3	1.2	0.9	n	
	.	5.6	1.6	4.0	.	
	23.0	111.1	.	13.3	y	Aug-03
	19.8	3.1	0.8	0.8	n	
	23.3	5.2	1.2	1.8	n	
	24.6	5.8	3.8	2.1	n	
	.	5.5	1.4	2.3	n	
	24.7	4.8	0.8	2.3	n	
	22.3	3.5	0.7	2.6	n	

Collaco JM, Green DM, Cutting GR, Naughton KM, Mogayzel PJ Jr. Location and duration of treatment of cystic fibrosis respiratory exacerbations do not affect outcomes. Am J Respir Crit Care Med 2010; 182: 1137-43.

S3

高齢患者の低栄養は，臨床的な有害事象や死亡率のリスクを高め，在院日数の長期化を伴う。さらに，持続的な低栄養は，ビタミン B_{12} や B_6，葉酸を含むさまざまな栄養指標の欠乏をもたらしうる。O'Leary ら（2011）は，オーストラリアの亜急性高齢者リハビリテーション施設に入院した 60 歳以上の患者 52 人について横断研究を行った。この研究の目的は，ビタミン B_{12} や B_6 および葉酸，ホモシステインやメチルマロン酸 methylmalonic acid（MMA），食事摂取量，栄養状態と在院日数の関連を調べることである。

在院日数は，年齢と MMA に対して正の相関〔それぞれ，Spearman 相関係数（r_s）0.4，$P<0.01$ および 0.28，$P<0.05$〕，アルブミンやビタミン B_6，簡易栄養状態評価スコア Mini Nutritional Assessment（MNA）Score に対して負の相関（それぞれ r_s −0.35，−0.33，−0.29，いずれも $P<0.05$）を示した。在院日数<21 日の対象と，在院日数≧21 日の対象を比較した場合，在院日数の長い対象は短い対象に比較して，平均的にわずかな高齢（$P=0.054$），ビタミン B_6 の低値（$P=0.025$），血清葉酸濃度の低下（$P=0.035$），ビタミン B 欠乏（$P=0.026$）を示した（**表 S3. 1**）。

(a) 在院日数と年齢や MMA，アルブミンとの報告された相関だけでなく，これらの相関係数に関する有意性検定の結果を解釈しなさい。2 つの値の関連を評価する場合，Pearson 相関係数でなく Spearman 相関係数を示すのがもっとも適切であるのはどのような場合か。この状況で Spearman 相関係数が適切であることを示す証拠はあるか。

(b) 著者らが，これらの相関係数の P 値を示すために選択した方法についてコメント

表 S3.1　対象の特徴
データは，特に記載がない限り平均値〔標準偏差（SD）〕を示す。

	すべての対象	在院日数	
		＜21 日	≧ 21 日
対象数	54	34	18
平均在院日数（日）	21（13）	14（4）	35（14）
年齢（歳）	80（8）	78（7）	83（8）
肥満指数（kg/m^2）	26.4（6.8）	26.0（5.6）	27.4（8.6）
MNA スコア	22.2（3.3）	22.8（3.0）	21.1（3.7）
血清アルブミン（g/L）	31.8（4.0）	32.5（3.7）	30.6（4.4）
ヘモグロビン（g/L）	118（17）	118（15）	118（20）
リンパ球数（10^6/L）	1.6（0.6）	1.6（0.6）	1.6（0.7）
血清葉酸（nmol/L）	16.8（7.5）	18.4（7.4）	13.8（6.8）
赤血球葉酸（nmol/L）	1170（468）	1244（538）	1051（303）
血漿ビタミン B_6（nmol/L）；中央値（SD）	17.5（9.3）	21.5（9.3）	14.5（8.3）
血清ビタミン B_{12}（nmol/L）；中央値（SD）	232（115）	246（104）	216（136）
血漿 MMA（μmol/L）；中央値（SD）	0.22（0.28）	0.21（0.16）	0.24（0.41）
血漿ホモシステイン（μmol/L）	15（5）	14.7（5.7）	15.5（3.5）
ビタミン欠乏数＜2	35	27	8
ビタミン欠乏数≧ 2	17	7	10

しなさい。

(c) **表 S3.1** に示された大部分の変数に対して，著者らは平均値と SD を示すことを選択した。しかし，3 つの変数（血漿ビタミン B_6 や血清ビタミン B_{12}，血漿 MMA）では，著者らは中央値と SD を示した。これらの変数に対して，著者らが平均値の代わりに中央値を示した理由は何か。これら 3 つの変数に対して SD を示す適切さについてコメントしなさい。最後に，**表 S3.1** の他の変数，特に在院日数について平均値を示す適切さについてコメントしなさい。この問題の答えを促すために，さらにどのような情報を望むか。

(d) 著者らは，在院日数＜21 日の対象と在院日数≧ 21 日の対象を比較した。彼らは，**表 S3.1** の数値変数を比較するのにどのような検定を用いたか。解答の理由を述べなさい。

(e) 著者らはビタミン欠乏数が＜2 または≧ 2 の対象の比率を 2 群間で比較するために Fisher 正確検定を利用した。彼らがこの方法を用いた理由は何か。**表 S3.1** に示された数値を利用して，Fisher 正確検定がこの状況に適しているか否か検討しなさい。これが適切でない場合，代わりにどのような検定を行うことが可能か。

O'Leary F, Flood VM, Petocz P, Allman - Farinelli M, Samman S. B vitamin status, dietary intake and length of stay in a sample of elderly rehabilitation patients. J Nutr Health Aging 2011; 15: 485-9.

S4

重症熱傷を伴う高齢者は重症熱傷を伴う若年者より死亡率の高いことが報告されている。死亡率の差が，高齢者と若年者における人口統計学的または臨床的な特徴の差から説明可能か否かを評価するため，Albornoz ら（2011）は，重症熱傷のためにチリのサンティアゴにおける国立成人熱傷センター National Burn Adult Reference Center の中間集中治療室および集中治療室に入院した 65 歳以上の高齢患者 66 人と 65 歳未満の若年患者 220 人についてケースコントロール研究を行った。研究者らは，熱傷原因（たとえば，火事または熱湯）や気道損傷の有無，全体表面積の百分率として表される熱傷面積 total body surface area（% TBSA），同様に百分率で示されるⅢ度熱傷面積 deep TBSA（% DTBSA），DTBSA：TBSA 比，皮膚バリアの回復に必要であった手術数に関する情報を収集した。研究の 1 次アウトカムは集中治療室の在室日数と死亡であった。

2 群における患者の特徴を**表 S4. 1** に要約する。未調整の解析では，65 歳以上の群における死亡率が有意に高かった（オッズ比 2.9，95%信頼区間［1.6，5.2］，$P<0.001$）。多重ロジスティック回帰分析 multivariable logistic regression analysis において可能性を有する他の交絡因子を調整した後，65 歳以上の群では，熱傷により死亡する可能性が若年群に比較して 12 倍以上であった（調整済みオッズ比 12.02，$P<0.001$）。% TBSA の調整済みオッズ比は単位あたりの増加に対して 1.06 であったが（$P<0.001$），DTBSA：TBSA 比は単位あたりの増加に対して 7.6 であった（$P<0.001$）。多重ロジスティック回帰分析による調整後，死亡と性別や気道損傷の有無，他の合併疾患（たとえば，てんかんや肥満，喫煙，心血管疾患）の間に有意な関連は認められなかった。

(a) この研究がケースコントロール研究として記述できない理由を説明しなさい。この研究デザインに対する適切な表現は何か。

(b) **表 S4. 1** に要約された数値変数の分布についてコメントしなさい。それぞれの変数に対して著者らが選択した要約指標に同意するか。そうでなければ，その理由は何か，そして，代わりにどのような要約指標を選択するか。

(c) **表 S4. 1** に示したデータを利用して，著者らがどのように死亡の未調整オッズ比を計算したか示しなさい。

(d) 著者らが，この状況で多重ロジスティック回帰を行うことが重要と考えた理由は何か。問題文に示された調整済みオッズ比とその P 値を解釈しなさい。調整済みオッズ比が未調整オッズ比より非常に高い理由は何か。

Albornoz CR, Villegas J, Sylvester M, Pena V, Bravo I. Burns are more aggressive in the elderly: proportion of deep burn area/total burn area might have a role in mortality. Burns 2011; 37: 1058-61.

表 S4.1　65 歳以上と 65 歳未満の群における主な特徴の要約
Elsevier の許可を得て再掲。

	年齢群		*P* 値
	65 歳以上	65 歳未満	
患者数	66	220	
男性（%）	56	75	0.0057
原因			
火事（%）	70	55	0.01
熱湯（%）	17	9	0.0005
% TBSA；中央値（範囲）	13（1−76）	22.5（1−98）	0.0001
% DTBSA；平均値（標準偏差）	9.6（16）	9.2（16.3）	0.4
DTBSA：TBSA 比；平均値	41%	23.3%	0.004
気道損傷（%）	28	43	0.0016
必要手術数；平均値	3.7	5.6	0.0003
死亡率（%）	48	24	0.0001
在室日数（日）；中央値（範囲）	14（2−126）	15（1−136）	0.95

S5

研究者らは，ウガンダの小児におけるクリプトスポリジウム症の治療に対して，2 つの異なる薬物のランダム化比較試験を行った。試験に適格とするには，持続性の下痢とクリプトスポリジウム *Cryptosporidium* 属に陽性の糞便サンプルを必要とした。適格な小児は，新薬（A 群）または標準治療（B 群）のいずれかに 1：1 でランダム化された。全体で 471 人の小児が試験に含まれ，243 人は A，228 人は B にランダム化された。フローチャート（**図 S5.1**）に，試験を通じた小児のフローや，試験終了までに 1 次エンドポイント（下痢の寛解）を経験した小児数を示した。

(a) この研究の 1 次アウトカムに対して真の intention−to−treat（ITT）解析を著者らが行う可能性についてコメントしなさい。このような解析を行うには，さらにどのような情報が必要か。

(b) 著者らは修正 intention−to−treat 解析の実施を選択した。この分析では，追跡脱落例や 1 次エンドポイントの評価前に死亡した例は，1 次エンドポイントを経験していないと考える。示された数値を利用して，この集団の 2 つの治療における 1 次エンドポイントへの治療効果（オッズ比）を推定しなさい。

(c) 著者らが per−protocol（治療ごとの）解析を行いたいと望む場合，これらの計算はどのように変化するか。研究の結論は，2 つの治療の相対的な有効性に関して変化するか。このような解析を行う場合の限界は何か。

(d) 試験の適格基準に従ったクリプトスポリジウム下痢症を伴う広範な小児母集団に対して，この結論が有する一般化可能性についてコメントしなさい。

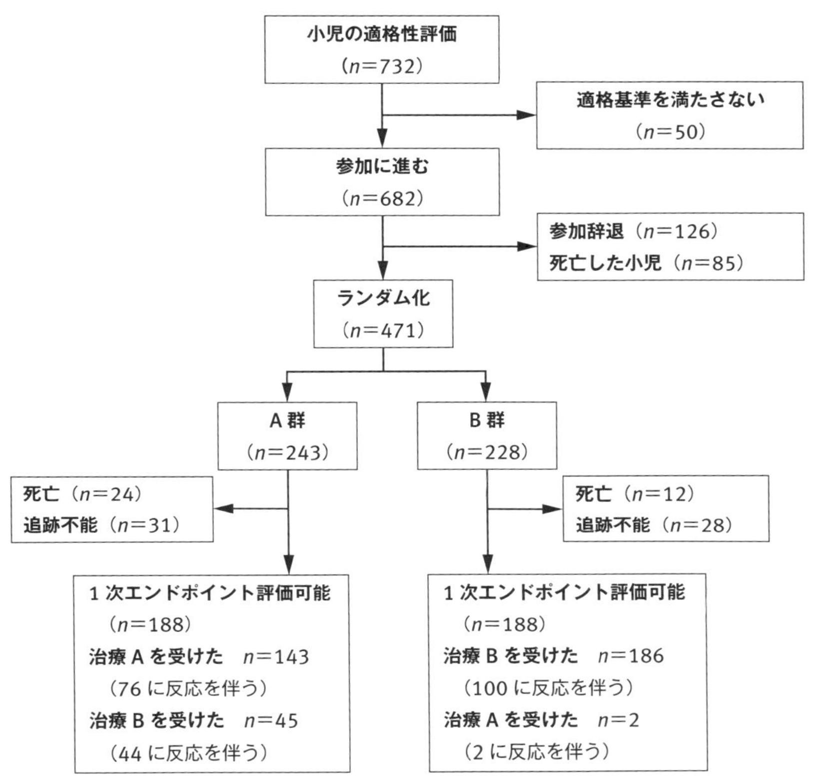

図 S5.1　最初の適格性評価から 1 次エンドポイントの評価に至る小児の試験フロー

S6

Dubbleman ら (2010) は，恥骨後式根治的前立腺全摘術 retropubic radical prostatectomy (RRP) 後の排尿機能の回復に対する（i）教育パンフレットと理学療法士の指導による集中的な骨盤底筋肉運動 physiotherapist-guided pelvic floor muscle exercise (PG-PFME)，（ii）教育パンフレットだけによる PFME の説明 folder-PFME (F-PFME) の効果を比較した。彼らは，F-PFME だけを受けた場合に比較して，PG-PFME 後 6 か月で排尿機能が回復した男性の比率が 10%増すことは，臨床的に意義のある効果と仮定した。この差が，χ^2 検定により水準 5%，検出力 80%で統計学的に有意であることを示すには，96 人を 2 群のそれぞれにランダム化すべきであるとした。2 年の収集期間において，ランダム化された患者数はサンプルサイズの計算から得られた目標に届かず，これは資源の限界や治療選択に予期しない変化が生じたことによる。RRP 後 6 か月の統計解析が得られた結果は，それぞれの群で 33 人のみであり，PG-PFME 群と F-PFME 群とで，それぞれ 10 人 (30%) および 9 人 (27%)

に排尿機能の回復を認めた。研究者らは，この差が統計学的に有意でないことを見いだした（$P>0.05$）。

(a) 検出力 80%の意味を説明しなさい。

(b) この検出力と第Ⅱ種の過誤率はどのように関連するか。

(c) この研究で第Ⅰ種の過誤を最大に生じる確率はどの程度か。

(d) 研究者らが，F-PFME だけを受けた場合に比較して，PG-PFME 後6か月で排尿機能が回復した男性の比率が15%増すことに臨床的な意義があるとし，さらに，それぞれ2つの群に96人をランダム化する場合，有意水準を5%のままとすれば，この研究の検出力は80%より多くなるか，それとも少なくなるか。

(e) 研究者らが，有意水準1%のほうが適切であると考える場合，臨床的に意義のある差を10%，それぞれの群に96人をランダム化するとすれば，この研究の検出力は80%より多くなるか，それとも少なくなるか。

(f) 結論に関してコメントしなさい。特に，著者らの結論を支持するために，彼らはどのような他の情報を提供すべきか。

Dubbelman Y, Groen J, Wildhagen M, Rikken B, Bosc R. The recovery of urinary continence after radical retropubic prostatectomy: a randomized trial comparing the effect of physiotherapist - guided pelvic floor muscle exercises with guidance by an instruction folder only. BJU Intl. 2010; 106 (4) : 515-22.

S7

研究者らは，硝子体のグルタミン酸濃度が，実験的緑内障による解剖学的および機能的損傷に伴って上昇するか否かを知ることに関心がある。実験的緑内障は，小柱網にアルゴンレーザー処理を加えることで，アカゲザル9匹の右眼に生じさせた。有意な視野欠損や典型的な臨床上の緑内障変化が生じた後（1.5～13か月），左眼（未処理）と右眼（処理）の両眼を摘出し，後部硝子体液のサンプル（0.1～0.2 mL）を収集した。研究者らは，アカゲザルの左眼（緑内障なし）と右眼（緑内障）における硝子体グルタミン酸濃度（μmol/L）を比較する統計学的検定を行った。硝子体グルタミン酸濃度（Carter-Dawson らに基づく，2002）の要約値と，SPSS に類似する解析のコンピュータ出力を**表 S7.1** と **S7.2** に示す。

(a) 研究者らは，緑内障を伴う眼と伴わない眼の硝子体グルタミン酸濃度を比較するためにどのような検定を用いたか。適切と考えられる代わりの検定は何か。その理由を説明しなさい。

(b) 用いられた検定の帰無仮説は何か。

(c) この検定の主な前提は何か。

(d) 前提が満たされている，または満たされていないと考える理由を説明しなさい。

(e) 両側検定とはどのような意味を示すか。

(f) P 値の大きさはどの程度か。その解釈をしなさい（すなわち，P 値の意味を説明

表 S7.1　硝子体グルタミン酸濃度 (μmol/L)

	n	平均値	中央値	標準偏差 (SD)	平均値の標準誤差 (SEM)
左眼（緑内障なし）	9	5.0889	4.3000	2.09907	0.69969
右眼（緑内障）	9	5.7633	4.4000	3.07800	1.02600
差（左眼－右眼）	9	−0.6744	−0.1000	3.17008	1.05669
合計	27	3.3926	4.0000	4.00377	0.77053

表 S7.2　アカゲザルの硝子体グルタミン酸濃度の解析によるコンピュータ出力

	対応のある差					*t*	自由度	*P* 値（両側）
	平均値	SD	SEM	差の 95% 信頼区間				
				下限	上限			
差（緑内障なし－緑内障）	−.674	3.170	1.057	−3.111	1.762	−0.638	8	0.541

しなさい）。

(g) 結論は何か。

(h) コンピュータ出力に示される信頼区間を解釈しなさい。

(i) 帰無仮説を検定するために，この信頼区間をどのように利用するか。

Carter-Dawson L, Crawford ML, Harwerth RS, Smith EL 3rd, Feldman R, Shen FF, Mitchell CK, Whitetree A. Vitreal glutamate concentration in monkeys with experimental glaucoma. Invest Ophthalmol Vis Sci 2002; 43 (8) : 2633-7.

S8

painDETECT 質問票 painDETECT questionnaire (PDQ) は，自己報告による疼痛の特徴（疼痛パターン，放散痛の存在，疼痛の質）に基づいて，腰痛の原因が神経障害性か，または非神経障害性かを分類する目的で開発された。Morsø ら (2011) は，腰痛に関連した一側または両下肢の疼痛を伴う参加者の縦断的研究を行った。彼らの主な目的は，PDQ 分類が，追跡 3 か月および 12 か月後の疼痛や活動制限，一般健康の予測に役立つか否かを調査することであった。さらに，彼らは，ベースラインの PDQ 分類と，さまざまな疼痛の重症度指標〔疼痛強度，活動制限，自己評価による一般健康（0 ～ 10 のリカートスケール Likert scale を用いて測定），鎮痛の必要性，現在の疼痛エピソードによる病欠の有無〕や対象の心理社会プロフィール〔一体感（首尾一貫感覚）質問票 Sense of Coherence questionnaire と Hasenbring 心理社会患者プロフィール Hasenbring Psychosocial Patient Profile を用いて測定〕との関連を示したいと望んだ。

ベースラインにおける参加者 145 人のうち，PDQ に従って 28 人（19.3%）が神経障害性疼痛，77 人（53.1%）が非神経障害性疼痛と判定され，残りの参加者 38 人（26.2%）は「不明」に分類された（参加者 2 人はデータ欠損により分類不能であった）。これらの不明例を除外した後，神経障害性疼痛を伴う患者では，腰痛や下肢痛，活動制限，自己評価による一般健康，鎮痛薬使用，病欠，一体感について，より不良なスコアを示した（**表 S8. 1**）。

参加者 136 人（93.8%）が 3 か月後に質問票に回答し，12 か月後には 95 人（65.5%）

表 S8. 1　PDQ による「神経障害性」および「非神経障害性」群で有意差を示したベースラインの特徴

Wolters Kluwer Health の許可を得て転載。

	painDETECT 質問票（PDQ）分類		*P* 値
	神経障害性（*n* = 28）	非神経障害性（*n* = 77）	
鎮痛薬使用	75.0%	52.0%	0.025
現在のエピソードによる病欠	59.3%	33.3%	0.044
一体感*			0.002
低（1.0 ～ 4.4）	42.9%	13.2%	
<中（4.5 ～ 5.0）	21.4%	22.4%	
≧中（5.1 ～ 5.6）	32.1%	34.2%	
高（5.7 ～ 7.0）	3.6%	30.3%	
Hasenbring 心理社会患者プロフィール			0.004
抑うつ抑制	71.4%	31.9%	
恐怖回避	0.0%	7.2%	
幸福抑制	17.9%	34.8%	
対処	10.7%	26.1%	
	中央値（IQR）（全範囲）		
疼痛強度（0 ～ 10）**			
腰痛	7.0 (5.0～8.8)（0～10）	6.0 (4.0～7.0)（0～9）	0.012
下肢痛	8.0 (5.3～8.0)（0～10）	4.0 (1.0～6.0)（0～9）	0.000
活動制限（0 ～ 23）**	17.5 (14.3～20.0)（4～23）	10 (7.0～15.0)（1～23）	0.000
自己評価による一般健康（0 ～ 10）*	2.0 (1.0～3.0)（0～5）	3.0 (2.0～4.0)（0～6）	0.001

* 高いスコアほど良好，** 低いスコアほど良好。

が回答した。両時点とも，回答者は非回答者より自己評価による一般健康について高いスコアを示す傾向が存在したが，回答者と非回答者とで他の有意な差はなかった*3。神経障害性疼痛群における3か月の自己報告による一般健康スコアの中央値はベースラインの2から3に増加し，同時期の非神経障害性疼痛群では3から4に増加したが，全体的な変化自体（両群を統合）は有意でなかった（$P=0.072$）。自己報告による一般健康スコアの中央値が，12か月でさらに変化することはなかった。

(a) 神経障害性疼痛群と非神経障害性疼痛群をベースラインの一体感で比較するため，著者らはχ^2検定を用いた。この検定を行う場合の前提は何か。この前提が満たされないエビデンスは存在するか。

(b) **表 S8. 1** に示されたデータを利用してχ^2検定を行い，報告と同じP値が得られるかチェックしなさい。

(c) 2群間でベースラインの一体感を比較する場合に用いられる他の検定は何か。

(d) 対象の1/3は12か月の時点で質問票に回答しなかった。12か月の追跡で質問票に回答した対象では，3か月と12か月で自己報告による一般健康スコアの中央値に変化は認められなかった。著者らにとって，高い回答率を保証することが重要な理由は何か。この研究に脱落バイアス attrition bias のエビデンスは存在するか。存在する場合，神経障害性疼痛に対するどのような影響があるか。

(e) 著者らが2群における自己報告一般健康スコアを3か月と12か月で比較するには，どのような検定を行うべきか。その検定法を指定した理由を述べなさい。

Morsø L, Kent PM, Albert HB. Are self-reported pain characteristics, classified using the PainDETECT questionnaire, predictive of outcome in people with low back pain and associated leg pain? Clin J Pain 2011; 27 (6) : 535-41.

S9

Göllner ら (2010) は，日常診療でうまく固着した移植口蓋インプラントに対する2つの負荷概念（装着後24時間以内の早期負荷と通常の負荷）を比較することに関心をもった。早期負荷の利点には，全体的な治療期間の短縮や患者の受容性増大，機能や審美上の改善がある。研究者らは，2つの負荷群における組織学的骨インプラント接触率 bone-to-implant contact rate（BIC率）を評価し，次の値を得た（すべて%として表示）。

早期機能負荷（$n=10$）：47　98　72　53　93　89　60　79　90　22

通常機能負荷（$n=12$）：72　95　65　91　75　86　83　57　78　96　90　100

*3 訳注：非回答者に対しては，質問票の郵送後14日以内に回答がない場合，電話によるインタビューを通じて回答を得たが，分類としては非回答者とした。

(a) それぞれの群における BIC 率の平均値と中央値を求めなさい。これらの値は，それぞれどのような分布形状を示すか。

(b) 2 群における観察値の分布を示すために統計ソフトウェアを利用するか，または用手的に箱プロットを描き，その結果を説明しなさい。

(c) BIC 率に対する早期および通常のインプラント負荷の効果を比較するには，どのような検定がもっとも適切か。その帰無仮説はどのようなものか。

(d) コンピュータソフトウェアを利用するか，または用手的にこの検定を実行しなさい。P 値はどの程度か，そして，帰無仮説に関するどのような結論を導くか。

(e) ランダム化を欠くことは，結論にどのような影響を及ぼすか。

(f) BIC 率に対する早期負荷と通常負荷の有効性比較に関する結論を強化する適切な要約指標を信頼区間とともに示しなさい。

Göllner P, Jung BA, Kunkel M, Liechti T, Wehrbein H. Immediate vs. conventional loading of palatal implants in humans. Clin Oral Implants Res. 2009; 20 (8) : 833-7.

S10

歯科矯正治療におけるブラケットの接着破損は，一般的な問題である。コカ・コーラなどの酸性ソフトドリンクを矯正治療中に摂取することは，ブラケットの固着を低下させると報告されている。現在，世界中でハーブ茶の摂取が広まっているため，Ulusoy ら (2009) は，エナメル表面に対する矯正ブラケットの剪断接着応力 shear bond stress (SBS) について，いくつかの種類のハーブ茶の効果を評価する研究を行った。抜歯されたヒトの小臼歯 90 本に，Transbond XT によるブラケットの接着を行い，等しいサイズの 6 群，すなわち，ハーブ茶 4 種類 (紅茶，ミント・マテ茶，ミント・レモン茶，ローズヒップ茶) と 2 つのコントロール (コカ・コーラと蒸留水) にランダムに分けた。連続した 90 日のそれぞれで，関連した溶液による 5 分間処理を 3 回，等間隔の休止時間を含めてすべての歯に加えた。残りの時間は蒸留水保存とした。3 か月後，それぞれの接着したブラケットに剪断負荷を直接加え，破損時の負荷記録から SBS をメガパスカルとして決定した (SBS 値が低いほど，固着が劣ることを示す)。Ulusoy のデータに基づく SBS 値をそれぞれの群に対する平均値および標準偏差 (SD) とともに**表 S10. 1** に示す。

SBS データに 1 元配置分散分析 (ANOVA) を行い，さらに，Scheffé の多重比較検定 Scheffé multiple comparison test を**事後 *post-hoc*** に加えた。コンピュータを保有している読者は，これらの解析を自身で行いなさい (Scheffé 検定が行えなくとも，異なる ***post-hoc*** 検定が利用できる)。あるいは，**表 S10. 2** と **S10. 3** に示されている SPSS の結果について考えなさい。

(a) 1 元配置分散分析 (ANOVA) の帰無仮説は何か。

(b) この検定の前提は何か。コンピュータを保有している場合，これらの前提を吟味

表 S10. 1　異なる飲料に対する矯正ブラケットの剪断接着力（メガパスカル）グループ

	グループ 1 紅茶	グループ 2 ミント・レモン茶	グループ 3 ミント・マテ茶	グループ 4 ローズヒップ茶	グループ 5 コカ・コーラ（陽性コントロール）	グループ 6 蒸留水（陰性コントロール）
	11.39	16.00	9.06	7.24	5.85	9.44
	10.55	16.67	13.83	9.89	5.12	12.56
	13.23	14.60	14.40	7.90	7.79	14.01
	13.39	15.15	10.34	7.11	4.83	12.52
	10.66	10.65	11.83	6.34	5.01	14.52
	11.80	10.57	12.38	6.94	5.45	14.11
	12.44	15.39	14.79	8.43	7.69	12.36
	13.30	15.87	16.30	6.72	5.90	12.67
	12.89	10.37	12.72	6.63	5.24	13.16
	13.28	12.72	12.25	6.76	5.00	12.95
	14.66	9.54	11.46	8.31	5.93	10.81
	11.63	9.08	12.43	8.89	4.42	14.08
	14.50	14.86	15.54	5.51	6.15	14.75
	12.50	11.08	11.20	7.47	6.44	15.22
	10.57	8.61	9.90	8.69	5.65	15.30
平均値	12.45	12.74	12.56	7.52	5.76	13.23
SD	1.33	2.86	2.08	1.15	0.97	1.62

表 S10. 2　剪断接着力データに対する 1 元配置分散分析（ANOVA）表

ANOVA					
SBS					
	平方和	自由度	平均平方	*F*	*P* 値
群間	773.821	5	154.764	48.421	<0.001
群内	268.481	84	3.196		
合計	1042.302	89			

しなさい。これらの前提は満たされているか。満たされていない場合，群を比較するためにどのような代わりの検定を行うか。この帰無仮説は何か。

(c) ANOVA 表からどのような結論が導かれるか。

(d) 群のそれぞれのペアを比較するために，Scheffé 検定のような ***post- hoc*** 比較検定を行うのが慣習となっている理由は何か。

(e) Scheffé 検定の結果からどのような結論が導かれるか。Scheffé ***post- hoc*** 検定の代わりに一連の対応のない t 検定を利用して対比較を行う場合，結論がどのように変化すると考えるか。

表 S10.3　剪断接着力データに対する Scheffé 検定の結果（I と J は比較群を示すグループ名）

	(I)群	(J)群	平均値の差 (I − J)	*P* 値	95% 信頼区間	
					下限	上限
Scheffé	1	2	−0.29074	0.999	−2.5156	1.9341
		3	−0.11041	>0.999	−2.3353	2.1145
		4	4.93079	<0.001	2.7059	7.1557
		5	6.68839	<0.001	4.4635	8.9133
		6	−0.77891	0.920	−3.0038	1.4460
	2	3	0.18033	>0.999	−2.0446	2.4052
		4	5.22153	<0.001	3.9966	7.4464
		5	6.97913	<0.001	4.7542	9.2040
		6	−0.48817	0.989	−2.7131	1.7367
	3	4	5.04120	<0.001	2.8163	7.2661
		5	6.79879	<0.001	4.5739	9.0237
		6	−0.66850	0.958	−2.8934	1.5564
	4	5	1.75759	0.215	−0.4673	3.9825
		6	−5.70970	<0.001	−7.9346	−3.4848
	5	6	−7.46729	<0.001	−9.6922	−5.2424

(f) この実験は複雑な口腔環境を必ずしも再現していないが，この論文の著者らは，コカ・コーラとローズヒップ茶がそれぞれブラケット−エナメルの接着破損の原因であることを確認したと信じている。同意するか。

Ulusoy C, Müjdeci A and Gökay O. The effect of herbal teas on the shear bond strength of orthodontic brackets. Eur J Orthod 2009; 31: 385-9.

S11

破裂腹部大動脈瘤 ruptured abdominal aortic aneurysm (rAAA) による死亡は過去 50 年で 10 年ごとに 3.5%ずつ低下し，2010 年では 40 ～ 50%となった。血管内修復術 endovascular repair (EVAR) が rAAA に対して適切であり，開腹術より恩恵をもたらす可能性が報告されている。この評価を行う目的で，Davenport ら (2010) は，外科医の好みが修復術の種類を決定していた 2005 ～ 7 年の米国外科学会による質改善プログラム American College of Surgeons National Surgical Quality Improvement Program (ACS NSQIP) のデータベースを利用して，後ろ向き観察研究を行った。著者らは，患者 427 人のうち，328 人 (76.8%) が開腹術を受けた rAAA に対し，EVAR と開腹術の 30 日アウトカムを比較した。最初の 30 日以内に死亡した患者数は，EVAR 22 人，開腹術 123 人であった。

(a) 結果を示す分割表を作成しなさい。

(b) それぞれの群でどの程度の比率の患者が30日以内に死亡したか。

(c) 研究者らが，データベース上のすべての患者の30日アウトカムに関する情報を得ていると仮定する場合，2群における30日死亡を比較するために，どのような検定を行うべきか，そして，その帰無仮説はどのようなものか。

(d) この検定の前提(1つまたは複数)は何か。この(これらの)前提は満たされているか。

(e) コンピュータ上の統計パッケージにアクセスできれば，2群における死亡の比較に利用しなさい。あるいは，検定統計量のための適切な数式を利用して手計算による検定を行い，その値を相応する確率分布に当てはめてP値を得なさい。検定統計量の値はどの程度か，そして，これはどのような分布に従い，P値はどの程度か。

(f) 開腹術と比較する場合，EVARに伴う30日死亡についてどのような結論を導くか。この結論に関する条件について説明しなさい。

(g) 結果を完全かつ役立つように示すには，どのような追加の数値情報が示されるべきか。

Davenport DL, O'Keeffe SD, Minion DJ, Sorial EE, Endean ED, Xenos ES. Thirty-day NSQIP database outcomes of open versus endoluminal repair of ruptured abdominal aortic aneurysms. J Vasc Surg 2010; 51 (2) : 305-9.

S12

新たな資格を得た英国の医師が，メディカル・スクールでは最初の就業のための十分な準備が得られなかったと感じているという結果を受け，英国医学総会議 UK General Medical Councilは，初年度の職業生活のための学生の準備を改善するよう，メディカル・スクールに勧告した。この結果，英国のすべてのメディカル・スクールは，勧告に従うようにカリキュラムを変更したが，これらの変更時期は大きく異なっていた。これら進行中の変化の影響を，新たに資格を得た医師がどのように感じているか調査する目的で，Caveら(2007)は，2000，2001，2003，2005年に英国で新たな資格を得た医師にアンケート調査を行った。質問票は卒業の約9か月後に医師に送付された。2001年のコホートがその年に資格を得たうちの25%のランダムサンプルしか含まれていなかったため，著者らは，解析目的で2000と2001年のコホートを統合した。回答者は，「メディカル・スクールにおける経験により，現在までの業務に対する十分な準備が得られた」という記述について，「積極的に同意」から「積極的に非同意」までの5点スケールで同意の度合いを評価するよう求められた。

質問票は，2000～2001年では医師5,330人，2003年では医師4,257人，2005年では医師2,784人に送付され，それぞれの回答率は，67%，65%，43%であった。

表 S12. 1　経時的な準備状況の改善：記述に対する回答率

調査年	同意または積極的に同意	同意も非同意もしない	非同意または積極的に非同意
	n(%)	n(%)	n(%)
2000 ～ 2001	1,111 (36.2)	689 (22.5)	1,262 (41.3)
2003	1,382 (50.3)	519 (18.9)	844 (30.8)
2005	1,195 (58.5)	533 (26.1)	308 (15.3)

表 S12. 2　新たなコースの導入による準備状況の変化：メディカル・スクールでの準備状況が十分であったことに同意または積極的な同意を示す比率 (%)

コース変更時期	調査年		
	2000 ～ 2001	2003	2005
1999 ～ 2002 (8 校)	250/859 (29.1%)	563/985 (57.2%)	549/826 (66.4%)
2002 ～ 2004 (4 校)	119/468 (25.4%)	207/508 (40.7%)	187/337 (55.4%)

著者らは，2005 年の調査において，ある特定のメディカル・スクールの卒業者が過少報告であることを指摘したが，地域や配付方法などによって回答率に有意な差は認められなかった。しかし，女性医師は男性医師より有意に多く回答した ($P<0.001$)。結果を**表 S12. 1** に示す。上記の内容に同意または積極的に同意する比率の線形傾向に対する χ^2 検定は P 値として <0.001 を示した (χ^2 値 $=259.5$，自由度 $=1$)。

1999 ～ 2004 年の間に，全体で 12 のメディカル・スクールが新たなコースを設け，8 校が 1999 ～ 2002 年，4 校が 2002 年以降に変更を加えた (**表 S12. 2**)。1999 ～ 2002 年に変更を加えたスクールでは，記述に同意または積極的な同意の比率が 2000/2001 年のコホートから 2003 年のコホートへと大きく増加し，2005 年のコホートはわずかな増加であった。2002 年以降に変更を加えたスクールに認められるパターンは明らかでなかった。

(a) 調査年と，記述に同意または積極的な同意を示す医師の比率の関連を調べる場合，著者らが傾向に対する χ^2 検定を行った理由を説明しなさい。問題文と**表 S12. 1** に示された情報を利用して，著者らが報告したように，傾向に対する χ^2 検定の統計量が 259.5 であることを示しなさい。

(b) 女性医師は男性医師より多く回答した。このことは，時間的傾向の評価にバイアスをもたらす可能性を伴うか。著者らは，このことをどのように調べることができるか。

(c) 著者らは，記述に対して同意または積極的な同意を示す医師の比率における傾向について，コースを 1999 〜 2002 年に変更したスクールと 2002 〜 2004 年に変更したスクールとで差があることを非公式に示した。これらの傾向が異なるか否か，著者らが公式に検定したいと望む場合，どのような検定を行うか。

(d) このように異なるスクールのデータを統合することについて，どのようなことが懸念されるか。この懸念を緩和するには，さらにどのような比較を考慮するか。

Cave J, Goldacre M, Lambert T, Woolf K, Jones A, Dacre J. Newly qualified doctors' views about whether their medical school had trained them well: questionnaire surveys. BMC Medical Education 2007; 7: 38.

S13

小児蘇生において，児の体重を正確に測定することはほとんど不可能であり，適切な薬物や輸液の投与量，および器具選択を確実にするために迅速な推定を必要とする。体重は，児の年齢や Broselow テープを用いた身長に基づく数式から推定されることが多い。Cattermole ら (2010) は，至適な体重推定式を導くために，香港における健康な小児の体重と年齢や身長，下肢長，上腕周囲長 mid-arm circumference (MAC) との関係を調べた。9 〜 11 歳の小児 448 人では，MAC (cm として測定) が体重 (kg として測定) ともっとも強い関係を示した。推定 Pearson 相関係数は 0.91 (95%信頼区間 [0.90, 0.93])，推定回帰直線は次式で与えられた：体重 = −29.14 + 2.94 MAC。

(a) 回帰直線の切片はどの程度か。その値を解釈し，コメントしなさい。

(b) 回帰直線の傾きはどの程度か。その値を解釈しなさい。

(c) Pearson 相関係数の 95%信頼区間は [0.90, 0.93] であった。これは何を意味するか。

(d) 回帰直線の傾きは 0 と有意に異なるか (自身の解答を説明しなさい)。

(e) 回帰モデルの前提が満たされると仮定する場合，この回帰直線はデータによく適合すると信じるか (自身の理由を説明しなさい)。

Cattermole GN, Leung PYM, Mak PSK. Mid-arm circumference can be used to estimate children's weights. Resuscitation 2010; 81: 1105-10.

S14

Susarla ら (2010) は，上気道長 upper airway length (UAL) が，閉塞型睡眠時無呼吸 obstructive sleep apnea (OSA) の重症度を示す呼吸障害指数 respiratory disturbance index (RDI) に与える影響を評価するため，側面頭部 X 線写真の UAL を測定した。RDI は，睡眠 1 時間あたりに生じる呼吸の完全な中断 (無呼吸) と部分的閉塞 (低換気) の総数に基づく。これらの呼吸の休止は 10 秒間持続しなければならず，血液酸素化の低下を伴う。一般に，RDI は疾患の重症度を分類するために利用される (時間あたりの事象数：軽度 5 〜 15，中等度 >15 〜 30，重度 >30)。研究者らは，成

表 S14. 1　上気道長と呼吸障害指数の間の関連を調べる重回帰分析による推定偏回帰係数

Elsevierの許可を得て転載。

	係数	P 値
年齢(歳)	0.2	0.52
性別(男性：基準)	−21.1	0.04
BMI(kg/m²)	0.7	0.43
UAL(mm)	3.5	<0.001
HMP(mm)	−0.7	0.30
軟口蓋長〔PNS−SP(mm)〕	−0.8	0.24

人 OSA 患者 96 人(男性 76 人)を登録し，これらの対象における RDI は 1 時間あたり平均 1.9 ～ 160 の範囲であった。UAL は，気道の長軸に平行な距離(mm)として，舌骨上面に接する水平面と軟口蓋に接する水平面の間を測定した。Pearson 相関係数を，疾患重症度(RDI)とそれぞれの人口統計学(年齢や身長，体重，BMI)および頭部計測による変数〔UAL や上顎長 posterior airway space(PAS)，舌骨下顎垂直距離 hyoid-mandibular perpendicular(HMP)，軟口蓋長 posterior nasal spine-tip of soft palate(PNS-SP)〕との関連を調べるために計算した。2 変量解析で $P \leqq 0.15$ の関連や生物学的関連性のある指標を重回帰モデルに含め，UAL と RDI の間の調整済み関連を評価した。重回帰分析では，$P \leqq 0.05$ を統計学的に有意とした。重回帰モデルにおける推定偏回帰係数およびこれらの P 値を**表 S14. 1** に示す。

(a) 著者らは 6 つの共変量をモデルに含めた。これは共変量の数として受け入れられるか，または，受け入れられないか。そう考える理由を説明しなさい。

(b) **表 S14. 1** に示された結果からどのような結論が導かれるか。

(c) UAL に対する推定偏回帰係数の意味を説明しなさい。

(d) 性別に対する推定偏回帰係数の意味を説明しなさい。

(e) モデルの意味を十分に理解したい場合，さらにどのような追加情報を得たいか。

(f) 著者らは，どの程度，RDI の変動がこのモデルで説明されるかに関する情報を示した。彼らの推定にはどの程度の価値があるか。この変動に対するよりよい指標は何か。

(g) 回帰モデルの前提は何か，そして，これらをどのようにチェックできるか。これらの前提が満たされない場合，それは何を意味するか。

Susarla SM, Abramson ZR, Dodson TB, Kaban LB. Cephalometric measurement of upper airway length correlates with the presence and severity of obstructive sleep apnea. J Oral Maxillofac Surg 2010; 68(11): 2846-55.

S15

Clark ら (2011) は，腎腫瘍のために腎部分切除を受けた慢性腎疾患 chronic kidney disease (CKD) 患者のベースラインにおける腎機能を評価する目的で，後ろ向きコホート研究を行った。患者の推定糸球体濾過率 estimated glomerular filtration rate (eGFR) が 30 ～ 59 mL/分/1.73 m^2 であればステージⅢの CKD が存在し，30 を下回る値は，より進んだステージの腎疾患を示す。ベースラインがステージⅠまたはⅡの CKD 患者 (eGFR ≧ 60 mL/分/1.73 m^2) 952 人のうち，280 人が，腎部分切除後 3 ～ 18 か月の追跡時点で，少なくともステージⅢの CKD に進行した。著者らは，新たに発症したステージⅢ以上の CKD と対応する人口動態学や腫瘍，手術要因との関連を調べるために，線形ロジスティック回帰分析を利用した。冠動脈疾患や糖尿病，高血圧などの合併疾患の存在は統計学的に有意でなかった。統計学的に有意な要因を**表 S15.1** に示す。

(a) 年齢に対するオッズ比を解釈しなさい。

(b) 性別に対するオッズ比を解釈しなさい。

(c) 術前 eGFR に対するオッズ比を解釈しなさい。

(d) eGFR に対するこれらの要因の影響を説明するため，すべての結果について記述しなさい。

(e) これらの要因に対するオッズ比の *P* 値が示されていない場合，少なくともステージⅢの CKD に進むことに対するこれら要因の有意な影響をどのように評価できるか。

(f) これらの状況にロジスティック回帰分析を利用することが批判される理由は何か。少なくともステージⅢの CKD に進むことに対するこれらの要因の独立した影響を評価するために，研究者らは，どのような代わりのデータ解析手段を利用するか。

Clark MA, Shikanov S, Raman JD, Smith B, Kaag M, Russo P, Wheat JC, Wolf JS Jr, Matin SF, Huang WC, Shalhav AL, Eggener SE. Chronic kidney disease before and after partial nephrectomy. Urology 2011; 185 (1) : 43-8.

表 S15. 1　ステージⅢの CKD 基準と可能性のある危険因子の関連を調べるための線形ロジスティック回帰分析による推定オッズ比

	推定オッズ比 (95% CI)	*P* 値
年齢 (歳)	1.05 [1.03, 1.07]	<0.001
性別 (男性：基準)	1.79 [1.25, 2.56]	0.002
腫瘍の大きさ (cm)	1.20 [1.06, 1.35]	0.003
腎動脈単独遮断または腎動静脈遮断 (動脈単独：基準)	2.16 [1.06, 4.41]	0.035
術前 eGFR (mL/分/1.73 m^2)	0.95 [0.91, 0.97]	<0.001

CI＝信頼区間

S16

骨粗鬆症性骨折は高齢女性に多く，高額なヘルスケア費用や苦痛の増大を伴う。骨粗鬆性骨折のリスクは低カルシウム濃度を伴う場合に大きいが，骨粗鬆症や骨折を予防するための至適カルシウム摂取量は不明である。食事によるカルシウム摂取量と骨折リスク（すべての骨折，特に股関節骨折）の関連を調査するため，Warensjo ら（2011）は，スウェーデン女性の大規模母集団に基づく前向き調査であるスウェーデン・マンモグラフィー・コホート Swedish Mammography Cohort のデータを利用した。このコホートは1987～1990年に設定され，スウェーデンの2つの地域（ウプサラ県とヴェストマンランド県）における1914～1948年生まれの女性を含んでいる。ベースラインの食事摂取頻度調査（1987～1990年）の後，2回目の拡張版調査を1997年に行った。この研究には，ベースラインデータの情報を有する女性61,433人が含まれ，1997年のデータが得られたのは，このうち38,084人であった。骨折イベントに関する情報は，スウェーデン国家患者登録 Swedish National Patient Registry や外来患者登録から捕捉された。それぞれの患者について，ベースラインから骨折の日付や死亡日，対象地域外への移動日，研究終了日（2008年12月31日）までの追跡時間が得られた。平均カルシウム摂取量は，2つの食事調査に示された情報に基づいて計算され，5分位に層別化された。年齢および多変数の調整を受けたハザード比 hazard ratio（HR）の推定値が Cox 比例ハザード回帰分析 Cox proportional hazards regression analysis により得られた。

中央値19.2年（可能性を有する合計996,800人–年）の追跡では，女性14,738人（24%）に新たな骨折（すべての骨折）が生じ，このうち，3,871人（6%）は股関節骨折であった。カルシウムの5分位により層別化された骨折率を，それぞれの5分位群における女性の平均年齢（標準偏差）とともに**表 S16. 1** に示す。

(a) 平均累積カルシウム摂取量と最初の骨折リスク（すべての骨折）の関連について述べなさい。異なる5分位群における年齢の変動が，それぞれの5分位における相対ハザード relative hazard の推定値（3番目の5分位に対して表された場合）に与える影響について考えなさい。

(b) 3番目の5分位（882～996 mg）を基準群に利用して，残りの4つの5分位における最初の骨折（すべての骨折）の未調整相対率を計算しなさい。これらの値は，**表 S16. 1** に示された年齢調整済み HR と実質的に異なるか（著者らは Cox 比例ハザード回帰モデルに基づく HR を報告したが，これらは，この状況で相対率に類似するはずであることに注意）。これは，**(a)** に対する解答に基づく予想と一致するか。

(c) この結果は，平均累積カルシウム摂取量と最初の骨折リスク（すべての骨折）の間の線形関連を示唆するか。

(d) **(b)** と **(c)** の解析を最初の股関節骨折に対して繰り返しなさい。この結果は，最

表 S16.1　コホートにおける平均累積カルシウム摂取量の 5 分位による最初の骨折率（すべて，または股関節），および登録時の平均年齢〔標準偏差（SD）〕

BMJ Publishing Group Ltd の許可を得て転載。

	5 分位				
	1	2	3	4	5
カルシウム摂取量（mg）	<751	751 ～ 882	882 ～ 996	996 ～ 1,137	>1,137
登録時の年齢，平均（SD）	54.4（10.0）	53.8（9.8）	53.5（9.7）	53.3（9.6）	53.6（9.6）
最初の骨折（すべて）					
骨折数	3,243	2,941	2,841	2,872	2,841
可能性のある人-年	188,850	199,411	202,680	203,216	202,656
1,000 人-年あたりの率	17.2	14.7	14.0	14.1	14.0
〔95% 信頼区間（CI）〕	[16.6，17.8]	[14.2，15.3]	[13.5，14.5]	[13.6，14.7]	[13.5，14.5]
年齢調整済みハザード比（HR）	1.25	1.06	1.0（基準）	1.00	1.00
（95% CI）	[1.19，1.32]	[1.00，1.11]		[0.96，1.06]	[0.95，1.06]
調整済み HR	1.18	1.04	1.0（基準）	1.02	1.00
（95% CI）[1]	[1.12，1.25]	[0.98，1.10]		[0.96，1.07]	[0.95，1.06]
最初の骨折（股関節）					
骨折数	956	751	680	730	754
可能性のある人-年	205,895	214,001	217,223	217,228	215,638
1,000 人-年あたりの率	4.6	3.5	3.1	3.4	3.5
（95% CI）	[4.4，4.9]	[3.3，3.8]	[2.9，3.4]	[3.1，3.6]	[3.3，3.8]
年齢調整済み HR	1.51	1.13	1.0（基準）	1.07	1.12
（95% CI）	[1.37，1.67]	[1.01，1.24]		[0.97，1.19]	[1.01，1.24]
調整済み HR	1.29	1.09	1.0（基準）	1.13	1.19
（95% CI）[1]	[1.17，1.43]	[0.98，1.21]		[1.01，1.26]	[1.06，1.32]

[1] 年齢や総カロリー，レチノール，アルコール摂取量，ビタミン D 摂取量，肥満指数（BMI），身長，未経産，教育レベル，身体活動レベル，喫煙状況，カルシウム補助食品，ベースライン前のすべての骨折，Charlson の併存疾患指数に対して調整。

初の骨折（すべて）に対する場合とどのように異なるか。

(e) 著者らは，累積カルシウム摂取量を連続共変量に含むモデル（5分位にカテゴリー化するのでなく）にも適合させた。最初のすべての骨折に対する十分に調整済みのHRは，カルシウム摂取量が300 mg多い場合に0.94と推定された（95%信頼区間［0.92，0.96］）。どのようにHRを解釈するか説明しなさい。著者らは，次に推定値が200 mg多いカルシウム摂取量に関連するようにHRのスケール変更を望んでいる。彼らがどのようにこれを行うか説明し，スケールし直した値の推定近似値とその95%信頼区間を得るために0.94の値を用いなさい。

Warensjo E, Buberg L, Melhus H, Gedeborg R, Mallmin H, Wolk A, Michaelsson K. Dietary calcium intake and risk of fracture and osteoporosis: prospective longitudinal cohort study. BMJ 2011; 342: d1473.

S17

オーストラリアにおけるサラブレッド競馬正騎手の落馬率や落馬の危険因子を見いだすため，Hitchensら（2011）は，3つの州（ヴィクトリア，南オーストラリア，タスマニア）からデータを収集した。落馬は，結果にかかわらず，馬から振り落とされた状態と定義され，騎手が騎乗に不適格と宣告されるか，落馬後に入院した場合は損傷を受けたとみなされた。2002年8月1日～2009年7月31日の間に，州競馬評議会 Principal Racing Authority の運営による競馬会で行われたすべてのレースのデータを得た。著者らはPoisson回帰を利用して，頻度率比 incidence rate ratio（IRR）を95%信頼区間とともに推定した。騎乗数の対数をモデルの補正値として含めた。解析は，レースの種類（ハードルまたは障害物競馬）によって層別化した。

表 S17. 1 に障害物競馬だけの情報を示す。

(a) **表 S17. 1** に示されたデータを利用して，飛越の種類別および距離別の落馬率を計算しなさい（100騎乗あたりとして示す）。

(b) この情報から，飛越の種類が「標準」，および距離が「<3,500 m」に比較した未調整 IRRを計算し，**表 S17. 1** と同一の値が得られることを確認しなさい。

(c) 著者らが未調整 IRRだけを示す場合，落馬率と飛越の種類や距離間の関連についてどのような結論に達するか。その理由を説明しなさい。

(d) 交絡因子の存在が **(c)** の著者らによる結論を変化させるエビデンスは存在するか。自身の解答を説明しなさい。

(e) 著者らは，以前のレースにおける飛越レース数（「過去出走」）と出走馬数（「競馬場の大きさ」）についてデータを統合した。これを行った理由は何か。競馬場の大きさの落馬率に与える影響が，馬による過去出走数に従って変化する統計学的エビデンスは存在するか。この質問に公式に答えるには，さらにどのような追加の検定を行うか。

表 S17.1　障害物競馬における落馬数，騎乗数，頻度率比（IRR）

Elsevier の許可を得て転載。

研究因子	落馬	騎乗	未調整 IRR (95% CI)	調整済み*IRR (95% CI)
飛越の種類				
標準	133	1,253	1.00	1.00
マークⅡ	12	141	0.80 [0.46, 1.41]	0.74 [0.44, 1.13]
マークⅢ	80	1,366	0.55 [0.42, 0.72]	0.51 [0.42, 0.63]
クラブレベル				
地域	32	326	1.00	1.00
州	112	1,382	0.83 [0.57, 1.20]	0.81 [0.57, 1.14]
都市	81	1,052	0.78 [0.53, 1.16]	0.68 [0.46, 1.01]
騎手免許				
A 級	168	2,222	1.00	1.00
B 級	57	535	1.41 [1.03, 1.92]	1.49 [1.21, 1.84]
レース距離（m）				
＜3,500	150	1,881	1.00	1.00
3,500 ～ 3,999	40	594	0.84 [0.60, 1.18]	0.76 [0.56, 1.02]
≧ 4,000	35	285	1.54 [1.08, 2.19]	1.17 [0.87, 1.58]
この競馬会での過去騎乗数				
0	134	1,883	1.00	1.00
1	73	717	1.43 [1.08, 1.89]	1.21 [0.99, 1.48]
≧ 2	18	160	1.58 [0.97, 2.57]	1.26 [0.88, 1.30]
賞金額				
≦ $10,000	65	708	1.00	1.00
$10,000 ～ 20,000	41	620	0.72 [0.51, 1.03]	0.74 [0.56, 0.98]
$20,001 ～ 50,000	33	574	0.63 [0.43, 0.92]	0.69 [0.50, 0.95]
＞ $50,000	86	858	1.09 [0.82, 1.46]	1.17 [0.83, 1.64]
過去出走数と競馬場の大きさ				
＜5 過去出走数				
＜8 出馬数	7	144	1.00	1.00
8 ～ 12 出馬数	34	287	2.44 [1.19, 4.99]	2.46 [1.41, 4.30]
＞12 出馬数	7	45	3.20 [1.27, 8.04]	4.51 [2.17, 9.34]
＜5 ～ 9 過去出走数				
＜8 出馬数	12	204	1.21 [0.53, 2.75]	1.35 [0.72, 2.55]
8 ～ 12 出馬数	37	538	1.41 [0.70, 2.88]	1.78 [1.01, 3.12]
＞12 出馬数	15	123	2.51 [1.14, 5.52]	3.19 [1.69, 6.02]
≧ 10 過去出走数				
＜8 出馬数	28	322	1.79 [0.86, 3.71]	2.04 [1.16, 3.59]
8 ～ 12 出馬数	63	917	1.41 [0.71, 2.81]	1.85 [1.07, 3.19]
＞12 出馬数	22	180	2.51 [1.19, 5.31]	3.00 [1.62, 5.53]

* 表におけるすべての他の変数に対して調整。

Hitchens P, Blizzard L, Jones G, Day L, Fell J. Predictors of race-day jockey falls in jumps racing in Australia. Accid Anal Prevent 2011; 43: 840-7.

S18

Oster ら（2011）は，先天性心疾患の手術を受ける小児において，人種や民族の違いとケアに対するアクセスや死亡との関連を調べるために，小児健康情報システム Pediatric Health Information System（PHIS）データベースのデータを利用した。特に，彼らは，死亡率における人種や民族の違いが，出自の異なる人種や民族間のケアに対するアクセスの差によって**説明されるか**否かに関心をもった。PHIS は大規模，多施設の入院データベースで，参加する小児 3 次ケア病院は，すべての小児入院患者における人口統計や診断，処置，介入，アウトカムに関する情報をデータベースに提供する。研究の 1 次アウトカムは先天性心疾患手術後の院内死亡であった。関心のある主な予測因子は，人種と民族の統合指標（ラテンアメリカ系，非ラテンアメリカ系白人，非ラテンアメリカ系黒人，他の非ラテンアメリカ系に分類し，人種が不明な患者は除外した）であった。著者らは 2 つの多変量モデルを適合させた。最初のモデルには，小児の年齢（＜30 日，30 日～1 歳，＞1 歳）や性別，遺伝性症候群の有無，手術リスクカテゴリー（それぞれの手術に伴う「リスク」の指標を示す 1 ～ 6 の値の順序カテゴリー変数）に対する調整を含めた。2 番目のモデルには，ケアに対するアクセスを追加の調整に含め，これは，保険の種類（政府，私的，またはその他）および手術施設を示す変数から捕捉した。解析は，Poisson 回帰に，いく人かの小児が複数の

表 S18. 1　2004 ～ 2008 年における先天性心疾患手術後の調整済み院内死亡率リスク比（RR）と信頼区間（CI）

Elsevier の許可を得て転載。

人種や民族	ベースライン調整[1]			十分調整[2]		
	RR	95% CI	*P* 値	RR	95% CI	*P* 値
非ラテンアメリカ系白人	1.00	—	—	1.00	—	—
非ラテンアメリカ系黒人	1.32	1.14，1.52	0.0002	1.27	1.09，1.47	0.0021
他の非ラテンアメリカ系	1.41	1.25，1.60	<0.0001	1.56	1.37，1.78	<0.0001
ラテンアメリカ系	1.21	1.07，1.37	0.0028	1.22	1.05，1.41	0.0073

1　年齢や性別，遺伝性症候群の有無，手術リスクカテゴリーに対して調整。

2　年齢や性別，遺伝性症候群の有無，手術リスクカテゴリー，ケアに対するアクセス（保険の種類と手術施設）に対して調整。

手術を受けた事実を考慮したrobust variance estimationを加えて行った。

データベース中の適格な小児44,017人から，小児病院41施設で行われた先天性心疾患手術の合計49,833例に関する情報を得た。研究期間（2004〜2008年）にわたる全体的な院内死亡率は3.4%であった。未調整死亡率は，非ラテンアメリカ系白人26,287人の2.8%，非ラテンアメリカ系黒人6,142人の3.6%，ラテンアメリカ系8,686人の3.9%，他の非ラテンアメリカ系6,691人の4.6%であった。Poisson回帰分析の主な結果を**表S18.1**に示す。

(a) ベースラインを調整したモデルの結果を解釈しなさい。これらのデータに基づく場合，死亡率の人種差を示すエビデンスは存在するか。

(b) 著者らは，この解析のために，非ラテンアメリカ系白人を基準カテゴリーに選んだ。代わりに，ラテンアメリカ系を基準群に選ぶ場合，非ラテンアメリカ系白人や非ラテンアメリカ系黒人，他の非ラテンアメリカ系に対して報告されたリスク比 risk ratio（RR）に，どのような影響をもたらすか。

(c) 異なる人種や民族における死亡率の差が，これらのケアに対するアクセスの差で説明されるか否かという疑問に答えるため，著者らは，ケアに対するアクセスを捕捉する2つの指標について追加の調整を行った。ケアに対するアクセスが人種差によって完全に説明されるという仮説のもと，著者らが十分な調整済みモデルに認められると期待するRRの値はどの程度か。この結果は仮説に一致するか。

(d) 著者らが十分な調整済みモデルを利用して行ったアプローチの限界について述べなさい。

(e) 著者らは，robust variance estimationを利用して，いく人かの小児が複数の手術を受けた事実を考慮した。彼らがこれを行った理由は何か。これを行わなかった場合，**表S18.1**に報告された信頼区間やP値にどのような影響があるか。

Oster ME, Strickland MJ, Mahle WT. Racial and ethnic disparities in post-operative mortality following congenital heart surgery. J Pediatr 2011; 159(2): 222-6.

S19

出生体重 birth weight（BW）と後年の収縮期血圧 systolic blood pressure（SBP）との関連は，成人疾患の「胎児起源」仮説に対するもっとも強力で一貫性のある支持を提供すると，以前に考えられていた。後ろ向き研究28件に基づく1996年の論文では（研究規模を考慮することなく），出生体重が1 kg増すと典型的にはSBPが2〜4 mmHg低下すると推定した。Huxleyら（2002）は，これら28件に加えて，この関連の回帰係数を報告している研究27件を調査した。55件の研究のうち，52件は低いSBPと重いBWの関連を報告していた。これらの研究をその規模に従って並べると，大規模な研究ほど関連の弱い傾向が明らかであった。回帰係数を報告せず，全体的な関連の評価に含めなかったさらに58件の研究が存在した（このうち，23件では，

SBP と BW の関連を観察しなかった)。BW はその大部分を出生記録から得ていたが，いくつかのケースでは，親の記憶や自己報告から BW に関する情報を得ていた。Huxley らは，さまざまなバイアスが生じる可能性を調査し，ランダム誤差 random error や公表バイアス，測定誤差，交絡因子，現在の体重に対する不適切な調整に関心を示した。彼らの結果は，BW が後年の SBP にほとんど関連しないことを示した。この研究内容において：

(a) ランダム誤差の意味を説明しなさい。

(b) 公表バイアスの意味を説明しなさい。

(c) 測定誤差 measurement error の意味を説明しなさい。

(d) 交絡の意味を説明しなさい。元の研究では，交絡が問題であったと考えるか。自身の解答を説明しなさい。

(e) 現在の体重で調整することが不適切な理由を説明できるか。

Huxley R, Neil A, Collins R. Unravelling the fetal origins hypothesis: is there really an inverse association between birth weight and subsequent blood pressure? Lancet 2002; 360: 659-65.

S20

児の短い睡眠時間と肥満リスクの増大の関連を示すいくつかの総説がある。しかし，これらの総説に含まれた研究の多くは横断的であるか方法論上の欠陥を伴う。これは，睡眠時間の客観的指標を利用していないか，または睡眠パターンの変化を考慮していないためである。年少児における睡眠の連続的指標と体組成の関連を調べるため，Carter ら (2011) は，ニュージーランドの出生コホート Family Lifestyle, Activity, Movement and Eating (FLAME) 調査に加わった児 244 人について縦断研究を行った。児を 3 歳から追跡し，食事や睡眠，身体活動の年次指標を 3 歳，4 歳，5 歳時に記録した。

著者らは，毎年の受診時における睡眠時間 (時間/日) と肥満指数 (BMI) の関連を調べた。収集されたデータを最大限に利用するため，児と年齢をランダム効果とする混合効果 (「ランダム効果 random-effects」とも呼ばれる) 回帰モデル mixed-effects regression model を利用した。このことにより，それぞれの児の反復測定を含めることが可能となり，児によって成長速度の異なる BMI の年齢増加を含めることも可能であった。著者らは，一連の単変量モデルを適合させ，これは，BMI と睡眠時間に加えて，BMI に関連すると考えられる他の変数 (年齢，性別，母親の教育と収入，母親の BMI，民族，児の出生体重，妊娠中の母親の喫煙の有無) を含む関連を考慮した。著者らは，BMI と身体活動やテレビ視聴，果物および野菜の摂取量，不必要食物の摂取量を含む行動要因との関連を評価するモデルにも適合させた。単変量モデルを適合させた後，著者らは一連の多変量モデルの適合を行った。最初は，児の年齢と性別だけに対する BMI と睡眠時間の関連を調整し (モデル 1)，2 番目は母親および妊娠

表 20.1　3 歳，4 歳，5 歳における肥満指数（BMI）と睡眠時間の関連を評価するランダム効果モデルの結果

BMJ Publishing Group Ltd の許可を得て転載。

要因	単変量モデル	多変量モデル		
		モデル 1	モデル 2	モデル 3
年齢（歳）	−0.11 [−0.16，0.08]	−0.32 [−0.38，−0.27]	−0.33 [−0.38，−0.27]	−0.33 [−0.39，−0.28]
性別（男性）	0.24 [−0.08，0.57]	0.13 [−0.21，0.46]	0.07 [−0.25，0.38]	0.04 [−0.28，0.37]
母親の教育（高等）	−0.18 [−0.51，0.16]	—	−0.00 [−0.34，0.33]	−0.03 [−0.38，0.32]
母親の BMI	0.03 [0.00，0.06]	—	0.03 [−0.00，0.06]	0.03 [−0.00，0.05]
収入（6 カテゴリー）	−0.10 [−0.21，0.00]	—	−0.04 [−0.15，0.07]	0.03 [−0.14，0.08]
民族（マオリ）*	1.22 [0.72，1.73]	—	0.97 [0.46，1.47]	0.95 [0.44，1.45]
民族（太平洋諸島）*	0.16 [−0.68，0.99]	—	−0.47 [−1.34，0.39]	−0.43 [−1.32，0.47]
出生体重（kg）	0.12 [−0.23，0.47]	—	0.32 [−0.03，0.67]	0.32 [−0.04，0.68]
妊娠中の喫煙（有）	0.89 [0.50，1.28]	—	0.82 [0.41，1.23]	0.79 [0.38，1.21]
身体活動（1 SD カウント/分）	0.06 [−0.16，0.28]	—	—	−0.02 [−0.24，0.20]
テレビ視聴（時間/日）	0.21 [−0.00，0.43]	—	—	0.11 [−0.11，0.32]
果物と野菜の摂取量（食/日）	0.05 [−0.08，0.17]	—	—	0.09 [−0.03，0.22]
不必要食物（食/日）	0.14 [0.00，0.29]	—	—	0.03 [−0.11，0.18]
睡眠時間（時間/日）	**−0.38 [−0.70，−0.07]**	**−0.37 [−0.69，−0.05]**	**−0.24 [−0.55，0.10]**	**−0.25 [−0.56，0.06]**

数字は，独立変数（単変量モデル）および他の変数を調整した場合（多変量モデル）の 1 単位の変化に伴う BMI 変化の推定値を示す。

* 基準群はヨーロッパ系およびその他である。

に伴う因子をさらに調整し（モデル 2），3 番目は行動要因の調整をさらに行った（モデル 3）（**表 S20. 1**）。

(a) この状況で著者らが混合効果回帰モデルを選択した理由は何か。単回帰モデルが最適でなかった理由は何か。データにおいて異なる「レベル」とは何か。

(b) 単変量モデルから得られた睡眠時間とBMIの間の報告された関連について述べなさい。この関連は統計学的に有意である可能性があるか。自身の解答を説明しなさい。

(c) 睡眠時間とBMIの関連が他の要因の交絡を受けるエビデンスは存在するか。そうであれば，これが当てはまる理由やどの要因が関係するか説明しなさい。

(d) 全体として，この研究では，睡眠時間と児のBMIに強固な関連が存在すると結論できるか。自身の解答の理由を説明しなさい。

(e) この研究で児のBMIに影響すると考えられる他の要因は何か。

Carter PK, Taylor BJ, Williams SM, Taylor RW. Longitudinal analysis of sleep in relation to BMI and body fat in children: the FLAME study. BMJ 2011; 342: d2712.

S21

オンデマンド鎮静と大腸鏡挿入を補助する新たな浸水法の組み合わせにより，退役軍人44人のコホートの52%が鎮静なしに大腸鏡を終えたことが報告された。Leungら(2010)は，この結果を調査するためのランダム化比較試験を行った。彼らは，空気法と比較して，浸水法では，鎮静なしに大腸鏡を終えることが可能な患者の比率が増すか評価したいと考えた。彼らは，大腸鏡で経験される最大不快感(0=「不快なし」～10=「重度の不快」のスケールで測定される)などの2群における他の変数にも関心をもった。

退役軍人100人が空気法($n=50$)と浸水法($n=50$)にランダム化された。Fisher正確検定は，水群(78%)と空気群(54%)において鎮静なしに大腸鏡を終えた患者の比率が有意に異なることを示した。t検定は，水群の平均最大不快〔平均値2.3，標準偏差(SD) 1.7〕が空気群(平均値4.9，SD 2.0)より有意に小さいことを示した。

(a) どのような状況でFisher正確検定を利用するか。この研究で，鎮静なしに大腸鏡を終えることのできる患者の比率を水群と空気群とで比較するには，この検定を行うことが必要であったと考えるか。自身の解答を正当化するための適切な計算を行いなさい。2つの比率を比較するためのP値を決定しなさい。

(b) 著者らは，2群の平均最大不快の比較に用いたt検定の種類を説明しなかった。彼らが利用したと考えられるt検定の名称は何か。この検定を利用して，P値および平均値の差の推定値と95%信頼区間を計算しなさい。

(c) この検定の前提は何か。

(d) この検定の前提はどの程度重要か。これらが満足されない場合，どのような意味があるか。

(e) この研究では，t検定の前提が満たされると考えるか。自身の理由を説明しなさい。

(f) すべてのデータが与えられる場合，前提をどのように検証するか。

(g) t検定の代わりに，著者らはどのような検定を利用する可能性があるか。

Leung J, Mann S, Siao-Salera R, Ransibrahmanakul K, Lim B, Canete W, Samson L, Gutierrez R, Leung FW. A randomized, controlled trial to confirm the beneficial effects of the water method on U.S. veterans undergoing colonoscopy with the option of on-demand sedation. Gastroint Endosc 2010; 73: 103-10.

S22

インド赤サソリ *Mesobuthus tamulus* scorpion による刺毒は，重篤な心血管系への影響をもたらす。サソリ抗毒素は，サソリ刺傷に対する特異的な治療である。Bawasker と Bawasker (2011) は，サソリ刺傷による自律神経嵐を伴う患者において，プラゾシン単独と比較した場合の，プラゾシンとサソリ抗毒素の併用効果を評価するランダム化臨床試験を計画した。主要な２つの変数は，サソリ刺傷後の回復に必要な時間と薬物治療後 10 時間において臨床症状の完全な回復を認めた患者の比率であった。この試験では，患者のすべてが回復した。

(a) 回復時間がおよそ正規分布に従う場合，２つの治療群における回復の平均時間を比較するには，どのような検定を用いるべきか。

(b) この両側検定を行う場合，それぞれの群における回復時間の標準偏差を６時間とすれば，80％の検出力，5％の有意水準で，少なくとも４時間の２つの治療群における平均回復時間の差を検出するには，それぞれが等しいサイズの治療群としてどの程度多くの患者を収集すべきか。

(c) 検出力を 80％でなく 90％とする場合，**(b)** で得た必要患者数はどのように変化するか。

(d) ３時間の平均回復時間の差を検出したい場合，他の必要条件のすべてが **(b)** と同様であるとすれば，それぞれの群でどの程度多くの患者数が必要か。

(e) 抗毒素の供給不足により，研究者らは，等しいサイズの群でなく，サンプルサイズの比を２：１として，数の多い群をプラゾシン単独とした。**(d)** の条件を利用して，それぞれの群の患者数をどのように修正するか。

(f) 治療後 10 時間で臨床症状の完全な回復を示す患者の比率を２つの治療群で比較するには，どのような検定を用いるべきか。

(g) 研究者らは，プラゾシン群の患者の約 20％が，10 時間後に臨床症状の完全な回復を示すと予想した。プラゾシンと抗毒素の併用療法群に少なくとも２倍の改善を求める場合，**(f)** で特定した両側検定を検出力 80％，有意水準 5％で用いるとすれば，それぞれ等しいサイズの治療群でどの程度多くの患者数を必要とするか。

(h) 研究者らが **(b)** と **(g)** の条件を最適であるとした場合，研究の適切なサンプルサイズはどの程度か。

Bawaskar HS, Bawaskar PH. Efficacy and safety of scorpion antivenom plus prazosin compared with prazosin alone for venomous scorpion (Mesobuthus tamulus) sting: randomised open label clinical trial. BMJ 2011; 342: c7136.

S23

Alzheimer 病はもっとも一般的な型の認知症である。認知テストは認知症の診断に役立ち，患者の医学的および社会的管理や能力評価に重要である。認知テストの専門家以外による利用を広めるための 3 つの重要な要素は，検査時間の短いことや妥当な範囲の認知機能を調べること，軽症 Alzheimer 病に対する感度の高いことである。Brown ら (2008) は，これらの要求を満たすための TYM (“test your memory”) 自己記入テストを考案した。TYM は回答者のスコア化が行われる一連のタスクから構成され，最大総スコアは 50，性別によるスコアへの影響はない。TYM は，軽症 Alzheimer 病患者 94 人と年齢をマッチングさせた健康コントロール群 282 人に行うことで評価された。Alzheimer 病の「ゴールドスタンダード」診断は，Alzheimer 病の疑いに対する National Institute of Neurological and Communicative Disorders and Stroke and Alzheimer's Disease and Related Disorders Association (NINCDS－ARDRA) 診断基準によってなされた。研究者らは，TYM の異なるカットオフ値を利用して，TYM スコアの受信者動作特性 (ROC) 曲線を作成し，コントロールと軽症 Alzheimer 病患者を判別した。曲線下面積は 0.95，軽症 Alzheimer 病を検出する至適カットオフ値は TYM ≦ 42 であり，この場合の感度は 92.5%，特異度は 86.2% であった。

(a) 用語としての「感度」と「特異度」の意味を説明しなさい。TYM が感度 92.5%，特異度 86.2% を示す場合，どのような推察を行うか。

(b) TYM ≦ 42 と >42 について，軽症 Alzheimer 病患者と正常コントロールの数を示す分割表を作成しなさい。

(c) TYM テストの陽性適中率 (PPV) と陰性適中率 negative predictive value (NPV) を計算し，解釈しなさい。

(d) ROC 曲線はどのように作成され，その曲線下面積はどのような意味を有し，その値 0.95 からどのような推察ができるか。

(e) この対象群における軽症 Alzheimer 病の有病率はどの程度か。有病率は TYM の感度や特異度，PPV，NPV にどの程度の影響を及ぼすか。

(f) **(e)** で得た有病率を，この対象サンプルを得た母集団における軽症 Alzheimer 病の有病率の推定に用いることが適切でない理由は何か。

(g) 軽症 Alzheimer 病を伴う可能性のある対象を見いだすためにカットオフ値を上下させることは，感度や特異度にどのような効果をもたらすか。

(h) 陽性テスト結果 (軽症 Alzheimer 病を示す) の尤度比 (LR) を計算し，その値を解釈しなさい。

Brown J, Dawson K, Brown LA, Clatworthy P. Self administered cognitive screening test (TYM) for detection of Alzheimer's disease: cross sectional study. BMJ 2009; 338: b2030.

S24

アルコール性肝炎患者の予後を評価する数多くのスコアシステムが開発されている。これらには，Model of End-Stage Liber Disease (MELD) や MELD にナトリウム値を加えたもの (MELD-Na)，Glasgow Alcoholic Hepatitis Score (GAHS)，Lille モデル，Age, Bilirubin, International Normalised Ratio and Creatinine (ABIC) スコアなどがある。Sandahl ら (2011) は，1999～2008 年の間にデンマークでアルコール性肝炎と診断された患者 274 人の非選択的な母集団に基づくコホートにおける死亡率の予測能力について，5 つのスコアの検証と比較のための研究を行った。

28 日 (16%)，84 日 (27%)，180 日 (40%) 死亡率が，入院後，それぞれ 24 日，84 日，180 日以内に死亡した患者の比率として計算された。ベースラインで収集された情報を利用して，MELD や MELD-Na，GHAS，Lille，ABIC スコアが計算された。それぞれのスコアに対し，著者らは，受信者動作特性曲線の曲線下面積 (AUROC) や

表 S24. 1　24 日，84 日，180 日死亡の評価に対する 5 つのスコアシステムの AUROC と能力指標

Informa の許可を得て転載。

	AUROC	感度	特異度	陽性適中率	陰性適中率
28 日死亡 (16%)					
MELD	0.74	0.69	0.68	0.26	0.93
MELD-Na	0.74	0.90	0.39	0.19	0.96
GAHS	0.75	0.67	0.70	0.27	0.93
Lille	0.78	0.79	0.66	0.27	0.95
ABIC (カットオフ値：6.71/9)	0.76	0.92/0.44	0.32/0.86	0.18/0.33	0.96/0.90
84 日死亡 (27%)					
MELD	0.70	0.63	0.70	0.37	0.87
MELD-Na	0.69	0.81	0.40	0.27	0.89
GAHS	0.72	0.59	0.72	0.37	0.87
Lille	0.77	0.76	0.69	0.41	0.91
ABIC (カットオフ値：6.71/9)	0.76	0.92/0.37	0.34/0.87	0.28/0.43	0.94/0.83
180 日死亡 (40%)					
MELD	0.67	0.60	0.71	0.44	0.82
MELD-Na	0.65	0.76	0.41	0.33	0.82
GAHS	0.69	0.54	0.72	0.43	0.80
Lille	0.75	0.68	0.69	0.46	0.85
ABIC (カットオフ値：6.71/9)	0.72	0.85/0.35	0.35/0.87	0.33/0.51	0.86/0.77

陽性適中率（PPV），陰性適中率（NPV），感度，特異度を，元の論文のカットオフ値（MELD－Na 21；GAHS 9；Lille 0.45；ABIC 6.71および9）または後の報告（MELD 21）を利用して計算した。**表S24.1**に，これらのカットオフ値を用いた場合の，24日，84日，180日死亡に対する5つのスコアの能力特性を示す。

(a) AUROCはモデル能力のどのような特性を示すか。AUROCはどのように計算され，**表S24.1**の28日死亡に対するLilleスコアの値はどのように解釈されるか。

(b) 5つのスコアをAUROCについてどのように比較し，死亡の評価期間が長くなるにつれてAUROCの値はどのように変化するか。

(c) 84日のMELDスコアに対する感度や特異度，PPV，NPVを著者らがどのように計算したか述べなさい。

(d) 84日死亡を評価する場合，5つのスコアにおける感度や特異度，PPV，NPVの差について述べなさい。死亡の評価期間が28日から180日に長くなるにつれて，これらモデル能力の指標はどのように変化するか。

(e) PPVがすべてのスコアで低いのに対し，NPVが高い値を示す理由を考えなさい。死亡の評価期間が長くなるにつれて，すべてのモデル能力の指標がこのように変化する理由を考えなさい。

Sandahl TD, Jepsen P, Ott P, Vilstrup H. Validation of prognostic scores for clinical use in patients with alcoholic hepatitis. Scand J Gastroenterol 2011; 46 (9) : 1127-32.

S25

末期肝疾患への進行は，HIV感染患者における死亡率や合併症率の重要な原因である。しかし，末期肝疾患の診断は，一般に，侵襲的でしばしば痛みを伴う肝生検を必要とする。したがって，肝線維症を伴う患者を同定するための非侵襲的なスコアがいくつか提唱されている。これらには，FIB－4スコア〔患者の年齢やアスパラギン酸アミノ基転移酵素 aspartate aminotransferase（AST）およびアラニンアミノ基転移酵素 alanine aminotransferase（ALT）の濃度，血小板数に基づくスコア〕やAST/血小板比指数 AST－to－Platelet Ratio Index（APRI）（患者のAST濃度と血小板数だけに基づく）がある。APRIスコアはHIVとC型肝炎ウイルスの感染患者で検証されているが，HIV単独感染患者における公式の検証は行われていない。そこで，Mendeniら（2011）は，C型またはB型肝炎ウイルスの混合感染が認められていないHIV感染患者における肝線維症の病期診断に対するこれら2つのスコアの一致性を評価した。著者らは，複合抗レトロウイルス療法 combination antiretroviral therapy（cART）開始後の肝合併症を調査するために対象の追跡を行ったHepatotoxicity of Different Kinds of Antiretrovirals Studyから，単独感染患者1,112人のAPRIとFIB－4を計算した。対象は，APRI（FIB－4）スコアが≦0.5（≦1.45），0.51～1.5（1.46～3.25），>1.5（>3.25）の場合，それぞれ肝不全クラス1，2，3に分類された。2つのスコアに基づ

表 S25. 1　FIB-4 と APRI スコアに基づいて分類されたクラス 1, 2, 3 の患者数 (%)
Oxford University Press の許可を得て転載。

APRI	FIB-4, 患者数 (%)		
	クラス 1	クラス 2	クラス 3
クラス 1	**718 (64.6)**	66 (5.9)	1 (0.1)
クラス 2	110 (9.9)	**164 (14.7)**	20 (1.8)
クラス 3	4 (0.4)	12 (1.1)	**17 (1.5)**

く患者分類を**表 S25. 1** に示す。

(a) **表 S25. 1** に示すデータの κ 係数を計算し，解釈しなさい。この状況では，どのような修正 κ が利用され，その理由は何か。

(b) 肝不全患者を同定する両スコアの信頼性を評価する κ 係数の利用についてコメントしなさい。これが研究の主目的である場合，著者らはどのようなアプローチを利用するか。

(c) 著者らが κ を計算する目的でクラス 2 と 3 を統合する場合，両スコアの一致性評価にどのような影響があるか。その理由は何か。

Mendeni M, Foca E, Gotti D, Ladisa N, Angarano G, Albini L, Castelnuovo F, Carosi G, Quiros-Roldan E, Torti C. Evaluation of liver fibrosis: concordance analysis between noninvasive scores (APRI and FIB-4) evolution and predictors in a cohort of HIV-infected patients without hepatitis C and B infection. Clin Infect Dis 2011; 52: 1164-73.

S26

多発性硬化症 multiple sclerosis (MS) の主要な問題として身体活動制限と疲労が認められ，患者の 85％までが歩行障害を訴える。これらの問題を特定することは，日常生活活動に対するこれらの影響を理解するために非常に重要である。この過程における中心的な話題は，1 つの状況だけの情報を得ることが信頼性を欠くと認識したうえで，患者自身の家庭環境における日常活動の実際の量と種類に関する客観的な情報を集めることである。携帯式モニタリング ambulatory monitoring (AM) は，体幹と下肢に装着した加速度計を利用するシステムで，運動性に関連する活動の種類や量，パターンに関する情報の収集を可能にする。Rieberg ら (2010) は，MS 患者 43 人の運動性に関連する活動の 24 時間モニタリングにおける反復可能性 repeatability を評価した。AM は訓練を受けた研究助手により，参加者自身の家庭で着脱が行われた。24 時間モニタリングが正確に 1 週間の間隔をおいて 2 回行われ，同じ週日では活動パターンがほぼ同一であると仮定された。さまざまな指標のうち，2 つの 24 時間モニタリングのそれぞれで患者の歩行時間数に関するデータが収集された。2 つの評価における歩行時間の差の平均値は，－0.01 時間，差の標準偏差 (SD) は 0.50 時間であっ

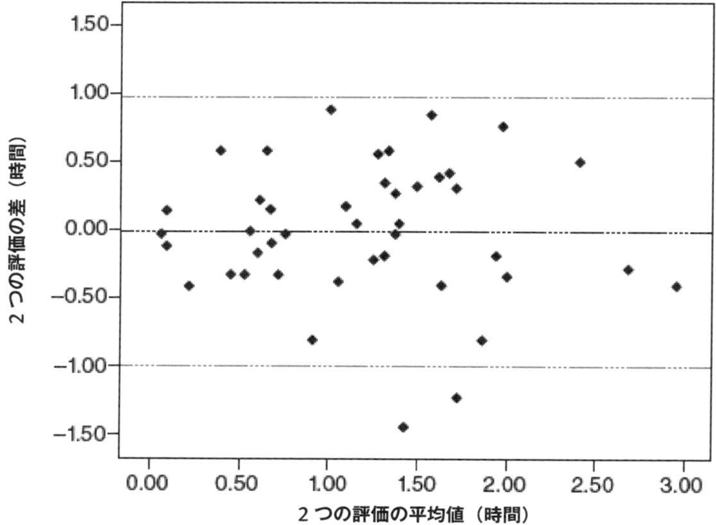

図 S26. 1　多発性硬化症患者における携帯式モニタリングの反復可能性を評価する Bland–Altman プロット

Elsevier の許可を得て転載。

た。Bland－Altman プロットを**図 S26. 1** に示すように作成した。

(a) 2つの評価における歩行時間に系統的な差が存在すると信じるか。これを調べるための適切な仮説検定を行いなさい。

(b) Bland－Altman プロットの一致限界 limits of agreement を計算し，それらを解釈しなさい。

(c) 反復可能性に関する単一の指標を計算することは適切か。自身の解答を説明しなさい。

(d) 英国規格協会 British Standard Institution の反復可能性係数 repeatability coefficient を計算し，その意義を説明しなさい。

(e) MS 患者における歩行時間の 24 時間携帯式モニタリングは反復可能性を有すると信じるか。

(f) 反復可能性の指標として，初回と 2 回目の歩行時間評価における Pearson 相関係数を得ることが不適切な理由を説明しなさい。

(g) どのような指標が信頼性を適切に示すか。繰り返す観察で完全な一致が認められる場合，これはどのような値を示すか。

Rietberg MB, van Wegen EE, Uitdehaag BM, de Vet HC, Kwakkel G. How reproducible is home - based 24 - hour ambulatory monitoring of motor activity in patients with multiple sclerosis? Arch Phys Med Rehabil 2010; 91: 1537-41.

S27

Polyzos ら（2010）は，妊娠中の歯周疾患の治療が，すべての完遂妊娠における早産（<37 週）数の減少を伴うか否かに関心をもった。彼らは，それぞれが歯石除去と根面平滑化 scaling and root planing による治療と無治療を比較した 11 のランダム化比較試験を見いだした。著者らは，最初に，コントロール群と比較した治療群の早産のオッズ比をそれぞれの研究で計算し，次に，異なる研究の結果を統合することでメタアナリシスを行った。研究の方法論上の質を，Cochrane のバイアスリスクツール Cochrane's risk of bias tool で評価した。5 つの試験は質が高いと考えられ，6 つは低いとされた。**図 S27.1** のフォレスト・プロットは，11 の研究に対する結果をまとめて示し，さらに，質の高いものと低いものとを分けている。**図 S27.2** は結果のファンネル・プロット funnel plot を示す。

(a) メタアナリシスにおける異質性検定の帰無仮説を定義し，I^2 の意味を説明しなさい。

(b) 質の高い研究と低い研究に対して異なるメタアナリシスが推奨される理由を説明しなさい。

(c) 質の高い研究と低い研究に対して固定効果分析 fixed-effect analysis が用いられた理由を説明しなさい。

(d) 異なる研究の推定オッズ比を示すボックスの大きさがさまざまな理由は何か。

(e) 全体的なオッズ比を質の高い研究と低い研究に分けて解釈しなさい。

(f) 早産率を減少させるための，妊娠中の歯石除去と根面平滑化についてどのような結論を導くか。

(g) ファンネル・プロットの水平軸に示される推定効果 effect estimate は何を示すと考えるか。

(h) ファンネル・プロットから何を推論するか。ファンネル・プロットの結果を解釈することが，早産率を減少させるための妊娠中の歯石除去と根面平滑化に関する全体的な結論に影響を及ぼすと考えるか。両者の解答を説明しなさい。

Polyzos NP, Polyzos IP, Zavos A, Valachis A, Mauri D, Papanikolaou EG, Tzioras S, Messinis IE. Obstetric outcomes after treatment of periodontal disease during pregnancy: systematic review and meta-analysis. BMJ 2010; 341: c7017.

研究またはサブグループ	治療群 事象数／全体	無治療群 事象数／全体
質の低い研究（95%CI）		
Lopez（2002）	7/168	14/190
Lopez（2006）	18/563	17/282
Sadatmansuri（2006）	0/15	3/15
Offenbacher（2006）	9/35	14/32
Tarranum（2007）	53/99	68/89
Oliveira（2007）	27/116	31/117
小計（95%CI）	114/996	147/725
異質性検定：χ^2=4.96，自由度=5，P=0.42，I^2=0%		
全体的効果の検定：z=4.01，P<0.001		
質の高い研究（95% CI）		
Jeffcoat（2003）	5/123	11/123
Michalowicz（2006）	44/402	38/391
Offenbacher（2009）	91/881	73/880
Newnham（2010）	52/538	50/535
Macones（2010）	58/359	47/361
小計（95%CI）	250/2303	219/2290
異質性検定：χ^2=4.02，自由度=4，P=0.40，I^2=1%		
全体的効果の検定：z=1.45，P=0.15		
合計（95%CI）	364/3299	366/3015
異質性検定：χ^2=25.94，自由度=10，P=0.004，I^2=61%		
全体的効果の検定：z=0.86，P=0.39		

オッズ比
（Mantel-Haenszel モデル，固定効果分析）
（95%CI）

0.1　0.2　0.5　1　2　5　10

治療が有効　　治療が無効

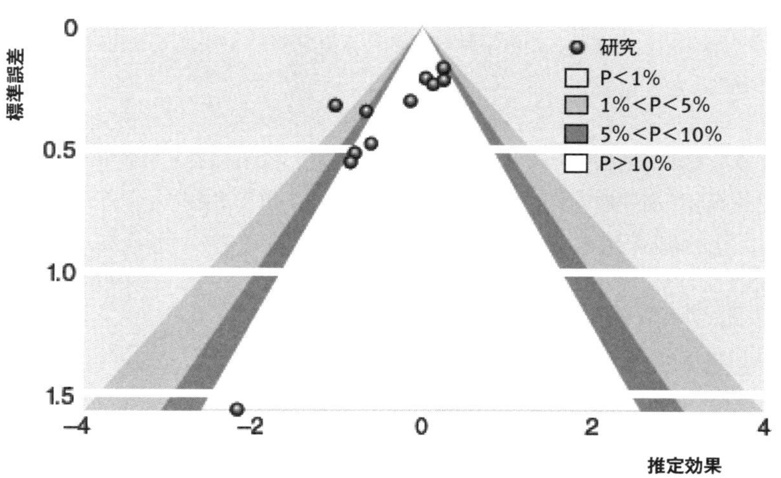

図 S27. 2　妊娠中の歯周治療の早産に対する影響を評価する研究のメタアナリシスによるファンネル・プロット

BMJ Publishing Group Ltd の許可を得て転載。

重み (%)	オッズ比 (Mantel-Haenszel モデル, 固定効果分析) [95%CI]
4.2	0.55 [0.22, 1.39]
7.3	0.51 [0.26, 1.02]
1.1	0.12 [0.01, 2.45]
3.6	0.45 [0.16, 1.25]
11.1	0.36 [0.19, 0.67]
7.9	0.84 [0.46, 1.53]
35.2	0.52 [0.38, 0.72]
3.5	0.43 [0.15, 1.28]
11.4	1.14 [0.72, 1.81]
21.8	1.27 [0.92, 1.76]
15.1	1.04 [0.69, 1.56]
13.1	1.29 [0.85, 1.95]
64.8	1.15 [0.95, 1.40]
100.0	0.93 [0.79, 1.10]

図 S27. 1　妊娠中の歯周治療の早産に対する影響を評価する研究のメタアナリシスによるフォレスト・プロット

BMJ Publishing Group Ltd の許可を得て転載。

S28

Thourani ら (2011) は，透析中の末期腎疾患患者における心弁膜手術の短期および長期アウトカムを調べる研究を行った。彼らは，特に，弁の種類 (生体弁または機械弁) が，大動脈弁単独または僧帽弁単独の置換術を受けた患者のアウトカムに対する影響に関心をもった。研究の 1 次アウトカムは，院内死亡や主要有害心イベント major adverse cardiac event (MACE：死亡や永続的な脳卒中，心筋梗塞による複合アウトカム)，長期死亡である。2007 年 12 月 31 日の時点で生存していた患者の追跡は右打ち切りとした。それぞれの弁手術や弁の種類，主要な術後院内アウトカムのすべてに関するデータは 100％完全に得られた。しかし，人種 (患者の 6.6％) や駆出率 (18.0％)，NYHA (New York Heart Association) 分類 (19.9％)，最終クレアチニン濃度 (12.8％)，死亡の予測リスク (37.4％) に関するデータには欠損が生じた。したがって，著者らは欠損値を補うための多重補完アルゴリズム multiple imputation algorithm を利用した。著者らは，弁の部位や種類によって層別化した場合の術後生存を示す目的で Kaplan-Meier 曲線を利用し，ログランク検定により，これら層別化アウトカムを比較した。

全体として，対象 149 人が研究に含まれ，100 人は単独大動脈弁置換術，49 人は単独僧帽弁置換術を受けた。対象の 99 人は生体弁 biological valve (BIO)，50 人は機械弁 mechanical valve (MECH) であった。生体弁置換術を受けた患者は，一般に，術前リスクが高く，高齢者，男性，白色人種，糖尿病，喫煙者，緊急手術に多い傾向を示した。弁の部位と種類によって層別化した場合の長期生存率を**図 S28. 1** に示し，他の術後合併症に関する情報を**表 S28. 1** に示す。単変量解析における中央生存は，全体 ($P=0.87$) または弁の部位による層別化 (大動脈弁：$P=0.83$；僧帽弁：$P=0.79$) のいずれにおいても弁の種類による差を認めなかった。Cox 回帰分析により可能性のある交絡因子を調整した後，生体弁による効果の推定値は保護的であったが，統計学的に有意ではなかった (全体：ハザード比 = 0.73，95％ 信頼区間 [0.48，1.10]，$P=0.13$；大動脈弁：0.82 [0.45，1.53]，$P=0.54$；僧帽弁：0.68 [0.24，1.93]，$P=0.47$)。

(a) **図 S28. 1** の **(a)** と **(b)** を利用し，単独大動脈弁置換術および単独僧帽弁置換術を受けた対象の中央生存時間を読み取りなさい (生体弁と機械弁を区別して)。これらの推定値の信頼性についてコメントしなさい。

(b) 弁の種類が生存に及ぼす全体的な影響は存在しなかったとする著者の結論 (すなわち，部位を無視する場合) にコメントを加えなさい。弁の種類による影響が，弁の部位によって異なるエビデンスは存在するか。この公式な評価に著者らはどのような検定を行うべきか。

(c) 生体弁による僧帽弁置換術を受ける患者では，長期人工呼吸を受けることが多いようである。この結果についてコメントしなさい。

(d) 人種や駆出率，NYHA 分類，最終クレアチニン濃度，死亡の予測リスクに対する

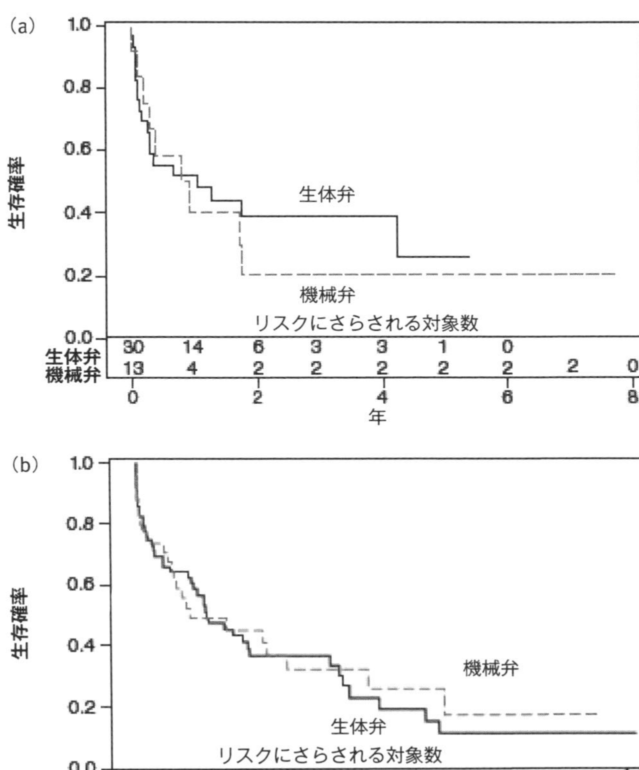

図 S28. 1　弁の種類（生体弁または機械弁）により層別化した Kaplan–Meier 生存推定値

（a）単独大動脈弁置換術，および（b）単独僧帽弁置換術。
Elsevier の許可を得て転載。

欠損値を補うために，著者らが多重補完法 multiple imputation method を用いた理由は何か。

Thourani VH, Sarin EL, Keeling B, Kilgo PD, Guyton RA, Dara AB, Puskas JD, Chen EP, Cooper WA, Vega JD, Morris CD, Lattouf OM. Long-term survival for patients with preoperative renal failure undergoing bioprosthetic or mechanical valve replacement. Ann Thorac Surg 2011; 91: 1127-34.

表 S28.1 弁の部位と種類による術後合併症〔特に示さない限り，値は *n*（%）を示す〕
Elsevier の許可を得て転載。

合併症 弁の種類	単独大動脈弁置換			単独僧帽弁置換		
	BIO (*n*=65)	MECH (*n*=35)	*P* 値	BIO (*n* = 34)	MECH (*n* = 15)	*P* 値
心筋梗塞	0 (0.0)	0 (0.0)	1.00	0 (0.0)	0 (0.0)	1.00
脳卒中	2 (3.1)	1 (2.9)	0.95	2 (5.9)	1 (6.7)	0.92
縦隔炎	2 (3.1)	3 (8.6)	0.23	0 (0.0)	1 (6.7)	0.13
腎不全の悪化	3 (4.6)	0 (0.0)	0.20	2 (5.9)	1 (6.7)	0.92
敗血症	8 (12.3)	3 (8.6)	0.57	6 (17.7)	2 (13.3)	0.71
ペースメーカを要する心ブロック	0 (0.0)	2 (5.7)	0.05	1 (2.9)	2 (13.3)	0.16
多臓器不全	5 (7.7)	2 (5.7)	0.71	4 (11.8)	1 (6.7)	0.59
出血による再手術	6 (9.2)	3 (8.6)	0.91	3 (8.8)	0 (0.0)	0.24
術後肺炎	9 (13.9)	1 (2.9)	0.08	5 (14.7)	2 (13.3)	0.90
術後人工呼吸時間（平均値±SD）	102±182	48±83	0.05	142±231	133±411	0.94
長期人工呼吸	22 (33.9)	7 (20.0)	0.15	23 (67.7)	3 (20.0)	0.002
術後 IABP 挿入	0 (0.0)	0 (0.0)	1.00	0 (0.0)	0 (0.0)	1.00
消化管合併症	8 (12.3)	3 (8.6)	0.57	8 (23.5)	1 (6.7)	0.16
ICU 総在室時間（時間）（平均値±SD）	198±255	144±162	0.42	214±244	353±673	0.67
術後在院期間（日）（平均値±SD）	12.9±13.1	12.7±10.6	0.93	16.3±11.5	27.1±27.7	0.17
院内死亡	11 (16.9)	6 (17.1)	0.98	8 (23.5)	4 (26.7)	0.81
観察または期待死亡	1.03	1.32	—	1.10	2.2	—

S29

医療スタッフの疲労が医療ミスのリスクを増加させるという懸念が存在し，いくつかの報告では，夜間の医療ケアが臨床アウトカムの悪化を伴うことが示されている。George ら（2011）は，夜間に行われる同所性心移植や肺移植がレシピエントの有害アウトカムを伴うか否かを調査する目的で全米臓器配分ネットワーク United Network for Organ Sharing（UNOS）データベースのデータを利用した。データには，2000 年 1 月～ 2010 年 6 月に心臓または肺移植を受けたすべての 18 歳以上の成人が含まれた。研究の 1 次エンドポイントは，すべての原因を含む死亡であった。患者は手術の実施時間によって群に分けられ，日中は午前７時〜午後７時，夜間は午後７時〜午前７時と定義された。手術の実施時間（2 値共変量として）と生存の関連は Kaplan－Meier 曲線に描かれ，著者らは 30 日，90 日，1 年における生存率に注目した。手術の実施時間と３つの時点における生存の独立な関連を評価するために，可能性のある交絡因子の調整後，Cox 比例ハザード回帰モデルが用いられた。可能性のある交絡因子は，過去の文献による指摘や生物学的妥当性，単変量解析による P 値<0.2 から特定された。これら可能性のある交絡因子は，変数増加および変数減少ステップワイズ選択過程 forwards and backwards stepwise selection process を利用して，最終モデルへの採択が選択された。

最終データには，移植患者 27,118 人の情報が含まれた。心移植 16,573 人のうち，8,346 人（50.4％）が日中，8,227 人（49.6％）が夜間に始められた。肺移植 10,545 人のうち，5,179 人（49.1％）が日中，5,366 人（50.9％）が夜間に始められた。32.2 か月の中央追跡期間にわたり，8,061 人（29.0％）が死亡した。日中および夜間に移植を受けた患者では，いくつかの差が存在した。特に，日中に心移植を受けた患者は，高いクレアチニン濃度や低い平均肺動脈圧，低い肺毛細管楔入圧，多い術前の強心薬投与，少ない術前の心補助装置埋め込みを示した。さらに，これらの患者のドナーは，若年者が多く，高血圧が少なく，臓器回復前に強心薬補助を必要とすることが多かった。日中に肺移植を受けた患者は，高齢者が少なく，白人であることが多く，特発性肺線維症と診断されていることは少なく，努力肺活量が多く，術前の入院期間や ICU 在室期間が少なく，喫煙歴を伴うドナーであることが多く，移植前の待機リストに含まれる期間が長かった。

30 日，90 日，1 年における生存率（％）（Kaplan－Meier プロットによる）を，ログランク検定による P 値とともに**表 S29.1** に示す。

(a) 著者らが，このデータの解析に Kaplan－Meier 法と Cox 比例ハザード回帰モデルの利用を選んだ理由は何か。他に，どのような代わりの適切なアプローチが利用できるか。ロジスティック回帰モデルがこの状況に**適切でない**理由は何か。

(b) 著者らは，研究における患者の中央追跡期間が 32.2 か月であると報告した。彼らが，平均追跡期間でなく，中央追跡期間を報告した理由は何か。

(c) 肺移植アウトカムの解析結果を，特に，90 日の結果に注目して解釈しなさい。この結果に関する自身の考えを述べなさい。

(d) **表 S29.1** の 4 列目と 6 列目に示された P 値の差は何か。

(e) Cox 比例ハザード回帰モデルの主な前提は何か。研究結果は，この前提が妥当でないことを示すエビデンスを提供するか。自身の解答の理由を述べなさい。

(f) 著者らは，変数増加および変数減少選択過程に基づいて，最終モデルに採択される可能性のある交絡因子を選択した。この過程は何を必要とするか。著者らがこのアプローチを利用した理由は何か。その限界は何か。

(g) 90 日以内の 1 人の死亡を防ぐための，日中の肺移植における治療必要数を計算

表 S29. 1　心臓および肺移植術を受けた対象の 30 日，90 日，1 年生存率（%）

	手術の実施時間		*P* 値 （ログランク）	調整済み相対ハザード（夜間対日中）* （95% CI）	*P* 値*
	日中	夜間			
	%（95% CI）	%（95% CI）			
心移植					
30 日生存	95.0 [94.5, 95.5]	95.2 [94.7, 95.7]	0.78	1.05 [0.83, 1.32]	0.67
90 日生存	92.6 [92.0, 93.1]	92.7 [92.1, 93.3]	0.93	1.05 [0.88, 1.26]	0.59
1 年生存	88.0 [87.2, 88.7]	87.7 [86.9, 88.4]	0.46	1.05 [0.91, 1.21]	0.47
肺移植					
30 日生存	96.0 [95.4, 96.5]	95.5 [94.9, 96.1]	0.13	1.22 [0.97, 1.55]	0.09
90 日生存	92.7 [91.9, 93.4]	91.7 [90.9, 92.4]	0.03	1.23 [1.04, 1.47]	0.02
1 年生存	83.8 [82.8, 84.9]	82.6 [81.5, 83.6]	0.08	1.08 [0.96, 1.22]	0.19

* 相対ハザードと *P* 値は多変量 Cox 比例ハザード回帰モデルから得た。これは，移植時点におけるドナーとレシピエントの状態の差に対する調整を伴う。

しなさい。この値を解釈し，コメントを加えなさい。

George TJ, Arnaoutakis GJ, Merlo CA, Kemp CD, Baumgartner WA, Conte JV, Shah AS. Association of operative time of day with outcomes after thoracic organ transplant. JAMA 2011; 305: 2193-9.

PART 3

批判的吟味

Critical appraisal

■ ランダム化比較試験：テンプレート ■

CONSORT 声明（www.consort-statement.org）に基づく次のテンプレートは，ランダム化比較試験（RCT）の報告論文におけるエビデンスの批判的吟味や評価に用いられる[*1]。

A. タイトルと抄録

1. タイトルに試験がRCTであることが示されているか。
2. 抄録には，試験の主要目的やデザイン，方法，結果，結論が要約されているか。

B. はじめに

1. 科学的背景に対する適切な記述や試験の理由づけに対する十分な説明がなされているか。以前の研究によるすべての関連情報や他の入手可能なエビデンスが含まれているか。
2. 好ましくは，関心のあるアウトカムに基づく適切な仮説に関連する試験の主要目的が示され，そして，2次的な目的が記載されているか。

C. 方法

1. 試験デザイン

試験デザインが十分に記載されているか。バイアスを避ける目的で用いられているデザイン面について十分に記載されているか。たとえば，

(a) ランダム化。ランダム割り付け順序の生成に用いられた方法やランダム化の種類，割り付け順序を隠すための手段，ランダム化の実施に関する詳細（たとえば，誰が参加者を決定し，誰が参加者を介入に割り付けたか）を含むランダム化過程の詳細が十分に示されているか。

(b) 盲検化。研究がどの程度まで盲検化されているか。妥当ならば，介入の類似性に関する記載がなされているか。

(c) 割り付けの隠蔽。試験のために患者を集めたスタッフに対して，割り付け順序が隠されているか。

2. 参加者

(a) 参加者の適格（組み入れおよび除外）基準に関する完全な記載がなされているか。

(b) 適切な患者スペクトルを利用して研究が行われたか。

3. 介入

(a) それぞれの群における介入（適切な場合，治療またはプラセボ）の十分な詳細が記載されているか。

---

*1 訳注：最新版（CONSORT 2010）のチェックリストが，表記ウェブサイトから入手できる。

(b) 各群は，異なる介入を受けるという事実を除いて，同様に扱われているか。

4. アウトカム

(a) 重要なアウトカムすべてに対する配慮がなされているか。

(b) 1次および2次アウトカムが正確に定義されているか。

(c) 試験の開始後にアウトカムが変更されているか。

5. サンプルサイズ

(a) 全体のサンプルサイズを正当化する検出力の記載があるか。この検出力に関する記載が，基づく統計学的解析法を示し，この計算のためのサンプルサイズに影響するすべての要因の特性を含んでいるか。

(b) 適切な場合，第Ⅰ種の過誤率を少なくするために用いられるステップを含めて，中間解析に対する十分な説明がなされているか。

(c) サブグループ解析が行われる場合，検出力の計算に基づくサブグループのサンプルサイズの正当化や，第Ⅰ種の過誤率を少なくするために用いられるステップについて記載されているか。あるいは，これらのサブグループ解析が本質的に探索的であり，検出力不足の可能性が示されているか。

6. 統計学的方法

(a) 1次および2次アウトカムに対する群の比較に用いられるすべての統計学的方法が特定されているか。

(b) 統計学的方法は適切か〔たとえば，潜在的な前提が検証され，データにおける非独立性(たとえば，対応の有無)が解析に考慮されているか〕。

(c) サブグループ解析などの追加の解析が記載されているか。追加の解析が事前 *a priori* に始められているか，または事後 *post-hoc* か。

D. 結果

1. 参加者数と日付

(a) それぞれの治療群において，ランダムに割り付けられ，意図された治療を受け，1次アウトカムに対する解析が行われた対象数(参加者フローチャートが望ましい)の十分な説明が存在するか。

(b) 適切な場合，ランダム化後の追跡脱落例や除外例の数や理由が記載されているか。

(c) 収集期間や追跡期間を定義する日付が示されているか。

2. ベースラインデータ

(a) それぞれの群におけるベースラインの人口統計学的特徴や臨床的特徴を示す表が存在するか。

(b) 群は相応しているか。

3. 解析数

(a) "intention-to-treat" (ITT) 解析を実施したか否かが説明されているか。解析方法の選択(ITT またはその他)に対する正当化が行われ，この正当化は適切か。

(b) プロトコールからの逸脱が存在する場合，感度分析が行われているか（たとえば，プロトコールごとの解析または観察上の欠損値に対する補完データの解析）。

4. 関心のあるアウトカム

(a) 関心のある主要アウトカム。それぞれの比較群における主要アウトカム変数（すなわち，研究の主目的に関連する）に対し，適切な要約指標が与えられているか。この例は，アウトカム変数が2値的な場合の率やリスク，アウトカム（たとえば，死亡）の出現オッズで，妥当であれば，絶対数として結果を示す。または，アウトカム変数が数値の場合の平均値（中央値）である。

(b) 関心のある効果の強さ。関心のある効果の強さが示されているか。この例は，アウトカム変数が2値的な場合の相対率や相対危険度，オッズ比などの比，または，リスクの絶対差などの差である。または，主要アウトカム変数が数値の場合の平均値（中央値）の差である。

(c) 関心のある効果の精度。関心のある効果の精度が示されているか（たとえば，95% 信頼区間や標準誤差）。

5. 追加の解析

追加の解析（たとえば，サブグループ）が行われている場合，その結果が示され，すべての探索的な解析が事前に特定されたものと区別されているか。

6. 有害事象

それぞれの群における主要な有害事象がすべて記載されているか。

E. 考察

1. 結果が重要か否かの決定

(a) 主要な結果が試験目的に関して要約されているか。

(b) 結果は**生物学的な合理性**を有するか。関心のある効果の**信頼区間**が示されている場合（たとえば，治療平均の差）：

- (i) 信頼区間の下限が効果の真の値を示す場合，観察された効果を臨床的に重要であるとみなすか（関連する仮説検定の結果が統計学的に有意であるか否かにかかわらず）。
- (ii) 信頼区間の上限が効果の真の値を示す場合，観察された効果を臨床的に重要であるとみなすか。
- (iii) 研究結果が確実かつ重要であると述べるのに十分なほど（ i ）と（ ii ）に対する答えは類似しているか。

(c)「不良な」アウトカムを避けるように，コントロール治療でなく実験治療の治療必要数（NNT）が評価されているか。

2. 限界

可能性のあるバイアスや不正確さの原因を含むすべての試験の限界が考察されているか。

3. 一般化可能性

試験結果の一般化可能性（外的妥当性 external validity）が考察されているか（すなわち，参加者は，より広範な母集団をどの程度まで反映するか）。

4. 解釈

有益性や有害性に加えて，試験の限界や多重検定，サブグループ解析を考慮する場合，試験結果の解釈は結果と一致するか。

F. 他の情報

1. 登録

試験登録数と試験登録名が記載されているか。

2. プロトコール

プロトコールのアクセス情報が記載されているか。

3. 研究資金

研究資金源が記載されているか。

4. 利益相反

それぞれの研究者に対する利益相反が記載されているか。

■ ランダム化比較試験：論文１■

次の論文は *Obstetrics & Gynecology* 2003; 102 (6): 1250-4 からの引用である。Elsevier の許可を得て転載。

A Randomized, Placebo-Controlled Trial of Corticosteroids for Hyperemesis Due to Pregnancy

Nicole P. Yost, MD, Donald D. McIntire, PhD, Frank H. Wians Jr, PhD, Susan M. Ramin, MD, Jody A. Balko, and Kenneth J. Leveno, MD

OBJECTIVE: **Hyperemesis gravidarum, a severe form of nausea and vomiting due to pregnancy for which there is no proven pharmacological treatment, is the third leading cause for hospitalization during pregnancy. Corticosteroids are commonly used for the treatment of nausea and vomiting due to cancer chemotherapy–induced emesis and might prove useful in hyperemesis gravidarum.**

METHODS: **A randomized, double-blind, placebo-controlled trial was conducted in 126 women who previously had not responded to outpatient therapy for hyperemesis gravidarum during the first half of pregnancy. Intravenous methylprednisolone (125 mg) was followed by an oral prednisone taper (40 mg for 1 day, 20 mg for 3 days, 10 mg for 3 days, 5 mg for 7 days) versus an identical-appearing placebo regimen. All women also received promethazine 25 mg and metoclopramide 10 mg intravenously every 6 hours for 24 hours, followed by the same regimen administered orally as needed until discharge. The primary study outcome was the number of women requiring rehospitalization for hyperemesis gravidarum.**

RESULTS: **A total of 110 women delivered at our hospital and had pregnancy outcomes available for analysis; 56 were randomized to corticosteroids and 54 were administered placebo. Nineteen women in each study group required rehospitalization (34% versus 35%, $P = .89$, for corticosteroids versus placebo, respectively).**

CONCLUSION: **The addition of parenteral and oral corticosteroids to the treatment of women with hyperemesis gravidarum did not reduce the need for rehospitalization later in pregnancy. (Obstet Gynecol 2003;102:1250–4. © 2003 by The American College of Obstetricians and Gynecologists.)**

Nausea and vomiting are the most common symptoms experienced in early pregnancy and affect 50% to 80% of women.[1] One to 3% of these women experience hyperemesis gravidarum, a severe form of vomiting due to pregnancy characterized by weight loss, electrolyte abnormalities, dehydration, and ketonuria.[1] Severe nausea and vomiting is the third leading cause for hospitalization during pregnancy,[2] with a financial burden on the American health system estimated at $130 million per year.[1] It is estimated that 206 hours are lost from paid work for each woman who has nausea and vomiting during early pregnancy.[3] Complications, albeit uncommon, associated with hyperemesis gravidarum include Wernicke,[5] encephalopathy,[4] rhabdomyolysis,[5] coagulopathy,[6] and low birth weight infants.[7]

In 1959, Geiger and et al,[8] in a double-blind, placebo-controlled trial, showed that Bendectin aided in the treatment of nausea and vomiting of pregnancy. Bendectin became the first pharmaceutical option designated specifically for controlling symptoms of nausea and vomiting due to pregnancy, but it was removed from the market in 1983 because of claims of teratogenicity, which were subsequently proven to be unsubstantiated.[9] Since then, there have been few randomized trials to assess different treatment modalities. Corticosteroids have been proposed to modify the chemoreceptor trigger zone in the brain[10] that is responsible for nausea and vomiting, and on this basis, corticosteroids have been used successfully for many years to treat cancer chemotherapy–induced emesis.[11,12] Our goal was to estimate the effect of corticosteroids in reducing the number of women requiring rehospitalization for hyperemesis gravidarum as has been described in one randomized trial.[13]

MATERIALS AND METHODS

From July 6, 1998, to August 22, 2001, all women presenting to Parkland Memorial Hospital, Dallas, complaining of nausea and vomiting during the first half of pregnancy (less than 20 weeks' gestation) were asked to participate in a study of the efficacy of intravenous methylprednisolone and oral prednisone. Women considered eligible for this study were those who previously had not responded to outpatient therapy and who dem-

From the University of Texas Southwestern Medical Center, Department of Obstetrics and Gynecology, and Department of Pathology, Dallas, Texas and the University of Texas Houston Medical School, Department of Obstetrics and Gynecology, Houston, Texas.

1250

onstrated 3+ or 4+ dipstick urinary ketones as evidence of severe dehydration. Outpatient therapy for hyperemesis is standardized at our hospital and consists of promethazine 25 mg every 6 hours as needed. Before enrollment into the study, an ultrasound was performed to exclude molar pregnancy, to confirm a live fetus, and to establish gestational age. The study protocol was approved by the Institutional Review Board of the University of Texas Southwestern Medical Center, and informed written consent was obtained from all the women. Staffing of the obstetric service is provided by faculty from the Department of Obstetrics and Gynecology at the University of Texas Southwestern Medical School.

The women enrolled in the study were all provided the prevailing treatment for persistent hyperemesis gravidarum at our hospital. This treatment included admission and intravenous hydration with crystalloid until ketonuria cleared. The first liter of crystalloid included thiamine 100 mg. Conventional treatment also included promethazine 25 mg and metoclopramide 10 mg intravenously every 6 hours for 24 hours, followed by the same regimen administered as needed orally until discharge from the hospital. The women were also randomly administered, in a double-blind fashion, methylprednisolone 125 mg intravenously or placebo. This was followed by a tapering regimen of oral prednisone or an identical-appearing placebo (40 mg for 1 day, 20 mg for 3 days, 10 mg for 3 days, and 5 mg for 7 days). These study drugs were dispensed by the Investigational Drug Service of Parkland Hospital. Randomization was performed by computer-generated blocks of 20.

Women with persistent vomiting on day 2 of hospitalization and randomized to methylprednisolone received an additional 80-mg dose, and similar women in the placebo arm received an identical-appearing placebo drug. The decision to give an additional dose of study drug was made exclusively by the principal investigator (NY). Both groups of women were provided crackers and juice upon request and were advanced to a regular diet as tolerated, at which time discharge was permitted. Each woman was counseled by a nutritionist before discharge. At discharge, all women also received promethazine 25 mg every 6 hours as needed and metoclopramide 10 mg every 6 hours as needed in addition to their oral study drug taper. This treatment approach was also used in women requiring readmission for hyperemesis gravidarum. Study drug assignment during subsequent admissions was identical to that used for the initial admission; there were no crossovers.

All women enrolled into this trial routinely underwent a battery of laboratory tests to include assessments of thyroid function, liver function, pancreas (amylase and lipase), electrolytes, and human chorionic gonadotropin.

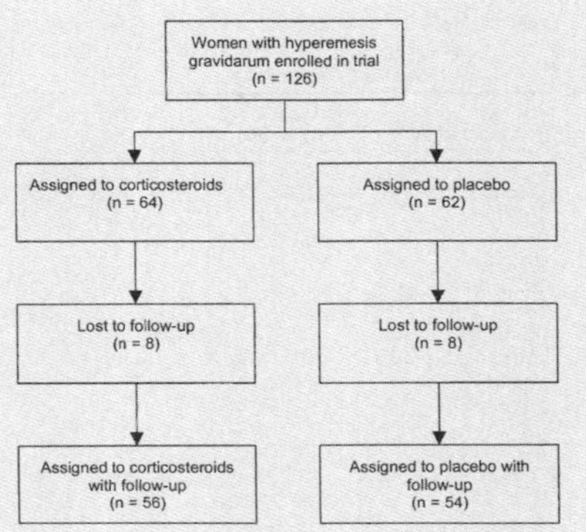

Figure 1. Summary of patients randomized to corticosteroids or placebo treatment.
Yost. Steroids for Hyperemesis. Obstet Gynecol 2003.

A minimum sample size of 70 women was estimated to be necessary, assuming that corticosteroid therapy would reduce the number of women requiring rehospitalization from 30% to 5%. This assumption was based on a published report that suggested corticosteroids virtually eliminated the need for rehospitalization.[13] This sample size provided a power of 80% for a two-sided test with a significance of error rate .05.

Statistical analysis included χ^2, Student t test, and Wilcoxon signed-rank test. $P < .05$ was considered statistically significant. Analysis was performed by SAS 8.2 (SAS Institute, Cary, NC).

RESULTS

A total of 126 women were enrolled into this trial, and 110 women (87%) were subsequently delivered at Parkland Hospital (Figure 1). The remainder were lost to follow-up. The 16 excluded women were not significantly different from the remainder of the cohort with respect to maternal characteristics, laboratory tests, and course before randomization. The results were analyzed on an intent-to-treat basis using the 56 women with follow-up and randomized to corticosteroid therapy compared with the 54 women administered placebo. The characteristics of the women in these two study groups were similar (Table 1). The mean gestational age

1251

Table 1. Maternal Characteristics in Women Randomized to Corticosteroids Versus Placebo Therapy for Hyperemesis Gravidarum

Characteristic	Corticosteroids (n = 56)	Placebo (n = 54)	P value
Age (y)			
Mean ± SD	22.9 ± 4.9	22.3 ± 4.6	.50
16–19	12 (21)	17 (31)	.39
20–30	41 (73)	33 (61)	
31–34	1 (2)	3 (6)	
35 or older	2 (4)	1 (2)	
Race			
Hispanic	32 (57)	31 (57)	
African American	21 (38)	21 (39)	.51
White	1 (2)	2 (4)	
Other	2 (4)	0	
Parity			
Nulliparous	27 (48)	28 (52)	
Para 1	16 (29)	17 (31)	.80
Para 2	10 (18)	6 (11)	
Para 3	3 (5)	3 (6)	
Singleton	55 (98)	53 (98)	.98
Prior preterm birth	2 (4)	3 (6)	.62
Gestational age at randomization (wk), mean ± SD	11.0 ± 2.7	10.8 ± 2.7	.69

Unless otherwise indicated, all data are presented as n (%).

at randomization was 11.0 ± 2.7 weeks in women administered corticosteroids compared with 10.8 ± 2.7 (P = .69) in women who received placebo. Shown in Table 2 are laboratory results at randomization for women according to study drug assignment. There were no significant differences. The disease course before and after randomization was not different between the two study groups (Table 3). Of the 19 women in each group

Table 2. Laboratory Characteristics in Women with Hyperemesis Gravidarum and Randomized to Corticosteroids or Placebo

Characteristic	Corticosteroids (n = 56)	Placebo (n = 54)	P value
Thyroid function			
Low TSH	31 (55)	27 (50)	.57
Liver function			
Elevated bilirubin	8 (14)	10 (19)	.55
Elevated AST or ALT	12 (21)	11 (20)	.89
Pancreas			
Elevated amylase	4 (7)	6 (11)	.47
Elevated lipase	10 (18)	10 (19)	.93
Creatinine >0.9 mg/dL	0 (0)	2 (4)	.15
Potassium <3.6 mmol/L	24 (43)	30 (56)	.18
hCG, median (mIU/mL)	131,642	128,992	.27

TSH <0.4 μIU/mL; total bilirubin >1.3 mg/dL; AST >40 U/L or ALT >40 U/L; amylase >108 U/L; lipase >59 U/L. Unless otherwise indicated, all data are presented as n (%). TSH = thyroid-stimulating hormone; AST = aspartate aminotransferase; ALT = alanine aminotransferase; hCG = human chorionic gonadotropin.

1252

Table 3. Course of Hyperemesis Gravidarum Before and After Randomization According to Study Drug

Randomization	Corticosteroids (n = 56)	Placebo (n = 54)	P value
Before randomization			
Number of ER visits	1.3 ± 0.7	1.6 ± 1.0	.07
Duration of hyperemesis (d)	20 ± 21.7	19.5 ± 23.6	.90
After randomization			
Number of ER visits	0.7 ± 1.2	0.5 ± 1.0	.44
Number of admissions	1.9 ± 1.8	1.6 ± 1.0	.32
Women rehospitalized, n (%)	19 (34%)	19 (35%)	.89
Hospital days, first admission	1.9 ± 0.9	2.2 ± 1.2	.47
Total hospital days, all admissions	7.6 ± 18.0	4.3 ± 4.3	.18

Unless otherwise indicated, all data are presented as mean ± SD. ER = emergency room.

who required readmission, 11 in the placebo group and 8 in the corticosteroid group were rehospitalized within 2 weeks of their first admission (P = .33).

Shown in Table 4 are pregnancy complications in women randomized to corticosteroids compared with placebo. There were no significant differences between the study groups. Similarly, neonatal outcomes were not different (Table 5). There was one stillborn fetus during the trial; this occurred in a woman who received corticosteroids. This patient had 6 admissions for hyperemesis gravidarum, the last at 27 weeks' gestation, and the fetal death occurred at 29 weeks. The infant weighed 1090 g and was delivered with a nuchal umbilical cord and no other findings. One woman in the placebo group delivered an infant with microcephaly. This infant weighed 1144 g and was delivered at 27 weeks due to spontaneous labor.

DISCUSSION

The addition of parenteral and oral corticosteroids to the treatment of pregnant women with hyperemesis gravida-

Table 4. Pregnancy Complications in Relation to Corticosteroids or Placebo Treatment of Hyperemesis Gravidarum

Complication	Corticosteroids (n = 56)	Placebo (n = 54)	P value
Spontaneous abortion	2 (4)	3 (6)	.62
Gestational diabetes	3 (5)	3 (6)	.96
Pregnancy hypertension	4 (7)	8 (15)	.20
Preterm delivery ≤36 wk	7 (13)	4 (7)	.37
Cesarean delivery			
Primary	6 (11)	13 (24)	.06
Repeat	4 (7)	6 (11)	.47

All data are presented as n (%).

Table 5. Neonatal Outcomes in Relation to Maternal Therapy for Hyperemesis Gravidarum

Outcome	Corticosteroids (n = 56)	Placebo (n = 54)	P value
Infant girl	36 (64)	30 (56)	.35
Major anomaly	0	1 (2)	.31
Birth weight (g)			
Mean ± SD	3124 ± 617	3038 ± 834	.55
<1000 g	0	2 (4)	.15
<1500 g	1 (2)	4 (7)	.16
<2500 g	7 (13)	5 (9)	.56
Fetal growth restriction*	7 (13)	10 (19)	.36
Stillborn fetus	1 (2)	0	.32
Neonatal death	0	0	–

Unless otherwise indicated, all data are presented as n (%).
* Birthweight <10th percentile for gestational age.

rum had no appreciable effect–neither beneficial nor deleterious–on the course of hyperemesis or pregnancy outcome. Specifically, the primary outcome in our study, rehospitalization for hyperemesis, occurred in 34% of women who received corticosteroids compared with 35% in women who received placebo. We are disappointed with this result because we had hoped that corticosteroids would prove useful in the management of a common and very difficult to cure complication of pregnancy. It has been argued, however, that no single therapy can be shown to be beneficial because hyperemesis gravidarum is an obstetrical syndrome with several etiologic factors.[14] This may account for much of the frustration in the treatment of hyperemesis gravidarum. It might also be argued that our sample size was too small because it was based on an overly optimistic improvement in the primary outcome from 30% to 5%. We cannot disagree with this argument; however, we point out that the lack of a trend in the proportion of women rehospitalized in this study makes it unlikely that a larger sample size would have revealed a significant benefit for corticosteroid therapy.

Corticosteroids are a logical choice for treatment of nausea and vomiting due to pregnancy because they have been used effectively as an antiemetic in oncology patients.[11,12] Indeed, this use prompted Nelson-Piercy et al[10] to use corticosteroids in four women with refractory hyperemesis gravidarum. These investigators followed this experience with a randomized, placebo-controlled trial of prednisolone in 24 women and found no significant improvement in the frequency of vomiting.[15]

Safari et al,[13] in the only other randomized trial of corticosteroids for hyperemesis gravidarum, assessed the use of oral methylprednisolone versus promethazine in a total of 40 women and concluded that methylprednisolone was superior. However, there was no significant difference in the number of women in each group who stopped vomiting within 2 days of initiating therapy. Fewer women who received methylprednisolone, however, required readmission within 2 weeks (five women who received promethazine versus none who received methylprednisolone). This is contrary to our findings. The study by Safari et al differs from ours in several ways: their study groups each received one drug oral therapy (methylprednisolone or promethazine), whereas our patients received two medications (metoclopramide and promethazine) in addition to the corticosteroid or placebo regimen. Also, our regimen was administered intravenously until an oral regimen was tolerated. Study drug assignment during subsequent admissions was identical to that used for the initial admission, whereas Safari et al allowed crossover. The two studies were similar in that they were conducted in a randomized, double-blind fashion with a 2-week steroid taper.

In a recent evidence-based review of pharmacologic therapy for hyperemesis gravidarum, Magee et al[16] concluded that the pooled results from the literature failed to show that corticosteroids reduced the number of readmissions for hyperemesis gravidarum. Our results support this conclusion.

REFERENCES

1. Miller F. Nausea and vomiting in pregnancy: The problem of perception–Is it really a disease? Am J Obstet Gynecol 2002;186:S182–3.
2. Bennett TA, Kotelchuck M, Cox CE, Tucker MJ, Nadeau DA. Pregnancy-associated hospitalizations in the United States in 1991 and 1992: A comprehensive view of maternal morbidity. Am J Obstet Gynecol 1998;178:346–54.
3. Mazzotta P, Maltepe C, Navioz Y, Magee LA, Koren G. Attitudes, management and consequences of nausea and vomiting of pregnancy in the United States and Canada. Int J Gynecol Obstet 2000;70:359–65.
4. Lavin PJM, Smith D, Kori SH, Ellenberger C. Wernicke's encephalopathy: A predictable complication of hyperemesis gravidarum. Obstet Gynecol 1983;62:13S–15.
5. Fukada Y, Ohta S, Mizuno K, Hoshi K. Rhabdomyolysis secondary to hyperemesis gravidarum. Acta Obstet Gynecol Scand 1999;78:71–3.
6. Robinson JN, Banerjee R, Thiet MP. Coagulopathy secondary to vitamin K deficiency in hyperemesis gravidarum. Obstet Gynecol 1998;92:673–5.
7. Chin RKH, Lao TT. Low birth weight and hyperemesis gravidarum. Eur J Obstet Gynecol Reprod Biol 1988;28: 179–83.
8. Geiger CJ, Fahrenbuch DM, Healy FJ. Bendectin in the treatment of nausea and vomiting of pregnancy. Obstet Gynecol 1959;14:688–90.

9. Koren G, Levichek Z. The teratogenicity of drugs for nausea and vomiting of pregnancy: Perceived versus true risk. Am J Obstet Gynecol 2002;186:S248–52.
10. Nelson-Piercy C, de Swiet M. Corticosteroids for the treatment of hyperemesis gravidarum. Br J Obstet Gynaecol 1994;101:1013–5.
11. Italian Group for Antiemetic Research. Dexamethasone, granisetron, or both for the prevention of nausea and vomiting during chemotherapy for cancer. N Engl J Med 1995;332:1–5.
12. Italian Group for Antiemetic Research. Dexamethasone alone or in combination with ondansetron for the prevention of delayed nausea and vomiting induced by chemotherapy. N Engl J Med 2000;342:1554–9.
13. Safari HR, Fassett MJ, Souter IC, Alsulyman OM, Goodwin TM. The efficacy of methylprednisolone in the treatment of hyperemesis gravidarum: A randomized, double-blind, controlled study. Am J Obstet Gynecol 1998;179:921–4.
14. Goodwin TM. Nausea and vomiting of pregnancy: An obstetric syndrome. Am J Obstet Gynecol 2002;186:S184–9.
15. Nelson-Piercy C, Fayers P, de Swiet M. Randomised, double-blind, placebo-controlled trial of corticosteroids for the treatment of hyperemesis gravidarum. Br J Obstet Gynaecol 2001;108:9–15.
16. Magee LA, Mazzotta P, Koren G. Evidence-based view of safety and effectiveness of pharmacologic therapy for nausea and vomiting of pregnancy (NVP). Am J Obstet Gynecol 2002;186:S256–61.

Address reprint requests to: Nicole P. Yost, MD, University of Texas Southwestern Medical Center, Department of Obstetrics and Gynecology, 5323 Harry Hines Boulevard, Dallas, TX 75390-9032; E-mail: nicole.yost@utsouthwestern.edu.

Received June 10, 2003. Received in revised form August 11, 2003. Accepted August 14, 2003.

■論文1の訳■

妊娠悪阻に対するコルチコステロイドのランダム化プラセボ比較試験

Nicole P. Yost, MD, Donald D. McIntire, PhD, Frank H. Wians Jr, PhD, Susan M. Ramin, MD, Jody A. Balko, and Kenneth J. Leveno, MD

目的：妊娠悪阻 hyperemesis gravidarum，すなわち，有効な薬理学的治療が確立されていない妊娠に伴う悪心・嘔吐の重症型は，妊娠中の入院を必要とする3番目の主原因である。コルチコステロイドは，がん化学療法による悪心・嘔吐の治療に広く用いられ，妊娠悪阻に対して有用な可能性がある。

方法：妊娠前半における妊娠悪阻の外来治療が有効でなかった女性126人を対象に，ランダム化二重盲検プラセボ比較試験を行った。メチルプレドニゾロン(125 mg)静注に続くprednisoneの漸減経口投与(40 mgを1日間，20 mgを3日間，10 mgを3日間，5 mgを7日間)に対して，外見上同一のプラセボを用いた。すべての女性に対して，プロメタジン 25 mgとメトクロプラミド 10 mgを6時間ごとに24時間静注し，退院までの間，必要な場合には同量の経口投与を行った。この研究の1次アウトカムは，妊娠悪阻のために再入院を必要とする女性の数である。

結果：合計110人が当施設で出産し，解析のための妊娠アウトカムが得られた。このうち，56人がコルチコステロイドにランダムに割り付けられ，54人にプラセボが投与された。それぞれの群で19人が再入院を必要とした(コルチコステロイドとプラセボのそれぞれで，34%および35%，$P = 0.89$)。

結論：妊娠悪阻の治療に非経口および経口コルチコステロイドを加えることは，後の再入院の必要性を減少させない(*Obstet Gynecol* 2003; 102: 1250-4. © 2003 by The American College of Obstetricians and Gynecologists.)。

悪心・嘔吐は妊娠早期におけるもっとも一般的な症状であり，50〜80%に認められる[1]。これらの女性の1〜3%が妊娠悪阻，すなわち，体重減少や電解質異常，脱水，ケトン尿症によって特徴づけられる妊娠に伴う嘔吐の重症型を示す[1]。重度の悪心・嘔吐は妊娠中の入院を必要とする3番目の主原因であり[2]，米国の医療システムにおける財政的負担は年間1億3千万ドルと推定されている[1]。妊娠早期の悪心・嘔吐を伴う女性では，206時間の有給業務の喪失が推定されている[3]。まれではあるが，妊娠悪阻に伴う合併症にはWernicke脳症[4]，横紋筋融解[5]，凝固障害[6]，低出生体重児[7]がある。

1959年，Geigerら[8]は，二重盲検によるプラセボ比較試験でBendectin[*2]が妊娠

[*2] 訳注：ピリドキシン(ビタミンB_6)，doxylamine，dicyclomineの配合薬であるBendictinは，1956年，妊娠に伴う悪心・嘔吐の治療薬としてFDAの認可を受けたが，1975年には，有効性を欠くとして，組成からdicyclomineが除外された。

による悪心・嘔吐の治療に有効であることを示した。Bendectinは，妊娠による悪心・嘔吐に対する最初の特異的な薬物選択となったが，1983年，催奇形性のクレームにより市場から排除され，これは後に根拠のないことが証明された[9]。以来，異なる治療手段を評価するためのランダム化試験はほとんど行われていない。コルチコステロイドは，悪心・嘔吐に関与する脳の化学受容器引き金帯に影響することが提唱され[10]，これに基づき，コルチコステロイドはがん化学療法に伴う嘔吐の治療薬として，多年にわたり用いられている[11,12]。本研究の目的は，1つのランダム化試験[13]に述べられているように，妊娠悪阻による再入院を必要とする女性の数を減少させるコルチコステロイドの効果を評価することである。

対象と方法

1998年6月6日～2001年8月22日の期間に，妊娠前半（20週未満）に悪心・嘔吐を訴えてダラスのパークランド記念病院を受診したすべての女性に対し，メチルプレドニゾロンの静注と経口prednisoneの有効性に関する研究に参加することが求められた。この研究に適格と考えられた女性は，以前の外来療法が有効でなく，重度の脱水を示す簡易尿ケトン検査が3+または4+を示す場合とした。当施設における悪阻の治療は標準化され，必要に応じてプロメタジン25 mgを6時間ごとに投与する。研究に含める前に超音波エコー検査を実施し，奇胎妊娠の除外，生存胎児の確認，妊娠週数の確定を診断した。研究プロトコールはテキサス大学南西医療センターの施設内治験審査委員会の承認を受け，書面によるインフォームド・コンセントをすべての女性から得た。産科部門のスタッフは，テキサス大学南西医療センターの産科婦人科学講座から得ている。

研究に登録されたすべての女性は，持続的な妊娠悪阻に対する一般的な治療を当施設で受けた。この治療には，入院のうえ，ケトン尿症が改善するまでの晶質液輸液が含まれていた。初回の晶質液 1 Lにはチアミン100 mgを混注した。従来の治療として，プロメタジン25 mgとメトクロプラミド10 mgを6時間ごとに24時間静注し，退院まで必要に応じて同様の経口投与を行った。また，メチルプレドニゾロン125 mgまたはプラセボを二重盲検下にランダムに投与した。続けて，経口prednisoneまたは外見が同一のプラセボによる漸減療法（40 mgを1日間，20 mgを3日間，10 mgを3日間，5 mgを7日間）を加えた。これらの試験薬は，パークランド病院の治験薬部門から提供された。ランダム化はコンピュータにより生成された20のブロックにより行われた。

入院2日目に持続性の嘔吐を伴い，メチルプレドニゾロン群に割り付けられた女性には，80 mgの追加投与を行い，プラセボ群に割り付けられた同様の女性には，外見が同一なプラセボ薬が投与された。試験薬の追加投与を行う決定は主研究者（NY）が独自に行った。両群とも希望に応じてクラッカーとジュースが与えられ，許容できる場合には，通常の食事に進み，この時点で退院が許可された。退院の前に，栄養士がカウンセリングを行った。退院時，すべての女性に対し，漸減療法のための経口薬に加えて，必要に応じ，プロメタジン 25 mg が 6 時間ごと，およびメトクロプラミド 10 mg が 6 時間ごとに投与された。この治療アプローチは，妊娠悪阻のために再入院を必要とした女性にも用いられた。再入院における試験薬の割り付けは初回入院時と同一であり，クロスオーバーは実施しなかった。

この試験に登録されたすべての女性は，定期的に一連の血液検査を受け，甲状腺機能や肝機能，膵機能（アミラーゼとリパーゼ），電解質，ヒト絨毛ゴナドトロピンが評価された。

コルチコステロイド療法が再入院を必要とする女性の数を 30%から 5%に減少させるとすれば，最小限のサンプルサイズとして 70 人の女性が必要と推定された。この前提は，コルチコステロイドが実質的に再入院の必要性を排除することを示した報告に基づく[13]。このサンプルサイズは両側検定の検出力 80%，有意な過誤率 0.05 を示す。

統計学的解析には χ^2 検定や Student t 検定，Wilcoxon 符号順位検定を用いた。$P<0.05$ を統計学的に有意とした。解析は SAS 8.2（SAS Institute，Cary，NC）により行った。

結果

この試験には女性 126 人が登録され，110 人（87%）がパークランド病院で出産した（**図 1**）。残りは追跡から脱落した。除外された 16 人は，母体の特徴や血液検査結果，

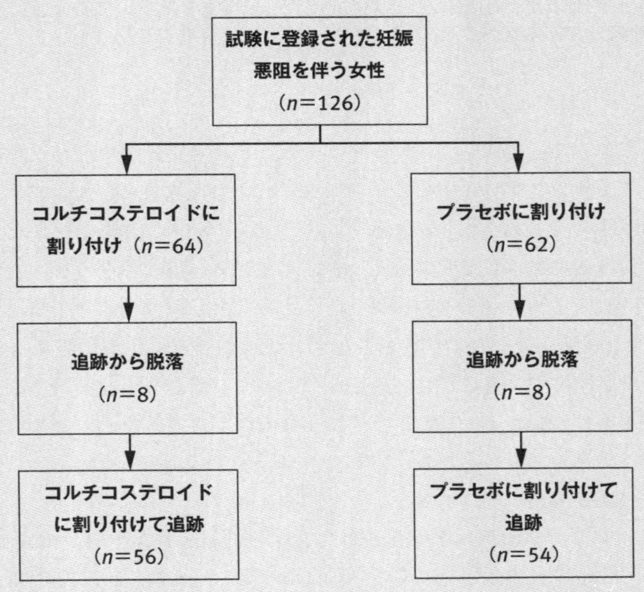

図 1　コルチコステロイドまたはプラセボによる治療にランダム化された患者の概要
Yost. Steroids for Hyperemesis. Obstet Gynecol 2003.

表1　妊娠悪阻に対するコルチコステロイド療法とプラセボ療法にランダム化された母体の特徴

特徴	コルチコステロイド ($n=56$)	プラセボ ($n=54$)	P値
年齢（歳）			
平均値±SD	22.9±4.9	22.3±4.6	0.50
16～19	12（21）	17（31）	0.39
20～30	41（73）	33（61）	
31～34	1（2）	3（6）	
≧35	2（4）	1（2）	
民族			
ラテンアメリカ系	32（57）	31（57）	
アフリカ系米国人	21（38）	21（39）	0.51
白人	1（2）	2（4）	
その他	2（4）	0	
出産歴			
未経産	27（48）	28（52）	
1回	16（29）	17（31）	0.80
2回	10（18）	6（11）	
3回	3（5）	3（6）	
単生児	55（98）	53（98）	0.98
早産の既往	2（4）	3（6）	0.62
ランダム化の時点における妊娠期間（週），平均値±SD	11.0±2.7	10.8±2.7	0.69

特に指示のない限り，すべてのデータを *n*（%）として表示。

ランダム化以前の経過に関して，コホートの残りと有意差は認められなかった。結果の解析は，コルチコステロイド療法にランダム化された女性 56 人とプラセボが投与された女性 54 人を追跡し，intention－to－treat に基づく比較を行った。これら 2 群の女性における特徴は類似していた（**表1**）。ランダム化の時点における平均妊娠期間は，コルチコステロイド群 11.0±2.7 週に比較して，プラセボ群では 10.8±2.7 週であった（$P=0.69$）。ランダム化の時点における血液検査結果を試験薬物の割り付けに従って，**表2** に示す。有意差は認められなかった。ランダム化前後の疾患経過は 2 群間で差が認められなかった（**表3**）。それぞれの群で再入院を必要とした女性 19 人のうち，プラセボ群 11 人，コルチコステロイド群 8 人が初回入院の 2 週間以内に再入院した（$P=0.33$）。

コルチコステロイドにランダム化された女性の妊娠合併症をプラセボと比較して**表4** に示す。研究群間に有意差は認められなかった。同様に，新生児のアウトカムに差はなかった（**表5**）。試験中に死産が 1 例認められ，これは，コルチコステロイド投与を受けた女性に生じた。この親は妊娠悪阻により 6 回入院し，最後の入院は 27 週，

表 2　コルチコステロイドまたはプラセボにランダム化された妊娠悪阻を伴う女性の血液検査所見

特徴	コルチコステロイド（$n = 56$）	プラセボ（$n = 54$）	P 値
甲状腺機能			
TSH 低値	31（55）	27（50）	0.57
肝機能			
ビリルビン上昇	8（14）	10（19）	0.55
AST または ALT 上昇	12（21）	11（20）	0.89
膵			
アミラーゼ上昇	4（7）	6（11）	0.47
リパーゼ上昇	10（18）	10（19）	0.93
クレアチニン＞0.9 mg/dL	0（0）	2（4）	0.15
カリウム＜3.6 mmol/L	24（43）	30（56）	0.18
hCG，中央値（mIU/mL）	131,642	128,992	0.27

TSH＜0.4 μIU/mL，総ビリルビン＞1.3 mg/dL，AST＞40 U/L または ALT＞40 U/L，アミラーゼ＞108 U/L，リパーゼ＞59 U/L。特に指示のない限り，すべてのデータを n（%）として表示。
TSH＝甲状腺刺激ホルモン，AST＝アスパラギン酸アミノトランスフェラーゼ，ALT＝アラニンアミノトランスフェラーゼ，hCG＝ヒト絨毛性ゴナドトロピン

表 3　試験薬に従ったランダム化前後の妊娠悪阻経過

ランダム化	コルチコステロイド（$n = 56$）	プラセボ（$n = 54$）	P 値
ランダム化前			
ER 受診回数	1.3±0.7	1.6±1.0	0.07
悪阻の持続期間（日）	20±21.7	19.5±23.6	0.90
ランダム化後			
ER 受診回数	0.7±1.2	0.5±1.0	0.44
入院回数	1.9±1.8	1.6±1.0	0.32
再入院数，n（%）	19（34%）	19（35%）	0.89
在院日数，初回入院	1.9±0.9	2.2±1.2	0.47
総在院日数，全入院	7.6±18.0	4.3±4.3	0.18

特に指示のない限り，すべてのデータを平均値±SD として表示。
ER＝救急外来

胎児死亡は 29 週であった。この児の体重は 1,090 g，臍帯巻絡による死産であったが，他の所見は認められなかった。プラセボ群に 1 例の小頭症が認められた。この児の体重は 1,144 g，自然陣痛により 27 週で生まれた。

表 4　妊娠悪阻に対するコルチコステロイドまたはプラセボ療法に関連する妊娠合併症

合併症	コルチコステロイド ($n = 56$)	プラセボ ($n = 54$)	P 値
自然流産	2 (4)	3 (6)	0.62
妊娠糖尿病	3 (5)	3 (6)	0.96
妊娠高血圧	4 (7)	8 (15)	0.20
早産≦ 36 週	7 (13)	4 (7)	0.37
帝王切開			
初回	6 (11)	13 (24)	0.06
反復	4 (7)	6 (11)	0.47

すべてのデータを n (%) として表示。

表 5　母体の妊娠悪阻治療に関連する新生児アウトカム

アウトカム	コルチコステロイド ($n = 56$)	プラセボ ($n = 54$)	P 値
女児	36 (64)	30 (56)	0.35
主要奇形	0	1 (2)	0.31
出生体重			
平均値±SD	3,124±617	3,038±834	0.55
<1,000 g	0	2 (4)	0.15
<1,500 g	1 (2)	4 (7)	0.16
<2,500 g	7 (13)	5 (9)	0.56
胎児発育遅延*	7 (13)	10 (19)	0.36
死産	1 (2)	0	0.32
新生児死亡	0	0	—

特に指示のない限り，すべてのデータを n (%) として表示。

* 出生体重<妊娠期間相当の 10 パーセンタイル。

考察

妊娠悪阻を伴う妊婦の治療に非経口および経口コルチコステロイドを加えることは，悪阻の経過や妊娠アウトカムに利点と欠点を含む明らかな効果を示さなかった。特に，この研究の 1 次アウトカムである悪阻による再入院は，プラセボ群の 35%に比較して，コルチコステロイド群では 34%であった。コルチコステロイドが，妊娠に多く伴う治療困難な合併症の管理に有用であることを期待していたため，この結果には落胆せざるをえない。しかし，妊娠悪阻はいくつかの病因による産科的症候群であるため，単一の治療法の有用性を示すことは困難とされている[14]。このことにより，妊娠悪阻の治療における困難さの大部分が説明できるかもしれない。さらに，1 次アウトカムを30%から5%に減少させるとする過度に楽観的な前提に基づくサンプルサイズであるため，そのサイズがきわめて小さいことも議論の的となるだろう。この議論を否定することはできないが，この研究における女性の再入院率に傾向が認められないため，より大きいサンプルサイズがコルチコステロイド療法の有意な利点を明らかにするという可能性は低いと考えられる。

コルチコステロイドは，がん患者の制吐薬として有効に利用されていることから，妊娠に伴う悪心・嘔吐の治療に対する論理的な選択である[11,12]。事実，この方法は，Nelson-Piercyら[10]に，治療抵抗性の妊娠悪阻を伴う女性 4人に対するコルチコステロイド投与を促した。この研究者らは，この経験の後に，プレドニゾロンのランダム化プラセボ比較試験を女性 24人に行ったが，嘔吐回数に対する有意な改善は認められなかった[15]。

妊娠悪阻に対するコルチコステロイドの他の唯一のランダム化試験において，Safariら[13]は，合計 40人の女性を対象に，経口メチルプレドニゾロンとプロメタジンの評価を行い，メチルプレドニゾロンの優位性を結論づけた。しかし，治療開始後2日以内に嘔吐が消失した，それぞれの群の女性数には有意差が認められなかった。しかし，メチルプレドニゾロン投与を受けた女性では，2週以内に再入院をほとんど必要としなかった（プロメタジン投与群 5例，メチルプレドニゾロン群 0例）。これは，本研究の結果と正反対である。Safariらによる研究は，いくつかの点で本研究と異なっている。彼らの研究群では，それぞれが単一の経口薬治療を受けているが（メチルプレドニゾロンまたはプロメタジン），本研究では，コルチコステロイドまたはプラセボに加えて2つの治療薬（メトクロプラミドおよびプロメタジン）が用いられている。また，本研究の治療法では，経口投与が許容できるようになるまで静注が行われている。再入院で割り付けられた試験薬は初回入院時と同一であるが，Safariらはクロスオーバーを容認した。2つの研究は，2週間のステロイド漸減を伴い，二重盲検によるランダム化試験を行った点で類似する。

妊娠悪阻の薬理学的治療に関する最近のエビデンスに基づくレビューで，Mageeら[16]は，文献を併合した結果，コルチコステロイドは妊娠悪阻による再入院数を減少させないと結論づけた。本研究の結果は，この結論を支持するものである。

文献

文献1～16は93～94ページの文献と同じ。

別冊請求先：Nicole P. Yost, MD, University of Texas Southwestern Medical Center, Department of Obstetrics and Gynecology, 5323 Harry Hines Boulevard, Dallas, TX 75390-9032; E-mail: nicole.yost@utsouthwestern.edu.

投稿受理：2003年6月10日。改訂受理：2003年8月11日。出版受諾：2003年8月14日。

■ 観察研究：テンプレート ■

STROBE 声明（www.strobe-statement.org）*3 に基づく次のテンプレートは，観察研究の報告論文におけるエビデンスの批判的吟味や評価に用いられる。

A. タイトルと抄録

1. 研究デザイン（すなわち，コホート研究やケースコントロール研究，横断研究）がタイトルに明示されているか。

2. 抄録には，研究デザインや方法，結果，結論に加えて主な限界が要領よく要約されているか。

B. はじめに

1. 科学的背景や研究の論拠に対する適切な記述があるか。以前の研究による関連情報や他の入手可能なエビデンスが含まれているか。

2. 研究の主要目的が示されているか，そして，2 次的な目的が記載されているか。すべての目的が事前に決定されているか。コホート研究では，研究開始以後の新たなエビデンスの報告による目的の追加を含めて，元の研究プロトコールに対する修正が行われているか。

C. 方法

1. 研究デザイン

研究デザインが十分に記載されているか。特に，研究の種類が示され，研究の設定状況や場所，関連する日付（登録期間や曝露期間，追跡期間，データ収集期間を含む）が述べられているか。

2. 参加者

(a) 参加者の適格基準（組み入れおよび除外）が示されているか。参加者の選択母集団や選択方法が記載されているか。

(b) ケースコントロール研究では，ケースとコントロールの選択に対する論拠が説明されているか。

(c) コホート研究では，追跡方法が述べられているか。

(d) 適切な患者スペクトルを利用して研究が行われたか。

(e) マッチング研究では，マッチング基準や参加者における曝露数と非曝露数（コホート研究），ケースあたりのコントロール数（ケースコントロール研究）に関する情報が示されているか。

3. 変数

(a) アウトカムや曝露，予測因子，可能性のある交絡因子，効果修飾因子（当てはまる場合には，評価方法や診断基準の詳細とともに）が明確に記載されているか。

(b) 1つ以上の群が存在する場合，評価方法の比較可能性に関する詳細が示されているか。

4. バイアス

可能性のあるバイアス源について記載する努力がなされているか。これらが十分に述べられているか。

5. サンプルサイズ

研究サイズをどのように決定したか，十分に説明されているか。

6. 統計学的方法

(a) 群の選択を含め，数値変数をどのように解析で扱ったかが述べられているか。

(b) 交絡因子の調整に採択した手法を含め，統計学的方法のすべてが十分に記載されているか。

(c) 該当する場合，サブグループや交互作用を調べた方法が記載されているか。

(d) 関連するすべての解析で，欠損値をどのように扱ったかが示されているか。

(e) 追跡脱落（コホート研究）やマッチング（ケースコントロール研究），サンプリング手段（横断研究）をどのように扱ったかが示されているか。

(f) すべての感度分析が十分に記載されているか。

D. 結果

1. 参加者数と日付

(a) 研究のそれぞれの段階に含まれた対象数（たとえば，適格な可能性のある人数，適格性が調査された人数，適格と確認された人数，研究に含まれた人数，追跡が完了した人数，解析に含まれた人数）が，好ましくはフローチャートを利用して報告されているか。

(b) 該当する場合，すべての段階における非参加理由が記載されているか。

2. 記述データ

(a) 研究参加者の特徴（人口統計学的，臨床的，社会的）や曝露情報，可能性のある交絡因子が示されているか。

(b) 関心のあるそれぞれの変数に対して欠損値を伴う対象数が記載されているか。

(c) コホート研究では，追跡期間が要約されているか（たとえば，平均および合計）。

3. 主な結果

(a) 主なアウトカム指標。たとえば，アウトカム事象数や時間的な要約指標（コホート研究），それぞれの曝露カテゴリーにおける数や曝露要約指標（ケースコントロール研究），アウトカム事象数や要約指標（横断研究）などのアウトカム情報が十分に示されているか。

(b) 関心のある効果の強さ。未調整の推定値や，当てはまる場合には交絡因子が調整

---

*3 訳注：最新版のチェックリスト（Version 4）が，表記ウェブサイトから入手できる。

された推定値が示されているか。

(c) 関心のある効果の精度。推定値の精度を示す指標（たとえば，95％信頼区間）が存在するか。

(d) 当てはまる場合には，解析においてどの交絡因子が調整され，そして，それらの選択理由が明確に示されているか。

4．他の解析

サブグループや交互作用の解析，感度分析を含む他の全解析結果が報告されているか。

E．考察

1．主な結果の要約

(a) 主要な結果が研究目的に関して要約されているか。

(b) 結果は**生物学的な合理性**を有するか。

(c) 関心のある効果の**信頼区間**についての考察：

(i) 信頼区間の下限が効果の真の値を示す場合，観察された効果を臨床的に重要であるとみなすか（関連する仮説検定の結果が統計学的に有意であるか否かにかかわらず）。

(ii) 信頼区間の上限が効果の真の値を示す場合，観察された効果を臨床的に重要であるとみなすか。

(iii) 研究結果が確実かつ重要であると述べるのに十分なほど（ i ）と（ ii ）に対する答えは類似しているか。

(d) 適切な場合，相対的な「リスク」の推定値〔たとえば，オッズ比（OR）や相対危険度〕が意義のある期間における絶対的な「リスク」に置き換えられているか。

2．限界

可能性のあるバイアスや不正確さの原因を含むすべての研究の限界が考察されているか。

3．一般化可能性

研究結果の一般化可能性（外的妥当性）が考察されているか（すなわち，参加者は，より広範な母集団をどの程度まで反映するか）。

4．解釈

研究目的や研究の限界，複数の検定，他の類似する研究結果，その他の関連エビデンスを考慮したうえで，研究結果を注意深く解釈しているか。

F．他の情報

1．研究資金

当該論文が基づく独自の研究（適切な場合）と現在の研究に対する資金源が記載され，資金提供者の役割が示されているか。

2．利益相反

それぞれの研究者に対する明確で透明性を伴う利益相反が記載されているか。

■ 観察研究：論文 2 ■

次の論文は *Annals of Surgery* 2011; 254 (2): 375–82 からの引用である。Wolters Kluwer Health の許可を得て転載。

Risk Factors for Mortality in Major Digestive Surgery in the Elderly

A Multicenter Prospective Study

Jean-Jacques Duron, MD,† Emmanuelle Duron, MD,‡§ Thimothée Dugue, MD,¶ José Pujol, MD,** Fabrice Muscari, MD,††‡‡ Denis Collet, MD,§§¶¶ Patrick Pessaux, MD,***††† and Jean-Marie Hay, MD‡‡‡§§§*

Objective: To identify the mortality risk factors of elderly patients (≥65 years old) during major digestive surgery, as defined according to the complexity of the operation.

Background: In the aging populations of developed countries, the incidence rate of major digestive surgery is currently on the rise and is associated with a high mortality rate. Consequently, validated indicators must be developed to improve elderly patients' surgical care and outcomes.

Methods: We acquired data from a multicenter prospective cohort that included 3322 consecutive patients undergoing major digestive surgery across 47 different facilities. We assessed 27 pre-, intra-, and postoperative demographic and clinical variables. A multivariate analysis was used to identify the independent risk factors of mortality in elderly patients (n = 1796). Young patients were used as a control group, and the end-point was defined as 30-day postoperative mortality.

Results: In the entire cohort, postoperative mortality increased significantly among patients aged 65–74 years, and an age ≥65 years was by itself an independent risk factor for mortality (odds ratio [OR], 2.21; 95% confidence interval [CI], 1.36–3.59; $P = 0.001$). The mortality rate among elderly patients was 10.6%. Six independent risk factors of mortality were characteristic of the elderly patients: age ≥85 years (OR, 2.62; 95% CI, 1.08–6.31; $P = 0.032$), emergency (OR, 3.42; 95% CI, 1.67–6.99; $P = 0.001$), anemia (OR, 1.80; 95% CI, 1.02–3.17; $P = 0.041$), white cell count > 10,000/mm^3 (OR, 1.90; 95% CI, 1.08–3.35; $P = 0.024$), ASA class IV (OR, 9.86; 95% CI, 1.77–54.7; $P = 0.009$) and a palliative cancer operation (OR, 4.03; 95% CI, 1.99–8.19; $P < 0.001$).

Conclusion: Characterization of independent validated risk indicators for mortality in elderly patients undergoing major digestive surgery is essential and may lead to an efficient specific workup, which constitutes a necessary step to developing a dedicated score for elderly patients.

(*Ann Surg* 2011;254:375–382)

In developed countries, life expectancy and the elderly population have increased steadily in recent decades.[1–3] In 2008, 32% of the French population was ≥65 years, and 17% was ≥ 75 years of age.[4] Today, major surgical operations are offered to increasing numbers of elderly patients.[5] As in other surgical specialties,[6] the frequency of digestive operations performed in elderly patients,[6] and even in subgroups of older patients (ie, ≥80 or ≥85 years)[7,8] has increased.[7–10] Despite constant advances, these patients' postoperative mortality and morbidity rates remain high,[11] and the preoperative choices for workup often require validated outcome indicators. In this setting, many studies focus exclusively on a particular disease (eg, colon, gastric, or esophageal cancer[12,13]), on a specific operation (eg, colectomy, gastrectomy, esophagectomy, hepatectomy, or pancreatectomy)[14–18] or on an arbitrarily defined age group (eg, octogenarians or nonagenarians).[19–29] Furthermore, data in the literature often differ according to hospital type,[8,30–33] cohort profile (eg, single-center prospective cohort[8,30,33] or mainly male cohort[34]), the definition of the surgery,[31,34] and the definition of the postoperative length of follow-up (postoperative surgical stay,[3,31] 30 days[8,34–36] or longer[37,38]).

In contrast, the study is based on a prospective multicenter cohort of 3322 consecutive patients undergoing major digestive surgery. Using multivariate analysis, the report highlights specific postoperative independent mortality risk factors among patients over 65-year-old, with young patients used as a control group.

PATIENTS AND METHODS

We prospectively enrolled 3322 consecutive patients (1729 males; 52%), mean age 63.8 years (SD 15.3, range 16–99 years), who underwent major digestive surgery. In this cohort, 1796 (54%) patients were over 65 years of age, mean age 75 years (SD 6.7).

Patients underwent surgery between January 01, 2002 and December 31, 2004 in 47 French surgical centers (17 universities [53% of the patients], 27 general [37% of the patients], and 3 private hospitals [10% of the patients]). The average number of patients enrolled by center was 75 ± 63 (median 49, range 0–362). A minimum enrollment of 30 patients per year was necessary for a facility to participate in our study. The centers initiated the enrollment on different dates and participated in the study for different lengths of time.

The end point was mortality during the 30 days after the operation.

The eligibility criteria included patients over the age of 16 who underwent a major digestive operation (defined as "major or major plus" according to Copeland[39] or "complex grade 3, 4, and

*Digestive Surgery and Liver Transplantation Unit, University Hospital Pitie-Salpêtrière, 46-83, Boulevard de l'Hôpital, Paris, France; †Hôpitaux de Paris. Pierre and Marie Curie University, Paris, France; ‡Geriatric Unit, University Hospital Broca, Paris, France; §Hôpitaux de Paris, Descartes University, Paris, France; ¶General and Digestive Surgery Unit, Saint Philibert Hospital, Lomme, France; **General Surgery Unit, Samuel Pozzi Hospital, 9 Boulevard Albert Calmette, Bergerac, France; ††Digestive Surgery Unit, University Hospital Rangueil, Toulouse, France; ‡‡Paul Sabatier University Toulouse, France; §§General and Digestive Surgery Unit, University Hospital Haut-Levesques, Pessac, France; ¶¶Victor Segalene University Bordeaux, France; ***Visceral Surgery Unit, University Hospital Angers, Angers; †††Angers University, France; ‡‡‡General and Digestive Surgery Unit, University Hospital Louis Mourier, Colombes Cedex, France; §§§Hôpitaux de Paris, Paris. Diderot University Paris, Paris, France.

Supported by 3 grants: Haute Autorité de Santé (HAS) GJ/SF/109-05 PR 01-010; Programme Hospitalier de Recherche Clinique (PHRC) Appel d'offre Régional (AOR) 03-01, and Ligue Nationale Contre le Cancer (LNCC) PRC-2003-LNCC/JMH1.

Reprints: Jean Jacques Duron. Service de Chirurgie Digestive et de Transplantation Hépatique. Hôpital de la Pitie Salpetriere, 83 Boulevard de l'Hôpital, 75013 Paris, France. E-mail: jjduron@orange.fr.

ISSN: 0003-4932/11/25402-0375
DOI: 10.1097/SLA.0b013e318226a959

5" according to Aust et al[40]) as well as certain other operations (intraperitoneal hyperthermic chemotherapy, bariatric surgery bypass, and strictureplasty). Noneligibility criteria were used to eliminate any living patients without a follow-up within 30 days postoperation (n = 308). Those patients for whom missing data/patients accounted for >3 of all records were excluded (n = 251) from the initial 3881 patient cohort.

RISK FACTORS

With reference to the studies by Copeland, Arozullah and Leung et al,[3,41,42] 27 demographic and clinical variables accounting for their known influence on the perioperative period were recorded: age (± 65 years); gender; emergency (time from admission to operation <24 hours for a nonscheduled operation)[43]; body mass index (BMI) ± 30; weight loss (weight loss of >10% body weight in the previous 6 months)[44]; kidney failure (Cockroft <60 mL/minute)[45]; anemia upon admission (hemoglobin <13 g/dL in men and <12 g/dL in women)[46,47]; white cell count upon admission >10,000/mm^3;[43] diabetes (Type I or II); history of heart disease (hypertension, recent myocardial infarction, cardiomyopathy, congestive heart failure, and heart rhythm troubles)[42]; cirrhosis with clinical or histological evidence; history of neurological disease (stroke with or without residual sequelae, Parkinson's disease, dementia); history of pulmonary disease (chronic pulmonary troubles, chronic obstructive pulmonary disease [COPD]) requiring permanent bronchodilator therapy or hospitalizations for treatment[42]; infectious condition upon admission necessitating immediate antibiotic therapy; positive preoperative blood-culture[8]; potential impaired healing due to steroid therapy, cancer chemotherapy or radiotherapy in the previous 6 months[48]; dependence defined by the assistance of another person for some activities coupled with the use of assistive equipment for everyday activities[42]; American Association of Anesthesiologists (ASA) classification encompassing a unique class IV (merging class IV and V)[49]; cancer[35,36]; in the case of cancer, palliative surgery defined as an incomplete intraoperative excision, visceral metastasis or carcinomatosis; type of surgery (open or laparoscopic surgery [including assisted or converted laparoscopic procedures]); blood transfusion ≥4 units during the perioperative period[42]; surgical sites (colorectal, liver–biliary track, esophagus-stomachintestine, pancreas [categorized according to surgical and anatomical criteria]); length of operation ≥5 hours[50]; parietal surgical postoperative complications (abscess, hematoma, and incisional hernia); deep surgical postoperative complications (abscess, peritonitis, hemorrhage, and anastomotic leakage); minor medical postoperative complications (without any intensive care admission); and severe medical postoperative complications (more than 1 day in the intensive care unit in the absence of any surgical complications).[37,51]

STATISTICAL ANALYSIS

The statistical analysis encompassed several steps using logistic model regressions.

The first step in the entire cohort was a study of the age-based mortality, the continuous age variable being categorized from 35 years in age groups of 10 years, similar to the segmentation used by the World Health Organization (WHO) in patients over the age of 65.[52]

The second step was a prevalence and univariate analysis of the risk factors in ≥65 and <65 years of age.

The third step consisted of a multivariate logistic analysis of mortality that incorporated all risk factors (including age ≥65 years/<65 years) with $P \leq 0.10$ in the univariate analysis (forward stepwise elimination). This multivariate logistic model was then independently applied to the 2 age groups (namely, ≥65 years and <65 years) with the specific risk factors (including age).

376

The relative risks were expressed as odds ratios (OR) with a 95 (%) confidence interval (CI). In all analyses, $P \leq 0.05$ was considered significant. The missing values were treated according to an imputation procedure, and a postestimation of the model goodness of fit was performed using the C Index and Hosmer-Lemeshow tests. A bootstrapping procedure with 200 replications was used to assess the stability of the model.

Statistical analyses were performed with STATA MP 10.1 software (StataCorp, College Station, TX, USA).

RESULTS

Postoperative mortality. The mortality rate of the global postoperative cohort was 7% (233 of 3322), with a mortality rate of 24% after emergency surgery (114 of 466) versus 4% (119 of 2856) for elective surgery ($P \leq 0.001$). The mortality rates exponentially increased with age across the entire cohort (Fig. 1). The relationship between age and mortality was as follows: postoperative mortality = $0.002 \times \exp(0.63 \times \text{age})$. The mortality increase seemed to be statistically significant in the 65 to 74 years age group ($P \leq 0.03$), and being older than 65 was on its own a significant independent risk factor of mortality (OR, 2.21; 95%CI, 1.36–3.59; $P = 0.001$). In our text, elderly and the elderly group will refer to patients ≥65 year of age, whereas young and the young group will refer to patients <65 years of age. Age was not a significant risk of mortality in the young group, but in the elderly group, belonging to the ≥85-year-old group (mortality 18%) emerged as an independent risk of mortality (OR, 2.62; 95%CI, 1.08–6.31; $P = 0.032$).

The postoperative mortality of elderly patients was 10.6% (191 of 1796) versus 2.7% (42 of 1526) in young patients ($P \leq 0.001$). The mortality after emergency procedures in elderly patients was 33.5% (102 of 304) versus 7.4% (12 of 162) in young patients ($P \leq 0.001$), and the mortality after elective surgery in elderly patients was 6% (89 of 1492) versus 2.2% (30 of 1364) in young patients ($P \leq 0.001$).

The prevalence of demographic and clinical risk factors for mortality among elderly versus young patients, as well as mortality (Tables 1 and 2), were collected from the cohort.

Seventeen risk factors were significantly more common in elderly patients: emergency; anemia; diabetes; kidney failure; history of heart disease; pulmonary disease; neurological disease; potential impaired healing; dependence; ASA class II, III and IV; cancer; palliative cancer surgery; colorectal surgical site [with a remarkably high emergency prevalence of 88% (268 of 304)]; and minor and severe medical complications.

Six risk factors were significantly more common in young patients: BMI < 30;

ASA I; laparoscopic procedures; length of surgery ≥5 hours; and liver–biliary track and pancreatic surgical sites.

Eight risk factors were not significantly different in elderly patients as compared with young patients: gender; weight loss; white cell count >10,000/mm^3; cirrhosis; transfusion; esophagus–stomach–intestine surgical site; and parietal and deep surgical complications.

Our univariate analysis of the risk factors for postoperative death is reported in Table 3.

Four factors that affected the risk of mortality were statistically significant in elderly patients: ASA II, cancer, and colorectal and esophagus–stomach–intestine surgical sites.

Four factors were statistically significant in the young patients: gender, cirrhosis, potential impaired healing, and pancreatic surgical site.

Eighteen factors were statistically significant in both the elderly and young patients: emergency, weight loss, anemia, white cells > 10,000/mm^3; kidney failure; history of cardiac, pulmonary and neurological disease; dependence; infectious disease; ASA III and

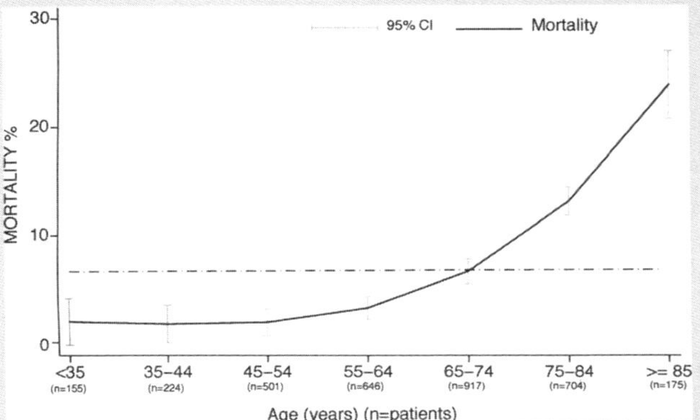

FIGURE 1. Mortality according to age.

IV; open procedure; palliative cancer surgery; transfusion; deep surgical complications; and minor and severe medical complications.

Four risk factors for mortality were not significant in the elderly patients or in the young patients: BMI ≥30; diabetes; length of operation ≥5 hours; and parietal surgical complications.

Overall, our multivariate analysis highlighted 13 independent mortality risk factors (Table 4), as follows. Six factors were characteristic of the elderly patients: age ≥ 85 years; emergency; anemia; white cell count >10,000/mm^3; palliative cancer; and ASA IV. Three factors were common to the elderly and young patients: deep surgical complications; minor and severe medical complications. Four other factors were characteristic of the young patients: kidney failure; cirrhosis; dependence; and pancreatic surgical site.

DISCUSSION

First, our study identified a significant increase in study-wide mortality in the 6574 age group across the entire cohort of patients undergoing major digestive surgery, and age ≥65 years was an independent mortality risk factor. Thus, in this type of surgery, the 65-year-old cut-off, consistent with the empirical WHO cut-off for "aged" people[52] that has been used in other studies,[53–56] is objectively relevant for defining elderly patients even though other authors have subjectively chosen to adopt other cut-offs.[19–21,23,24–29,54–56] A comparison of our postoperative mortality rates (7% overall, and 10.6% in elderly patients) with those of other studies is difficult due to the different case profiles (mortality ranging from 1.5%[57] to 14%[22]) and to the often underreported mortality rates of the elderly.[11]

Subsequently, our analysis individualized independent mortality risk factors of elderly and young patients. The prevalence of these factors (except for that of the pancreas site, which is lower) and mortality rates were always either significantly higher or not different in the elderly compared with the young patients (Tables 1 and 2).

In our elderly patients, we individualized 6 characteristic independent mortality risk factors. First, age ≥85 years is clearly a risk factor of death. This age (or other close age cut-offs) was already reported as a risk factor of death,[8,31,58,59] even though some retrospective studies with selection and inclusion biases stress the fact that extreme age on its own is not a risk factor of death.[19–24,27–29,60–62]

Second, ASA class IV, an accepted surgical mortality indicator in the general population,[34,63,64] was revealed as a risk factor of death in our elderly patients. Its higher prevalence in the elderly (6% with a 56% related mortality [Tables 1 and 2]) is due to the frequency of comorbidities[65] resulting from the progressive degradation of all physiological functions[1–3] occurring at the time of operation.[26,27,33,34,65,66] In our elderly group, we retrieved 6% patients ASA IV (Table 1) with 56% related mortality (Table 4). These figures are consistent with reports in the literature that describe high ASA scores as risk factors for mortality in elderly people who have undergone general and digestive surgery.[3,8,26,33,34,63,65]

Third, emergency has high prevalence (17%) and mortality rates (34%; Tables 1 and 2) consistent with reports in the literature[21,27]; this finding may be related to the increased incidence of certain diseases with age (eg, colon and rectal cancers)[7] and to delayed surgical presentation of elderly patients.[2] This elevated mortality rate, as demonstrated by the absence of a significant difference between surgical sites, was not linked to the type of surgery.[66]

Fourth, anemia also showed high prevalence (21%), in line with published figures ranging from 5.5% to 48%,[53,54,67] and a related high mortality (19%)[63] (Tables 1 and 2). Even if the causes of anemia in elderly individuals are multiple,[46,47,67] Knight et al[56] noted that 40% of patients with initial stage and 80% with advanced stage colon cancer suffer from anemia that is associated with a decreased survival rate. Moreover, even moderate anemia might be associated with higher short-term postoperative mortality.[68]

Fifth, in line with our findings, white cell counts were already reported to be linked with postoperative complications in colon cancer surgery[69] and individualized as a risk factor of death in several studies.[40,43]

Sixth, palliative cancer surgery is an independent risk factor for mortality among our elderly patients compared with cancer alone. Cancer prevalence (14%) is associated with a high mortality rate (21%) with no significant difference related to operative site. In the

377

TABLE 1. Risk Factors of Death (30 days). <65-Year-Old Patients/≥65-Year-Old Patients Prevalence

	<65 Years		≥65 Years			
Risk Factors	**N (1526) Yes/No**	**% (46)**	**N (1796) Yes/No**	**% (54)**	***P***	**N**
Gender female	708/818	46	885/911	49	0.112	3322
Emergency	162/1364	11	304/1492	*17*	**<0.001**	3322
Weight loss>10 kg	171/1351	11	175/1616	10	0.172	3313
BMI ≥ 30	260/1230	*17*	234/1487	14	**0.003**	3211
Anemia	173/1347	11	381/1414	*21*	**<0.001**	3315
White cell count >10,000/mm^3	334/1191	22	439/1355	24	0.84	3319
Diabetes	116/1398	8	255/11515	*14*	**<0.001**	3284
Kidney failure	131/1261	9	799/709	*53*	**<0.001**	2900
Heart disease	313/1205	21	1064/717	*60*	**<0.001**	3299
Pulmonary disease	59/1424	4	138/1583	*8*	**<0.001**	3204
Cirrhosis	34/1484	2	44/1741	2	0.731	3303
Neurologic disease	72/1436	5	172/1594	*10*	**<0.001**	3274
Dependence	49/1453	3	217/1544	*12*	**<0.001**	3263
Potential impaired healing	307/1206	10	295/1474	*17*	**<0.001**	3282
Infectious condition	232/1198	16	330/1348	*20*	**0.013**	3108
ASA						
ASA I	561/841	*40*	190/1493	11	**<0.001**	751
ASA II	671/731	48	887/796	*53*	**<0.008**	1558
ASA III	149/1253	11	503/1180	*30*	**<0.001**	652
ASA IV	21/1381	2	103/1580	*6*	**<0.001**	124
Cancer	719/807	47	1171/624	*65*	**<0.001**	3319
Palliative cancer operation	146/1373	10	247/1540	*14*	**<0.001**	3306
Laparoscopy	469/1048	*31*	309/1473	17	**<0.001**	3299
Transfusion	71/1437	5	89/1679	5	0.685	3276
Surgical site						
Colon rectum	863/663	57	1197/599	*67*	**<0.001**	2060
Liver–biliary tract	251/1275	*16*	206/1590	*11*	**<0.001**	457
Oesophagus–stomach–intestin	213/1313	14	230/1566	13	0.356	443
Pancreas	199/1327	*13*	163/1633	9	**0.003**	362
Operation length ≥5 hours	302/1209	*20*	286/1484	16	**0.004**	3281
Parietal surgical complications	117/1399	8	159/1613	9	0.207	3288
Deep surgical complications	191/1328	13	203/1568	11	0.333	3290
Minor medical complications	107/1334	7	240/1464	*14*	**<0.001**	3145
Severe medical complications	86/1356	6	163/1547	*10*	**<0.001**	3152
Mortality						
Median of patients/variable: 3286 Missing patients/variable: mean: 75, median: 23, range: 0–422	42/1484	2.7	191/1605	*10.6*	**<0.001**	3322

Bold and italic values indicate that $P \leq 0.05$ was considered significant.

TABLE 2. Significant Risk Factors Postoperative Mortality Prevalence. <65-Year-Old/>65-Year-Old Patients

	Deaths: <65-year-old Patients		Death: >65-year-old Patients		
Risk Factors	**N**	**%**	**N**	**%**	***P***
Emergency	12/162	7	102/304	34	**<0.001**
Kidney failure	11/131	9	108/799	14	<0.120
Cirrhosis	7/34	21	8/44	18	1
Anemia	18/173	10	73/381	19	**<0.009**
White cell count>10,000/mm^3	20/314	6	106/333	24	**<0.001**
Dependence	14/49	29	60/217	27	<0.860
ASA IV	10/21	48	58/103	56	**<0.480**
Palliative cancer operation	12/143	8	51/247	21	**<0.010**
Surgical site pancreas	12/199	6	13/163	7	0.061
Deep surgical complications	20/191	10	55/203	27	<0.001
Minor medical complications	9/107	8	68/240	28	**<0.001**
Severe medical complications	8/86	9	42/143	26	**<0.002**

Only statistically significant risk factors from the multivariate analysis are reported in this table. Bold values indicate that $P \leq 0.05$ was considered significant.

378

TABLE 3. Risk Factors of Death (30 days). <65-Year-Old Patients/≥65-Years-Old Patients Univariate Analysis

	<65 Years				≥65 Years			
Risk Factors	**Death Yes/No**	**OR**	**95%CI**	***P***	**Death Yes/No**	**OR**	**95%CI**	***P***
Gender female	13/695	0.50	0.26–0.98	**0.046**	87/798	0.84	0.62–1.14	0.276
Emergency	12/150	3.68	1.83–7.42	**<0.001**	102/202	7.96	5.77–10.0	**<0.001**
weight loss	12/157	4.37	2.34–7.18	**<0.001**	28/147	1.82	11.17–3.60	**<0.001**
BMI ≥ 30	7/253	1.00	0.43–2.29	0.993	25/209	1.16	0.73–1.81	0.518
Anemia	18/155	6.68	3.52–12.66	**<0.001**	73/308	2.60	1.89–3.57	**<0.001**
White cell count >10,000/mm^3	20/314	3.38	1.82–6.28	**<0.001**	106/333	4.75	3.48–6.48	**<0.001**
Diabetes	4/112	1.25	0.52–3.48	0.646	21/234	0.73	0.45–1.18	0.213
Kidney failure	11/120	4.35	2.09–9.03	**<0.001**	108/691	2.48	1.71–3.60	**<0.001**
Heart disease	15/298	2.19	1.15–4.18	**<0.001**	131/933	1.65	1.19–2.30	**0.003**
Pulmonary disease	7/52	5.34	2.26–12.59	**<0.001**	28/110	2.41	1.54–3.77	**<0.001**
Cirrhosis	7/27	10.73	4.37–26.30	**<0.001**	8/36	1.90	0.87–4.15	*0.106*
Neurologic disease	8/64	5.15	2.29–11.58	**<0.001**	41/131	3.12	2.11–4.61	**<0.001**
Dependence	14/35	20.35	9.87–41.98	**<0.001**	60/157	4.33	3.05–6.15	**<0.001**
Potential impaired healing	20/287	3.45	9.87–41.98	**<0.001**	39/256	1.35	0.92–1.97	0.115
Infectious condition	12/220	2.36	1.18–4.74	**0.022**	59/271	2.33	1.66–3.28	**<0.001**
ASA								
ASA I	4/557				2/188			
ASA II	14/657	2.96	0.05–0.91	*0.056*	47/840	5.25	11.3–21.84	**0.022**
ASA III	10/139	10.01	33.1–32.41	**<0.001**	70/433	15.19	3.68–62.61	**<0.001**
ASA IV	10/11	126.59	34.3–46.6	**<0.001**	58/45	121.15	28.5–514.1	**<0.001**
Cancer	26/691	1.86	0.99–3.49	*0.054*	105/1066	0.61	0.45–0.83	**0.002**
Palliative cancer operation	12/134	4.00	2.00–8.01	**<0.001**	51/196	2.64	1.85–3.76	**<0.001**
Laparoscopy	6/463	0.36	0.15–0.87	**0.023**	12/297	0.29	0.16–0.53	**<0.001**
Transfusion	3/16	6.97	1.95–24.90	**0.007**	7/19	3.21	1.33–7.75	**0.009**
Surgical site								
Liver–biliary track	5/246				7/199			
Colon–rectum	15/848	0.87	0.31–2.41	*0.790*	131/1066	3.49	1.60–7.58	**0.002**
Oesophagus–stomach–intestin	10/203	2.42	0.81–7.20	0.111	40/190	5.98	2.61–13.68	**<0.001**
Pancreas	12/187	3.15	1.09–9.11	**0.034**	13/150	2.46	0.95–6.32	0.061
Operation length ≥ 5h	9/293	1.09	0.51–2.31	0.81	26/260	0.81	0.52–1.25	0.34
Parietal surgical complications	5/112	1.79	1.40–6.33	0.233	23/136	1.64	1.02–2.64	0.038
Deep surgical complications	20/171	6.5	0.68–4.67	**<0.001**	55/148	4.48	3.12–6.43	**<0.001**
Minor medical complications	9/98	4.28	1.96–9.33	**<0.001**	68/172	5.22	3.70–7.37	**<0.001**
Severe medical complications	8/78	4.68	2.14–11.02	**0.001**	42/121	3.69	2.48–5.46	**<0.001**

OR indicates odd ratio; 95%CI: 95% confidence interval. Bold and italic values indicate that $P \leq 0.05$ was considered significant.

literature dealing specifically with major digestive surgery in the elderly, cancer is rarely reported as a risk factor for death.[70] Abbas et al[27] reported the absence of any difference in long-term survival rates for octogenarians from cancer-versus non–cancer-associated major digestive surgery. Khuri and Reiss reported that "disseminated cancer or inoperable cancer" (close to our definition) may be short- and long-term risk factors for mortality.[37,59]

In our cohort, deep surgical complications and minor as well as severe postoperative medical complications were common risk factors for mortality among elderly and young patients.

The prevalence of deep surgical complications was not statistically different in elderly and young patients, in contrast to mortality, which was higher in elderly patients (27%; Tables 1 and 2). These results may be explained by the similarity of the surgical procedures in young and elderly people, resulting in an equal number of deep surgical complications leading to more severe consequences in elderly people. In line with the literature,[8,13,34,58] our prevalence of postoperative minor (14%) and severe medical complications (10%) was high in elderly patients. The associated mortality rates were 28% and 26%, respectively. Several studies with different baseline characteristics and inclusion criteria resulting in relatively low mortality rates emphasized postoperative complications as major risk factors of mortality[34,37,58] and pointed to some of them as main opportunities for improving care for elderly people.[56] Nevertheless, in our high mortality elderly group, the workup of preoperative predictors of mortality remains an essential target.[3,62,65]

In young patients, 4 characteristic independent factors of postoperative mortality were identified: kidney failure, cirrhosis, dependence, and pancreatic surgical site.

These risk factors, compared with other series,[8] did not appear in our elderly patients despite similar or even greater prevalence than in young patients. The absence of kidney failure and cirrhosis as risk factors in our group of elderly patients may be related to the lack of a severity scale to interpret our binary data. Dependence, evaluated according to attainable criteria in surgical settings, probably does not correspond to an identical status in the elderly and young patients.[1,71–73] The risk linked to the pancreatic surgical site results from the higher frequencies of these high-risk major operations in young patients.[74]

The 6 specific elderly patient predictors of death cannot be equally affected in the preoperative period. Two predictors, age ≥85 years and ASA class IV, are clearly not open to modifications. The 4 other predictors, either directly (preoperative treatments for anemia and white cell count) or indirectly (preventive measures for emergency and palliative cancer surgery), could benefit from an efficient specific workup.

Regarding anemia, preoperative transfusions must, except for emergency situations, generally be reserved for cases of severe

TABLE 4. Risk Factors of Death. 65<Year-Old Patients>65-Year-Old Patients Multivariate Analysis

	<65 ANS			>65 ANS		
Risk Factors	**OR**	**CI95%**	***P***	**OR**	**CI95%**	***P***
Age > 85				2.62	1.08–6.31	**0.032**
Emergency				3.42	1.67–6.99	**0.001**
Kidney failure	11.44	2.25–57.96	**0.003**			
Cirrrhosis	13.25	2.11–82.89	**0.006**			
Anemia				1.80	1.02–3.17	**0.041**
White cell count >10,000/mm^3				1.90	1.08–3.35	**0.024**
Dependence	5.17	1.09–28.09	**0.047**			
ASA IV				9.86	1.77–54.7	**0.009**
Palliative cancer operation				4.03	1.99–8.19	**<0.001**
Surgical site: pancreas	7.78	1.59–37.95	**0.011**			
Deep surgical complications	63.13	5.51–723.33	**0.001**	51.59	18.02–147.68	**<0.001**
Minor medical complications	40.04	2.78–575.49	**0.007**	40.58	15.08–109.19	**<0.001**
Severe medical complications	108.08	8.59–13558.8	**<0.001**	23.36	8.21–66.46	**<0.001**

OR indicates odd ratio; 95%CI, 95% confidence interval; <65 years: C index 0.98 Hosmer–Lemeshow, $P = 0.999$; >65 years: C index 0.93 Hosmer–Lemeshow, $P = 0.728$. Bold values indicate that $P \leq 0.05$ was considered significant.

anemia.[75,76] Nevertheless, the preoperative hematocrit might influence the 30-day postoperative mortality in elderly patients requiring intraoperative transfusion during major noncardiac surgery.[77] Before elective surgery, recombinant hematopoetin may be an option, as several studies show its efficacy.[53–56]

A white cell count >10,000/mm^3, as a risk factor of death, reinforces the conclusion of the study by Silber et al[78] that showed that elderly digestive surgery requires preoperative antibiotics.

As recommended almost 2 decades ago,[79] the high emergency mortality rate of elderly patients can only be decreased by an earlier diagnostic strategy (eg, anemia assessment[70,80]) leading to more frequent elective operations,[2,3] particularly in elderly patients undergoing colorectal surgery whose inequity in treatment is recognized.[81]

In the same way, concerning cancer, 2 courses of action can be proposed. First, the severity of palliative resections in elderly patients, frequently referred with advanced stages of cancer,[2,13] could benefit from less-invasive approaches. Thus, in place of surgery, palliative stent placements may be an efficient definitive option.[82,83] Second, in the long run, systematic screening campaigns, which are efficient in cases of colorectal cancer in patients under 75,[84] could promote the early discovery of initial-stage tumors with more favorable prognoses. Such an approach is supported by the similar survival rates after oncological curative surgery in old and young patients.[9]

In our study, several limitations have to be emphasized: (1) potentially important markers were probably insufficiently assessed (eg, as nutritional status indicators,[65] frailty or prefrailty markers[38,85]); (2) even if our cohort is prospective and multicenter-based, selection biases are possible, because on the one hand, enrolled patients and their families agreed to the proposed major operation, and on the other hand, a relative surgical abstention from high-risk operations (eg, pancreas and liver)[62] is possible; and (3) as in similar studies,[8,34] our multivariate analysis only highlights isolated independent death indicators. It does not evaluate, as does a score,[86,87] the association of several factors open or not open to improvements.

Thus, a comprehensive geriatric-specific and oncological preoperative assessment is essential in elderly patients[2,38,62,65,88] to allow the further individualization of indicators of death, which can lead to an efficient specific risk-based workup. Moreover, these indicators are essential to develop and validate a scoring system according to a precise and dedicated methodology. This score for elderly patients would be useful in predicting the risk of death for individuals and, for populations, in comparing the performance of hospitals, surgical units, and/or surgeons.

380

ACKNOWLEDGMENTS

We wish to thank the contributing surgeons and participating subjects at Fédération de Recherche En Chirurgie (FRENCH): Brassier, Didier (Aulnay/Bois); Collet, Denis (Pessac/Bordeaux); De Calan, Loic (Tours); Decker, Georges (Luxembourg); Bakoto, C (Chateauroux); Descottes, Bernard (Limoges); Demaizieres, François (Paray-le-Monial); Desrousseaux, Bruno (Lomme); Desvignes, Gerard (Montargis Amilly); Dillin Christian (Thonon les Bains); Ducerf, Christian (Lyon); Dugue, Timothée (Lomme); Evrard, Serge (Bordeaux); Fabre Xavier (Cholet); Flamant, Yves (Colombes); Fingerhut, Abe (Poissy); Fourtanier, Gilles (Toulouse); Gabelle, Philippe (Grenoble); Gaignant, Alain (Limoges); Gayet, Brice (Paris); Hennet, Henri (Romorantin); Herbiere, Patrick (Albi). Herjean, Marion (Valenciennes); Ianelli, Antonio (Menton); Jaeck, Daniel (Strasbourg); Kohlmann, Gerard (Corbeil-Essonne); Laborde, Yves (Pau); Lehur, Paul-Antoine (Nantes); Langlois-Zantain, Odile (Montluçon); Leynaud, Gérard (Montluçon); Merad, Fehti (Eaubonne Alger); Michot Francis (Rouen); Oberlin, Philippe (Villeneuve St Georges); Pellissier Edouard (Besançon); Pessaux, Patrick (Angers); Peyrard, Pierre (Compiegne); Philippe, Olivier (Orange); Pujol José (Bergerac); Regimbeau, Jean-Marc (Amiens); Rey, Claude (Vernon); Sage, Michel (Auxerre); Segol, Philippe (Caen); Tarla, Emmanuel (Cannes); Tison, Marc (Dunkerque); Triboulet, Jean-Pierre (Lille); Troalen, Karen (Gonesse); Vacher, Bernard (Argenteuil); Veyrieres, Michel (Pontoise).

REFERENCES

1. Richardson JD, Cocanour CS, Kern JA, et al. Perioperative risk assessment in elderly and high-risk patients. *J Am Coll Surg.* 2004;199:133–146.
2. Seymour DG. Gastrointestinal surgery in old age: issues of equality and quality. *Gut.* 1997;41:427–429.
3. Leung JM, Dzankic S. Relative importance of preoperative health status versus intraoperative factors in predicting postoperative adverse outcomes in geriatric surgical patients. *J Am Geriatr Soc.* 2001;49:1080–1085.
4. www.insee.fr.strutures par age des populations maculines et feminines.
5. Etzioni DA, Liu JH, Maggard MA, et al. The aging population and its impact on the surgery workforce. *Ann Surg.* 2003;238:170–177.
6. Colorectal Cancer Collaborative Group. Surgery for colorectal cancer in elderly patients: a systematic review. *Lancet.* 2000;356(9234):968–974.
7. de Rijke JM, Schouten LJ, Hillen HF, et al. Cancer in the very elderly Dutch population. *Cancer.* 2000;89:1121–1133.
8. Turrentine FE, Wang H, Simpson VB, et al. Surgical risk factors, morbidity, and mortality in elderly patients. *J Am Coll Surg.* 2006;203:865–877.

9. Monson K, Litvak DA, Bold RJ. Surgery in the aged population: surgical oncology. *Arch Surg.* 2003;138:1061–1067.
10. Pofahl WE, Pories WJ. Current status and future directions of geriatric general surgery. *J Am Geriatr Soc.* 2003;51(7 Suppl):S351-S354.
11. Finlayson EV, Birkmeyer JD. Operative mortality with elective surgery in older adults. *Eff Clin Pract.* 2001;4:172–177.
12. Alexiou C, Beggs D, Salama FD, et al. Surgery for esophageal cancer in elderly patients: the view from Nottingham. *J Thorac Cardiovasc Surg.* 1998;116:545–553.
13. Latkauskas T, Rudinskaite G, Kurtinaitis J, et al. The impact of age on postoperative outcomes of colorectal cancer patients undergoing surgical treatment. *BMC Cancer.* 2005;5:153.
14. Arenal JJ, Benito C, Concejo MP, et al. Colorectal resection and primary anastomosis in patients aged 70 and older: prospective study. *Eur J Surg.* 1999;165:593–597.
15. Poon RT, Law SY, Chu KM, et al. Esophagectomy for carcinoma of the esophagus in the elderly: results of current surgical management. *Ann Surg.* 1998;227:357–364.
16. Wu YL, Yu JX, Xu B. Safe major abdominal operations: hepatectomy, gastrectomy and pancreatoduodenectomy in elder patients. *World J Gastroenterol.* 2004;10:1995–1997.
17. Aldrighetti L, Arru M, Caterini R, et al. Impact of advanced age on the outcome of liver resection. *World J Surg.* 2003;27:1149–1154.
18. Coniglio A, Tiberio GA, Busti M, et al. Surgical treatment for gastric carcinoma in the elderly. *J Surg Oncol.* 2004;88:201–205.
19. Sohn TA, Yeo CJ, Cameron JL, et al. Should pancreaticoduodenectomy be performed in octogenarians? *J Gastrointest Surg.* 1998;2:207–216.
20. Ackermann RJ, Vogel RL, Johnson LA, et al. Surgery in nonagenarians: morbidity, mortality, and functional outcome. *J Fam Pract.* 1995;40:129–135.
21. Bufalari A, Ferri M, Cao P, et al. Surgical care in octogenarians. *Br J Surg.* 1996;83:1783–1787.
22. Walsh TH. Audit of outcome of major surgery in the elderly. *Br J Surg.* 1996;83:92–97.
23. Burns-Cox N, Campbell WB, van Nimmen BA, et al. Surgical care and outcome for patients in their nineties. *Br J Surg.* 1997;84:496–498.
24. Rigberg D, Cole M, Hiyama D, et al. Surgery in the nineties. *Am Surg.* 2000;66:813–816.
25. Zerbib P, Kulick JF, Lebuffe G, et al. Emergency major abdominal surgery in patients over 85 years of age. *World J Surg.* 2005;29:820–825.
26. Tan KY, Chen CM, Ng C, et al. Which octogenarians do poorly after major open abdominal surgery in our Asian population? *World J Surg.* 2006;30:547–552.
27. Abbas S, Booth M. Major abdominal surgery in octogenarians. *N Z Med J.* 2003;116(1172):U402.
28. Warner MA, Hosking MP, Lobdell CM, et al. Surgical procedures among those greater than or equal to 90 years of age. A population-based study in Olmsted County, Minnesota, 1975-1985. *Ann Surg.* 1988; 207:380–386.
29. Spivak H, Maele DV, Friedman I, et al. Colorectal surgery in octogenarians. *J Am Coll Surg.* 1996;183:46–50.
30. Khuri SF, Najjar SF, Daley J, et al. Comparison of surgical outcomes between teaching and nonteaching hospitals in the Department of Veterans Affairs. *Ann Surg.* 2001;234:370–382.
31. Polanczyk CA, Marcantonio E, Goldman L, et al. Impact of age on perioperative complications and length of stay in patients undergoing noncardiac surgery. *Ann Intern Med.* 2001;134:637–643.
32. Tekkis PP, Prytherch DR, Kocher HM, et al. Development of a dedicated risk-adjustment scoring system for colorectal surgery (colorectal POSSUM). *Br J Surg.* 2004;91:1174–1182.
33. McNicol L, Story DA, Leslie K, et al. Postoperative complications and mortality in older patients having non-cardiac surgery at three Melbourne teaching hospitals. *Med J Aust.* 2007;186:447–452.
34. Hamel MB, Henderson WG, Khuri SF, et al. Surgical outcomes for patients aged 80 and older: morbidity and mortality from major noncardiac surgery. *J Am Geriatr Soc.* 2005;53:424–429.
35. Henderson WG, Khuri SF, Mosca C, et al. Comparison of risk-adjusted 30day postoperative mortality and morbidity in Department of Veterans Affairs hospitals and selected university medical centers: general surgical operations in men. *J Am Coll Surg.* 2007;204:1103–1114.
36. Fink AS, Hutter MM, Campbell DC, Jr., et al. Comparison of risk-adjusted 30-day postoperative mortality and morbidity in Department of Veterans Affairs hospitals and selected university medical centers: general surgical operations in women. *J Am Coll Surg.* 2007;204:1127–1136.
37. Khuri SF, Henderson WG, DePalma RG, et al. Determinants of long-term survival after major surgery and the adverse effect of postoperative complications. *Ann Surg.* 2005;242:326–341.
38. McGory ML, Kao KK, Shekelle PG, et al. Developing quality indicators for elderly surgical patients. *Ann Surg.* 2009;250:338–347.
39. Copeland GP, Sagar P, Brennan J, et al. Risk-adjusted analysis of surgeon performance: a 1-year study. *Br J Surg.* 1995;82:408–411.
40. Aust JB, Henderson W, Khuri S, et al. The impact of operative complexity on patient risk factors. *Ann Surg.* 2005;241:1024–1027.
41. Copeland GP, Jones D, Walters M. POSSUM: a scoring system for surgical audit. *Br J Surg.* 1991;78:355–360.
42. Arozullah AM, Daley J, Henderson WG, et al. Multifactorial risk index for predicting postoperative respiratory failure in men after major noncardiac surgery. The National Veterans Administration Surgical Quality Improvement Program. *Ann Surg.* 2000;232:242–253.
43. Brooks MJ, Sutton R, Sarin S. Comparison of Surgical Risk Score, POSSUM and p-POSSUM in higher-risk surgical patients. *Br J Surg.* 2005;92:1288–1292.
44. Collins TC, Daley J, Henderson WH, et al. Risk factors for prolonged length of stay after major elective surgery. *Ann Surg.* 1999;230:251–259.
45. Cockcroft DW, Gault MH. Prediction of creatinine clearance from serum creatinine. *Nephron.* 1976;16:31–41.
46. Guralnik JM, Ershler WB, Schrier SL, et al. J. Anemia in the elderly: a public health crisis in hematology. *Hematology Am Soc Hematol Educ Program.* 2005:528–532.
47. Steensma DP, Tefferi A. Anemia in the elderly: how should we define it, when does it matter, and what can be done? *Mayo Clin Proc* 2007;82:958–966.
48. Graeb C, Jauch KW. Surgery in immunocompromised patients. *Br J Surg.* 2008;95:1–3.
49. Dripps RD, Lamont A, Eckenhoff JE. The role of anesthesia in surgical mortality. *JAMA* 1961;178:261–266.
50. Collins TC, Johnson M, Daley J, et al. Preoperative risk factors for 30-day mortality after elective surgery for vascular disease in Department of Veterans Affairs hospitals: is race important?. *J Vasc Surg.* 2001;34:634–640.
51. Seshadri PA, Mamazza J, Schlachta CM, et al. Laparoscopic colorectal resection in octogenarians. *Surg Endosc.* 2001;15:802–805.
52. whqlibdoc.who.int/hq/2001/a73921.
53. Artz AS, Fergusson D, Drinka PJ, et al. Prevalence of anemia in skilled-nursing home residents. *Arch Gerontol Geriatr.* 2004;39:201–206.
54. Beghe C, Wilson A, Ershler WB. Prevalence and outcomes of anemia in geriatrics: a systematic review of the literature. *Am J Med.* 2004;116(Suppl 7A):3S–10S.
55. Kosmadakis N, Messaris E, Maris A, et al. Perioperative erythropoietin administration in patients with gastrointestinal tract cancer: prospective randomized double-blind study. *Ann Surg.* 2003;237:417–421.
56. Knight K, Wade S, Balducci L. Prevalence and outcomes of anemia in cancer: a systematic review of the literature. *Am J Med.* 2004;116 Suppl 7A: 11S–26S.
57. Davenport DL, Henderson WG, Khuri SF, et al. Preoperative risk factors and surgical complexity are more predictive of costs than postoperative complications: a case study using the National Surgical Quality Improvement Program (NSQIP) database. *Ann Surg.* 2005;242:463–468.
58. Bentrem DJ, Cohen ME, Hynes DM, et al. Identification of specific quality improvement opportunities for the elderly undergoing gastrointestinal surgery. *Arch Surg.* 2009;144:1013–1020.
59. Reiss R, Haddad M, Deutsch A, et al. Prognostic index: prediction of operative mortality in geriatric patients by use of stepwise logistic regression analysis. *World J Surg.* 1987;11:248–251.
60. Bender JS, Magnuson TH, Zenilman ME, et al. Outcome following colon surgery in the octagenarian. *Am Surg.* 1996;62:276–279.
61. Takeuchi K, Tsuzuki Y, Ando T, et al. Should patients over 85 years old be operated on for colorectal cancer? *J Clin Gastroenterol.* 2004;38:408–413.
62. Blair SL, Schwarz RE. Advanced age does not contribute to increased risks or poor outcome after major abdominal operations. *Am Surg.* 2001;67:1123–1127.
63. Bo M, Cacello E, Ghiggia F, et al. Predictive factors of clinical outcome in older surgical patients. *Arch Gerontol Geriatr.* 2007;44:215–224.
64. Cook TM, Day CJ. Hospital mortality after urgent and emergency laparotomy in patients aged 65 yr and over. Risk and prediction of risk using multiple logistic regression analysis. *Br J Anaesth.* 1998;80:776–781.

65. Loran DB, Hyde BR, Zwischenberger JB. Perioperative management of special populations: the geriatric patient. *Surg Clin North Am.* 2005;85:1259.
66. Lubin MF. Is age a risk factor for surgery? *Med Clin North Am.* 1993;77:327–333.
67. Eisenstaedt R, Penninx BW, Woodman RC. Anemia in the elderly: current understanding and emerging concepts. *Blood Rev.* 2006;20:213–226.
68. Wu WC, Schifftner TL, Henderson WG, et al. Preoperative hematocrit levels and postoperative outcomes in older patients undergoing noncardiac surgery. *JAMA.* 2007;297:2481–2488.
69. Moyes LH, Leitch EF, McKee RF, et al. Preoperative systemic inflammation predicts postoperative infectious complications in patients undergoing curative resection for colorectal cancer. *Br J Cancer.* 2009;100:1236–1239.
70. Al-Refaie WB, Parsons HM, Henderson WG, et al. Major cancer surgery in the elderly: results from the American College of Surgeons National Surgical Quality Improvement Program. *Ann Surg.* ;251:311–318.
71. McGory ML, Shekelle PG, Rubenstein LZ, et al. Developing quality indicators for elderly patients undergoing abdominal operations. *J Am Coll Surg.* 2005;201:870–883.
72. Lawrence VA, Hazuda HP, Cornell JE, et al. Functional independence after major abdominal surgery in the elderly. *J Am Coll Surg.* 2004;199:762–772.
73. Audisio RA, Gennari R, Sunouchi K, et al. Preoperative assessment of cancer in elderly patients: a pilot study. *Support Cancer Ther.* 2003;1:55–60.
74. Glasgow RE, Jackson HH, Neumayer L, et al. Pancreatic resection in Veterans Affairs and selected university medical centers: results of the patient safety in surgery study. *J Am Coll Surg.* 2007;204:1252–1260.
75. Dunne JR, Malone D, Tracy JK, et al. Perioperative anemia: an independent risk factor for infection, mortality, and resource utilization in surgery. *J Surg Res.* 2002;102:237–244.
76. Napolitano LM. Perioperative anemia. *Surg Clin North Am.* 2005;85(6):121527.
77. Wu WC, Smith TS, Henderson WG, et al. Operative blood loss, blood transfusion, and 30-day mortality in older patients after major noncardiac surgery. *Ann Surg.* 2010;252:11–17.
78. Silber JH, Rosenbaum PR, Trudeau ME, et al. Preoperative antibiotics and mortality in the elderly. *Ann Surg.* 2005;242:107–114.
79. Barlow AP, Zarifa Z, Shillito RG, et al. Surgery in a geriatric population. *Ann R Coll Surg Engl.* 1989;71:110–114.
80. Niv E, Elis A, Zissin R, et al. Abdominal computed tomography in the evaluation of patients with asymptomatic iron deficiency anemia: a prospective study. *Am J Med.* 2004;117:193–195.
81. Carsin AE, Sharp L, Cronin-Fenton DP, et al. Inequity in colorectal cancer treatment and outcomes: a population-based study. *Br J Cancer.* 2008;99:266–274.
82. Faragher IG, Chaitowitz IM, Stupart DA. Long-term results of palliative stenting or surgery for incurable obstructing colon cancer. *Colorectal Dis.* 2008;10:668–672.
83. Hanada K, Iiboshi T, Ishii Y. Endoscopic ultrasound-guided choledochoduodenostomy for palliative biliary drainage in cases with inoperable pancreas head carcinoma. *Dig Endosc.* 2009;21(Suppl 1):S75–S78.
84. Zauber AG, Lansdorp-Vogelaar I, Knudsen AB, et al. Evaluating test strategies for colorectal cancer screening: a decision analysis for the U.S. Preventive Services Task Force. *Ann Intern Med.* 2008;149:659–669.
85. Robinson TN, Eiseman B, Wallace JI, et al. Redefining geriatric preoperative assessment using frailty, disability and co-morbidity. *Ann Surg.* 2009;250:449–455.
86. Tran Ba Loc P, du Montcel ST, Duron JJ, et al. Elderly POSSUM, a dedicated score for prediction of mortality and morbidity after major colorectal surgery in older patients. *Br J Surg.* 2010;97:396–403.
87. Lloyd H, Ahmed I, Taylor S, et al. Index for predicting mortality in elderly surgical patients. *Br J Surg.* 2005;92:487–492.
88. Balducci L. Evidence-based management of cancer in the elderly. *Cancer Contl.* 2000;7:368–376.

■論文2の訳■

高齢者の主要消化管手術における死亡の危険因子
多施設前向き研究

Jean-Jacques Duron, MD*†, Emmanuelle Duron, MD‡§, Thimothée Dugue, MD¶, José Pujol, MD**, Fabrice Muscari, MD††‡‡, Denis Collet, MD§§¶¶, Patrick Pessaux, MD***†††, Jean-Marie Hay, MD‡‡‡§§§[*4]

目的：手術の複雑さに従って定義された主要消化管手術における高齢患者（≧65歳）の死亡に対する危険因子を同定する。

背景：先進国の高齢者では，現在，主要消化管手術の頻度が増加しつつあり，高死亡率を伴う。したがって，高齢患者の手術ケアやアウトカムを改善するための妥当な指標が開発されなければならない。

方法：データは，異なる47施設で主要消化管手術を受ける患者3,322人を含む多施設前向きコホートから連続的に得た。術前，術中，術後の人口統計学的および臨床的な27変数を評価した。高齢患者（$n=1{,}796$）における独立した死亡の危険因子を同定するために多変量解析を用いた。若年患者をコントロール群とし，エンドポイントを術後30日死亡と定義した。

結果：コホート全体では，術後死亡が65～74歳の患者で有意に増加し，≧65歳は，それ自体，死亡の独立した危険因子であった〔オッズ比（OR）2.21；95%信頼区間（CI）［1.36，3.59］；$P=0.001$〕。高齢患者における死亡率は10.6%であった。死亡に関する6つの独立した危険因子が高齢患者に特徴的であった：年齢≧85歳（OR 2.62；95%CI［1.08，6.31］；$P=0.032$），緊急手術（OR 3.42；95%CI［1.67，6.99］；$P=0.001$），貧血（OR 1.80；95%CI［1.02，3.17］；$P=0.041$），白血球数＞10,000/mm^3（OR 1.90；95%CI［1.08，3.35］；$P=0.024$），米国麻酔科学会（ASA）クラスⅣ（OR 9.86；95%CI［1.77，54.7］；P=0.009），がん姑息手術（OR 4.03；95%CI［1.99，8.19］；$P<0.001$）。

結論：主要消化管手術を受ける高齢患者において独立に検証されたリスク指標を特徴づけることは必須であり，高齢患者に適したスコアの開発に必要なステップを構成する効率の高い特異的な検査につながる。

(*Ann Surg* 2011; 254: 375–382)

先進国では，平均余命が延び，高齢者人口が最近の数十年間で着実に増加している[1-3]。2008年には，フランスの人口の32%が≧65歳で，17%が≧75歳であった[4]。今日，

[*4] 訳注：*，**，***，†，††，†††，‡，‡‡，‡‡‡，§，§§，§§§，¶，¶¶については，105ページを参照。

主要外科手術が増加する多くの高齢患者に行われている[5]。他の専門外科と同様に[6]，高齢患者に行われる消化管手術の頻度[6]が，さらに高齢者（すなわち，≧80歳または≧85歳）[7,8]のサブグループにおいてさえ増加している[7-10]。継続的な進歩にもかかわらず，これらの患者の術後死亡率や合併症率は高いまま[11]であり，術前検査の選択は，多くの場合，検証されたアウトカム指標を必要とする。このような状況で，多くの研究が特定の疾患（たとえば，結腸がんや胃がん，食道がん[12,13]）や特定の手術（たとえば，結腸切除術や胃切除術，食道切除術，肝切除術，膵切除術）[14-18]，任意に定義された年齢群（たとえば，80歳代や90歳代）[19-29]に限った注意を向けている。さらに，文献データは，病院の種類[8,30-33]やコホートプロフィール（たとえば，単一施設の前向きコホート[8,30,33]や主に男性のコホート[34]），手術の定義[31,34]，術後追跡期間の定義（術後在院期間[3,31]，30日[8,34-36]，さらに長期[37,38]）によってしばしば異なる。

対照的に，本研究は，主要消化管手術を受ける連続的な患者3,322人の前向き多施設コホートに基づいている。この報告は，多変量解析を用いることで，若年患者をコントロール群とした場合の65歳以上の患者群における独立した術後死亡の危険因子を明らかにする。

患者と方法

主要消化管手術を受けた平均年齢 63.8歳〔標準偏差（SD）15.3，範囲 16～99歳〕の患者3,322人（男性1,729人；52%）を前向きかつ連続的に登録した。このコホートでは，1,796人（54%）が65歳以上で，平均年齢は75歳（SD 6.7）であった。

患者は，2002年1月1日～2004年12月31日の期間に，フランスの外科センター47施設〔大学病院 17施設（患者の53%），一般病院 27施設（患者の37%），私立病院 3施設（患者の10%）〕で手術を受けた。施設に登録された平均患者数は75±63人（中央値 49，範囲 0～362）であった。施設が研究に参加するには，最少登録数として年間30人を必要とした。施設により，最初の登録開始日や研究参加期間は異なっていた。

エンドポイントは，術後30日死亡であった。

適格基準には，主要消化管手術（Copeland[39]による「主要または主要プラス」，またはAustら[40]による「複合グレード3,4および5」と定義した）に加えて，特定の他の手術（腹腔内温熱化学療法，肥満バイパス術，狭窄形成術）を受ける16歳以上の患者を含めた。不適格基準は，術後30日以内に追跡から脱落した生存患者（$n=308$）を除外する目的で用いられた。すべての記録のうち，データ欠損>3の患者（$n=251$）を最初の患者コホート 3,881人から除外した。

危険因子

CopelandやArozullah，Leungらの研究[3,41,42]を参照し，周術期に影響することが知られている人口統計学的および臨床的な27の変数を記録した：年齢（≧65歳）；性別；緊急手術（非予定手術として，入院から手術までの時間＜24時間）[43]；肥満指数（BMI）≧30；体重減少（過去6か月の体重減少＞10％）[44]；腎不全（Cockroft＜60 mL/分）[45]；入院時貧血（男性：ヘモグロビン＜13 g/dL，女性：＜12 g/dL）[46, 47]；入院時白血球数＞10,000/mm3 [3, 43]；糖尿病（1型または2型）；心疾患の既往（高血圧，最近の心筋梗塞，心筋症，うっ血性心不全，心調律異常）[42]；臨床的または組織学的に確定された肝硬変；神経疾患の既往（後遺症の有無にかかわらない脳卒中，Parkinson病，認知症）；継続的な気管支拡張薬療法や治療のための入院を必要とする肺疾患の既往〔慢性肺疾患，慢性閉塞性肺疾患 chronic obstructive pulmonary disease（COPD）〕[42]；抗生物質療法をただちに必要とする入院時の感染；術前の血液培養陽性[8]；過去6か月のステロイド療法やがん化学療法，放射線療法による治癒不良の可能性[48]；日常活動のための補助器具の使用とともに他者の介助が必要な要介護状態[42]；独自のクラスⅣ（クラスⅣとⅤを併合）を示すASA分類[49]；がん[35, 36]：がんの場合，不完全な術中切除や腹膜転移，がん腫症と定義される姑息手術；手術の種類〔開腹あるいは腹腔鏡手術（腹腔鏡補助手術や開腹術への移行を含む）〕；周術期の輸血≧4単位[42]；手術部位〔結腸直腸，肝胆道，食道－胃腸，膵（手術や解剖学的基準に従ってカテゴリー化）〕；手術時間≧5時間[50]；体壁術後合併症（膿瘍や血腫，瘢痕ヘルニア）；深部術後合併症（膿瘍や腹膜炎，出血，吻合部縫合不全）；軽微な内科的術後合併症（集中治療を必要としない）；重篤な内科的術後合併症（外科的合併症を伴わない1日以上のICU在室）[37, 51]。

統計学的解析

統計学的解析は，ロジスティックモデル回帰を利用するいくつかの段階を含む。

コホート全体における最初の段階は年齢別死亡率の調査で，連続的な年齢変数を35歳から10歳ごとの年齢群にカテゴリー化した。これは，世界保健機関 World Health Organization（WHO）で65歳以上の患者に用いられる分類に類似する[52]。

2番目の段階は，≧65歳と＜65歳における危険因子の有病率と単変量解析である。

3番目の段階は，単変量解析において$P \leqq 0.10$を示す危険因子のすべて（年齢≧65歳，＜65歳を含む）を含めた死亡の多重ロジスティック解析である（変数増加ステップワイズ法）。次に，この多重ロジスティックモデルを，特定の危険因子（年齢を含む）とともに2つの年齢群（すなわち，≧65歳および＜65歳）にそれぞれ適用した。

相対危険度を95％信頼区間（CI）とともにオッズ比（OR）として表した。すべての解析で$P \leqq 0.05$を有意とした。欠損値は補完プロシージャに従って処理し，モデル適合度の後推定はC係数 C Index および Hosmer–Lemeshow 検定により行った。反復回数を200としたブートストラップ法により，モデルの安定性を評価した。

統計学的解析は，STATA MP 10.1 ソフトウェア（StataCorp. College Station, TX, USA）により行った。

結果

術後死亡。全体的な術後コホートの死亡率は 7% (3,322 人のうち，233 人) を示し，緊急手術の 24% (466 人のうち，114 人) に対して，予定手術では 4% (2,856 人のうち，119 人) であった ($P \leqq 0.001$)。死亡率は，コホート全体では年齢が増すとともに指数関数的に増加した (**図 1**)。年齢と死亡の関連は次のようであった：術後死亡 = 0.002 × exp (0.63 × 年齢)。死亡の増加は 65 ～ 74 歳の年齢群で統計学的に有意と考えられ ($P<0.03$)，65 歳以上であることは，それ自体，死亡率の有意に独立な危険因子であった (OR 2.21；95%CI [1.36, 3.59]；$P=0.001$)。本論文では，高齢者および高齢者群は≧ 65 歳の患者を指し，若年者および若年者群は<65 歳の患者を指す。若年者群では，年齢は有意な死亡リスクではなかったが，高齢者群では，≧ 85 歳の群 (死亡率 18%) に属することが独立な死亡リスクであった (OR 2.62；95%CI [1.08, 6.31]；$P=0.032$)。

高齢患者の術後死亡率が 10.6% (1,796 人のうち，191 人) であるのに対し，若年患者では 2.7% (1,526 人のうち，42 人) であった ($P \leqq 0.001$)。高齢患者における緊急手術後の死亡率 33.5% (304 人のうち，102 人) に対し，若年患者では 7.4% (162 人のうち，12 人) であったが ($P \leqq 0.001$)，高齢患者における予定手術後の死亡率 6% (1,492 人のうち，89 人) に対し，若年患者では 2.2% (1,364 人のうち，30 人) であった ($P \leqq 0.001$)。

高齢患者と若年患者の死亡に対する人口統計学的および臨床的な危険因子の有病率に加えて，死亡率をコホートから収集した (**表 1** および **2**)。

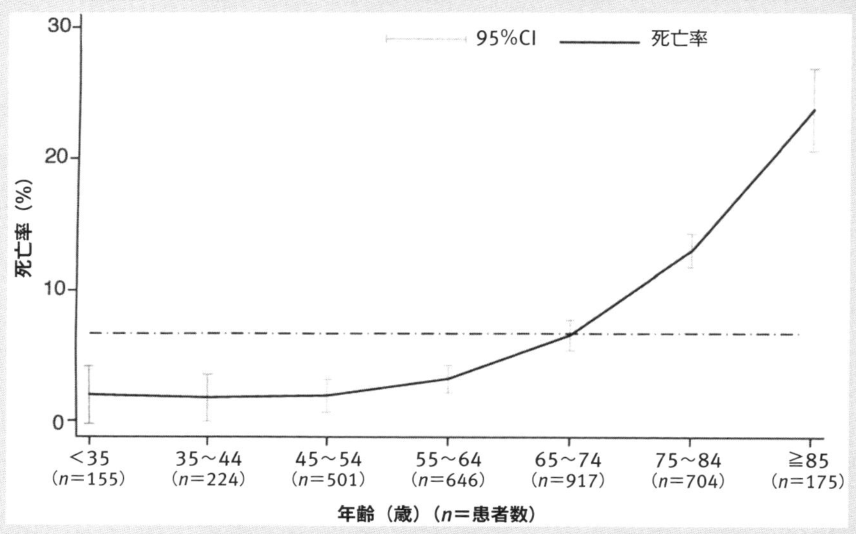

図 1　年齢に伴う死亡率

高齢患者では17の危険因子が有意に多かった：緊急手術；貧血；糖尿病；腎不全；心疾患の既往；肺疾患；神経疾患；治癒不良の可能性；要介護；ASA分類Ⅱ，Ⅲ，Ⅳ；がん；がん姑息手術；結腸直腸手術〔著しく高率な緊急手術88％（304人のうち，268人）を伴う〕；軽微および重篤な内科合併症。

若年患者では6つの危険因子が有意に多かった：BMI ≧ 30；ASA Ⅰ；腹腔鏡手術；手術時間≧5時間；肝胆道および膵手術。

8つの危険因子は，若年患者と高齢患者とで有意差がなかった：性別；体重減少；白血球数＞10,000/mm^3；肝硬変；輸血；食道-胃-腸手術；体壁および深部術後合併症。

術後死亡の危険因子に関する単変量解析の結果を**表3**に示す。

死亡リスクに影響する4つの因子が高齢患者で統計学的に有意であった：ASA Ⅱ；がん；結腸直腸および食道-胃-腸手術。

若年患者では4つの因子が統計学的に有意であった：性別；肝硬変；治癒不良の可能性；膵手術。

18の因子が高齢患者と若年患者の両者で統計学的に有意であった：緊急手術；体重減少；貧血；白血球数＞10,000/mm^3；腎不全；心疾患や肺疾患，神経疾患の既往；要介護；感染；ASA ⅢおよびⅣ；開腹手術；がん姑息手術；輸血；深部術後合併症；軽微および重篤な内科合併症。

死亡に対する4つの危険因子は高齢患者や若年患者で有意でなかった：BMI ≧ 30；糖尿病；手術時間≧5時間；体壁術後合併症。

全体的に，次に示す13の独立した死亡の危険因子（**表4**）が多変量解析により明らかとなった。6つの因子は高齢患者に特徴的であった：年齢≧85歳；緊急手術；貧血；白血球数＞10,000/mm^3；がん姑息手術；ASA Ⅳ。3つの因子は高齢患者と若年患者に共通であった：深部術後合併症；軽微および重篤な内科合併症。他の4つの因子は若年患者に特徴的であった：腎不全；肝硬変；要介護；膵手術。

考察

第一に，主要消化管手術を受ける患者全体のコホートでは，65～74歳の年齢群における有意な死亡の増大が認められ，年齢≧65歳は独立した死亡の危険因子であった。したがって，この種の手術では，他の研究[53-56]に用いられてきたWHOによる「高齢」者の経験的なカットオフ値[52]と一致する65歳が，他のカットオフ値を主観的に選択する研究[19-21, 23, 24-29, 54-56]が存在しても，高齢者の客観的な定義として適切である。この研究の術後死亡率（全体として7%，高齢患者では10.6%）を他の研究と比較することは，症例プロフィール（死亡率が1.5%[57]～14%[22]にわたる）が異なり，しばしば高齢者の死亡率が過少に報告[11]されていることから困難である。

結局，この解析は，高齢患者と若年患者の独立した死亡の危険因子を明らかにした。これらの因子の有病率（低い値を伴う膵手術を除いて）と死亡率は，常に，若年者と比較して高齢者に有意に多いか，差がないかのいずれかであった（**表1**および**2**）。

表 1　死亡（30 日）の危険因子。＜ 65 歳および≧ 65 歳の患者の有病率

危険因子	<65 歳	
	n（1,526） はい / いいえ	%（46）
女性	708/818	46
緊急手術	162/1,364	11
体重減少＞10 kg	171/1,351	11
BMI ≧ 30	260/1,230	*17*
貧血	173/1,347	11
白血球数＞10,000/mm^3	334/1,191	22
糖尿病	116/1,398	8
腎不全	131/1,261	9
心疾患	313/1,205	21
肺疾患	59/1,424	4
肝硬変	34/1,484	2
神経疾患	72/1,436	5
要介護	49/1,453	3
治癒不良の可能性	307/1,206	10
感染	232/1,198	16
ASA		
ASA Ⅰ	561/841	*40*
ASA Ⅱ	671/731	48
ASA Ⅲ	149/1,253	11
ASA Ⅳ	21/1,381	2
がん	719/807	47
がん姑息手術	146/1,373	10
腹腔鏡	469/1,048	*31*
輸血	71/1,437	5
手術部位		
結腸直腸	863/663	57
肝胆道	251/1,275	*16*
食道–胃–腸	213/1,313	14
膵	199/1,327	*13*
手術時間≧ 5 時間	302/1,209	*20*
体壁術後合併症	117/1,399	8
深部術後合併症	191/1,328	13
軽微な内科合併症	107/1,334	7
重篤な内科合併症	86/1,356	6
死亡		
患者 / 変数の中央値＝3,286	42/1,484	2.7
欠損患者 / 変数＝平均値＝75，中央値＝23，範囲＝0 ～ 422		

太字とイタリック体の値は有意と考えられる $P \leqq 0.05$ を示す。

≧65歳			
n（1,796） はい / いいえ	%（54）	*P*	*n*
885/911	49	0.112	3,322
304/1,492	*17*	<0.001	3,322
175/1,616	10	0.172	3,313
234/1,487	14	0.003	3,211
381/1,414	*21*	<0.001	3,315
439/1,355	24	0.84	3,319
255/11,515	*14*	<0.001	3,284
799/709	*53*	<0.001	2,900
1,064/717	*60*	<0.001	3,299
138/1,583	*8*	<0.001	3,204
44/1,741	2	0.731	3,303
172/1,594	*10*	<0.001	3,274
217/1,544	*12*	<0.001	3,263
295/1,474	*17*	<0.001	3,282
330/1,348	*20*	0.013	3,108
190/1,493	11	<0.001	751
887/796	*53*	<0.008	1,558
503/1,180	*30*	<0.001	652
103/1,580	*6*	<0.001	124
1,171/624	*65*	<0.001	3,319
247/1,540	*14*	<0.001	3,306
309/1,473	17	<0.001	3,299
89/1,679	5	0.685	3,276
1,197/599	*67*	<0.001	2,060
206/1,590	*11*	<0.001	457
230/1,566	13	0.356	443
163/1,633	*9*	0.003	362
286/1,484	16	0.004	3,281
159/1,613	*9*	0.207	3,288
203/1,568	11	0.333	3,290
240/1,464	*14*	<0.001	3,145
163/1,547	*10*	<0.001	3,152
191/1,605	*10.6*	<0.001	3,322

表 2　有意な術後死亡の危険因子。< 65 歳 / ≧ 65 歳の患者

危険因子	死亡：< 65 歳		死亡：≧ 65 歳		*P*
	n	%	*n*	%	
緊急手術	12/162	7	102/304	34	**<0.001**
腎不全	11/131	9	108/799	14	<0.120
肝硬変	7/34	21	8/44	18	1
貧血	18/173	10	73/381	19	**<0.009**
白血球数 > 10,000/mm^3	20/314	6	106/333	24	**<0.001**
要介護	14/49	29	60/217	27	<0.860
ASA Ⅳ	10/21	48	58/103	56	**<0.480**
がん姑息手術	12/143	8	51/247	21	**<0.010**
膵手術	12/199	6	13/163	7	0.061
深部術後合併症	20/191	10	55/203	27	<0.001
軽微な内科合併症	9/107	8	68/240	28	**<0.001**
重篤な内科合併症	8/86	9	42/143	26	**<0.002**

この表は，多変量解析で統計学的に有意な危険因子だけを示す。太字の値は有意と考えられる *P*<0.05 を示す。

高齢患者では，6 つの特徴的な死亡の危険因子が明らかとなった。第一に，年齢≧85 歳は明らかな死亡の危険因子である。この年齢（または，他の近い年齢カットオフ値）は，選択バイアスや組み入れバイアスを伴ういくつかの後ろ向き研究で，極端な年齢自体は死亡の危険因子でないという事実が強調されていても[19-24, 27-29, 60-62]，死亡の危険因子であることがすでに報告されている[8, 31, 58, 59]。

2 番目に，一般対象における手術死亡の指標[34, 63, 64]とみなされている ASA クラスⅣは，本研究の高齢者においても死亡の危険因子であることが明らかであった。高齢者における有病率が高い〔6%，関連死亡率 56%を伴う（**表 1** および **2**）〕ことは，すべての生理学的機能の進行性低下[1-3]に起因する合併疾患[65]が手術時[26, 27, 33, 34, 65, 66]に多いことによる。本研究の高齢者群では，患者の 6%が ASA Ⅳ（**表 1**）を示し，関連する死亡率は 56%であった（**表 2**）。これらの数字は，一般外科手術や消化器手術を受ける高齢者の死亡の危険因子として高い ASA スコアを挙げた報告と一致する[3, 8, 26, 33, 34, 63, 65]。

3 番目に，緊急手術は高い有病率（17%）と死亡率（34%；**表 1** および **2**）を示し，複数の報告と一致する[21, 27]。この結果は，年齢に伴う特定の疾患（たとえば，結腸がんや直腸がん）の罹患率増加[7]や高齢患者における手術実施の遅れ[2]に関連する。この死亡率増加は，手術部位による有意差を欠くことで示されるように，手術の種類とは関連しなかった[66]。

4 番目に，貧血も，他の報告に示される 5.5 ～ 48%の範囲[53, 54, 67]と同様に有病率が高く（21%），関連する高い死亡率（19%）[63]を示した（**表 1** および **2**）。高齢者における貧血の原因が多様であっても[46, 47, 67]，Knight ら[56]は，早期結腸がん患者の 40%，および進行結腸がん患者の80%が生存率の低下を伴う貧血を示すことに注目した。さらに，中等度の貧血でさえ，短期的な術後死亡の高さに関連する[68]。

5番目に，本研究結果と一致して，白血球数が結腸がん手術の術後合併症と関連することはすでに報告[69]されており，いくつかの研究では，死亡の危険因子であることが明らかにされている[40,43]。

6番目に，本研究の高齢患者では，がん単独と比較して，がん姑息手術が独立した死亡の危険因子であった。がんの有病率（14%）は高い死亡率（21%）に関連するが，手術部位に関する有意差はない。特に，高齢者における主要消化管手術を対象とした報告では，がんが死亡の危険因子として報告されることはまれである[70]。Abbasら[27]は，がんに対する主要消化管手術と非がんに対する主要消化管手術とで，80歳代における長期的な生存率に差がないことを報告した。KhuriとReissは，「播種性がんや手術不能のがん」（本研究の定義に近い）が，短期的および長期的な死亡の危険因子である可能性を報告した[37,59]。

本研究のコホートでは，深部術後合併症や軽微および重篤な術後の内科合併症は，高齢患者と若年患者における一般的な死亡の危険因子であった。

深部術後合併症の有病率は，高齢患者と若年患者とで統計学的な差を認めなかったが，対照的に死亡率は，高齢患者に高かった（27%；**表1**および**2**）。これらの結果は，若年者と高齢者とで手術手技が類似し，結果として，同数の深部術後合併症が高齢者により重篤な転帰をもたらすことで説明されるかもしれない。軽微（14%）および重篤（10%）な術後の内科合併症の有病率は，他の報告[8,13,34,58]と同様に，高齢患者に高かった。関連する死亡率は，それぞれ28%と26%であった。ベースラインの特徴や組み入れ基準が異なるいくつかの報告[34,37,58]は，結果として比較的低い死亡率を示した。これらは，死亡の主要な危険因子として術後合併症を強調し，それらのいくつかが高齢者のケアを改善する主な機会であることを指摘している[56]。しかし，本研究における高齢者群の高い死亡率は，死亡の術前予測因子に対する検査が重要な目標であり続けることを示している[3,62,65]。

若年患者では，腎不全や肝硬変，要介護，膵手術の4つの特徴的な術後死亡の独立因子が明らかであった。

これらの危険因子は，他の一連の報告[8]と比較して，若年患者と類似するか高い有病率を示しても，高齢患者では明らかでなかった。本研究における高齢患者の危険因子として腎不全や肝硬変を欠くことは，本研究の2値データを解釈するための重症度スケールを欠くことに関連する。要介護は，外科的状況で取得可能な基準に従って評価されるが，おそらく高齢患者と若年患者とで同一な状況を示さない[1,71–73]。膵手術に伴うリスクは，これら高リスク主要手術の頻度が若年患者に高いためである[74]。

高齢患者における6つの特異的な死亡の予測因子は，術前期間に等しく影響されるわけではない。年齢≧85歳とASA Ⅳという2つの予測因子は，明らかに修正不能である。他の4つの予測因子は，直接的（貧血や白血球数に対する術前治療）また

表 3　死亡（30 日）の危険因子。< 65 歳および≧ 65 歳の患者における単変量解析

危険因子	< 65 歳			
	死亡 はい/いいえ	OR	95% CI	*P*
女性	13/695	0.50	0.26, 0.98	0.046
緊急手術	12/150	3.68	1.83, 7.42	<0.001
体重減少	12/157	4.37	2.34, 7.18	<0.001
BMI ≧ 30	7/253	1.00	0.43, 2.29	0.993
貧血	18/155	6.68	3.52, 12.66	<0.001
白血球数＞10,000/mm^3	20/314	3.38	1.82, 6.28	<0.001
糖尿病	4/112	1.25	0.52, 3.48	0.646
腎不全	11/120	4.35	2.09, 9.03	<0.001
心疾患	15/298	2.19	1.15, 4.18	<0.001
肺疾患	7/52	5.34	2.26, 12.59	<0.001
肝硬変	7/27	10.73	4.37, 26.30	<0.001
神経疾患	8/64	5.15	2.29, 11.58	<0.001
要介護	14/35	20.35	9.87, 41.98	<0.001
治癒不良の可能性	20/287	3.45	9.87, 41.98	<0.001
感染	12/220	2.36	1.18, 4.74	0.022
ASA				
ASA Ⅰ	4/557			
ASA Ⅱ	14/657	2.96	0.05, 0.91	*0.056*
ASA Ⅲ	10/139	10.01	33.1, 32.41	<0.001
ASA Ⅳ	10/11	126.59	34.3, 46.6	<0.001
がん	26/691	1.86	0.99, 3.49	*0.054*
がん姑息手術	12/134	4.00	2.00, 8.01	<0.001
腹腔鏡	6/463	0.36	0.15, 0.87	0.023
輸血	3/16	6.97	1.95, 24.90	0.007
手術部位				
肝胆道	5/246			
結腸直腸	15/848	0.87	0.31, 2.41	*0.790*
食道-胃-腸	10/203	2.42	0.81, 7.20	0.111
膵	12/187	3.15	1.09, 9.11	0.034
手術時間≧ 5 時間	9/293	1.09	0.51, 2.31	0.81
体壁術後合併症	5/112	1.79	1.40, 6.33	0.233
深部術後合併症	20/171	6.5	0.68, 4.67	<0.001
軽微な内科合併症	9/98	4.28	1.96, 9.33	<0.001
重篤な内科合併症	8/78	4.68	2.14, 11.02	0.001

OR はオッズ比を示す。95% CI＝95%信頼区間。太字とイタリック体の値は有意と考えられる $P \leqq 0.05$ を示す。

≧65歳			
死亡 はい/いいえ	OR	95% CI	*P*
87/798	0.84	0.62，1.14	0.276
102/202	7.96	5.77，10.0	<0.001
28/147	1.82	11.17，3.60	<0.001
25/209	1.16	0.73，1.81	0.518
73/308	2.60	1.89，3.57	<0.001
106/333	4.75	3.48，6.48	<0.001
21/234	0.73	0.45，1.18	0.213
108/691	2.48	1.71，3.60	<0.001
131/933	1.65	1.19，2.30	0.003
28/110	2.41	1.54，3.77	<0.001
8/36	1.90	0.87，4.15	*0.106*
41/131	3.12	2.11，4.61	<0.001
60/157	4.33	3.05，6.15	<0.001
39/256	1.35	0.92，1.97	0.115
59/271	2.33	1.66，3.28	<0.001
2/188			
47/840	5.25	11.3，21.84	0.022
70/433	15.19	3.68，62.61	<0.001
58/45	121.15	28.5，514.1	<0.001
105/1,066	0.61	0.45，0.83	0.002
51/196	2.64	1.85，3.76	<0.001
12/297	0.29	0.16，0.53	<0.001
7/19	3.21	1.33，7.75	0.009
7/199			
131/1,066	3.49	1.60，7.58	0.002
40/190	5.98	2.61，13.68	<0.001
13/150	2.46	0.95，6.32	0.061
26/260	0.81	0.52，1.25	0.34
23/136	1.64	1.02，2.64	0.038
55/148	4.48	3.12，6.43	<0.001
68/172	5.22	3.70，7.37	<0.001
42/121	3.69	2.48，5.46	<0.001

表 4　死亡の危険因子。＜ 65 歳，≧ 65 歳の患者における多変量解析

危険因子	＜ 65 歳		
	OR	95% CI	*P*
年齢≧ 85 歳			
緊急手術			
腎不全	11.44	2.25，57.96	0.003
肝硬変	13.25	2.11，82.89	0.006
貧血			
白血球数＞10,000/mm^3			
要介護	5.17	1.09，28.09	0.047
ASA Ⅳ			
がん姑息手術			
膵手術	7.78	1.59，37.95	0.011
深部術後合併症	63.13	5.51，723.33	0.001
軽微な内科合併症	40.04	2.78，575.49	0.007
重篤な内科合併症	108.08	8.59，13,558.8	<0.001

OR はオッズ比を示す。95% CI＝95% 信頼区間。<65 歳：C 指数 0.98 Hosmer–Lemeshow，*P*＝0.999，>65 歳：C 指数 0.93 Hosmer–Lemeshow，*P*＝0.728。太字の値は有意と考えられる *P* ≦ 0.05 を示す。

は間接的（緊急手術やがん姑息手術に対する回避手段）に，効率のよい特異的な検査の恩恵を受ける。

貧血に対する術前輸血は，緊急状況を除いて，一般に，重症貧血に限定しなければならない[75,76]。しかし，主要な非心臓手術で術中輸血を必要とする高齢患者では，術前ヘマトクリット値が高齢患者の術後 30 日死亡に影響しうる[77]。予定手術の前には，いくつかの報告[53-56]がその有効性を示しているように，遺伝子組み換えヘマトポエチンが選択肢となる場合がある。

死亡の危険因子としての白血球数＞10,000/mm^3 は，高齢者における消化管手術に術前の抗生物質が必要であることを示した Silber ら[78]の報告による結論を確実なものとする。

約 20 年前に推奨されたように[79]，高齢患者の緊急手術における高い死亡率は，特に，治療の不公平性が認められている結腸直腸手術[81]を受ける高齢患者に対して，予定手術の頻度を増加させる[2,3]早期の診断計画（たとえば，貧血評価[70,80]）によってのみ減少させることが可能である。

同様に，がんに関する 2 つの行動計画が提唱できる。第一に，しばしばがんの進行段階で行われる[2,13]高齢者の姑息手術は，低侵襲手術の恩恵を被る。したがって，手術に代わるステント留置が，有効で決定的な選択肢となる場合がある[82,83]。2 番目に，長期的には，75 歳未満の患者における結腸直腸がんの場合に有効とされる[84]系統的な検診キャンペーンが，より良好な予後を伴う初期段階の腫瘍の早期発見をもたらす。このようなアプローチは，高齢患者と若年患者における腫瘍の治癒的手術後の生存率

≧65歳		
OR	95% CI	P
2.62	1.08, 6.31	0.032
3.42	1.67, 6.99	0.001
1.80	1.02, 3.17	0.041
1.90	1.08, 3.35	0.024
9.86	1.77, 54.7	0.009
4.03	1.99, 8.19	<0.001
51.59	18.02, 147.68	<0.001
40.58	15.08, 109.19	<0.001
23.36	8.21, 66.46	<0.001

が類似していることによって支持される[9]。

本研究では，いくつかの限界を強調しなければならない：(1) 重要な可能性のある指標がおそらく不十分に評価されている（たとえば，栄養状態の指標[65]，虚弱や虚弱前の指標[38, 85]）；(2) コホートが前向きかつ多施設に由来しても，一方では登録患者やその家族が提案された主要手術に同意し，他方では高リスク手術における相対的な手術回避の可能性（たとえば，膵手術や肝手術）[62]のために選択バイアスが生じうる；(3) 類似研究のように[8, 34]，多変量解析は個々の独立した死亡指標を強調するだけである。あるスコア[86, 87]のように，改善に対して明らかな，または明らかでないいくつかの因子の関連を評価するものではない。

したがって，高齢患者では，死亡指標をさらに明確にすることで有効かつ特異的なリスクに基づく検査が可能になるため，高齢者に特化した包括的および腫瘍学的な術前評価[2, 38, 62, 65, 88]が必須である。さらに，これらの指標は，正確かつ目標を絞った方法論に従うスコアシステムの開発や検証に必要である。高齢患者に対するこのスコアは，個人に対する死亡リスクの予測や，集団に対しては，病院や手術部門，外科医の機能の比較に有用である。

謝辞

Fédération de Recherche En Chirurgie（FRENCH）に貢献した外科医と参加者に感謝したい：Brassier, Didier（Aulnay/Bois）；Collet, Denis（Pessac/Bordeaux）；De Calan, Loic（Tours）；Decker, Georges（Luxembourg）；Bakoto, C（Chateauroux）；

Descottes, Bernard (Limoges); Demaizieres, François (Paray-le-Monial); Desrousseaux, Bruno (Lomme); Desvignes, Gerard (Montargis Amilly); Dillin Christian (Thonon les Bains); Ducerf, Christian (Lyon); Dugue, Timothée (Lomme); Evrard, Serge (Bordeaux); Fabre Xavier (Cholet); Flamant, Yves (Colombes); Fingerhut, Abe (Poissy); Fourtanier, Gilles (Toulouse); Gabelle, Philippe (Grenoble); Gaignant, Alain (Limoges); Gayet, Brice (Paris); Hennet, Henri (Romorantin); Herbiere, Patrick (Albi); Herjean, Marion (Valenciennes); Ianelli, Antonio (Menton); Jaeck, Daniel (Strasbourg); Kohlmann, Gerard (Corbeil-Essonne); Laborde, Yves (Pau); Lehur, Paul-Antoine (Nantes); Langlois-Zantain, Odile (Montluçon); Leynaud, Gérard (Montluçon); Merad, Fehti (Eaubonne Alger); Michot Francis (Rouen); Oberlin, Philippe (Villeneuve St Georges); Pellissier Edouard (Besançon); Pessaux, Patrick (Angers); Peyrard, Pierre (Compiegne); Philippe, Olivier (Orange); Pujol José (Bergerac); Regimbeau, Jean-Marc (Amiens); Rey, Claude (Vernon); Sage, Michel (Auxerre); Segol, Philippe (Caen); Tarla, Emmanuel (Cannes); Tison, Marc (Dunkerque); Triboulet, Jean-Pierre (Lille); Troalen, Karen (Gonesse); Vacher, Bernard (Argenteuil); Veyrieres, Michel (Pontoise)。

文献

文献 1 ～ 88 は 110 ～ 112 ページの文献と同じ。

PART 4

データ解析

Data analysis

■ Stata v11（StataCorp LP, Texas, USA）によるデータセット 1 の解析 ■

D1. 1　はじめに

歯列不正（不正咬合）のための矯正治療を含むさまざまな歯科治療後，術後歯痛が多く認められる。矯正治療には，持続的な弱い圧力を加えることで，一定期間に歯を適切な位置に移動させる固定装置の利用が含まれる。歯列矯正装置の 2 つの主な要素は，歯に装着するブラケットとそれらを結合する主弧線 archwire である。「合着 bond-up」時，特殊な歯列矯正用の合着素材により，ブラケットを歯の外表面に装着する。治療の終了時には，ブラケットが「除去 de-bond」される（すなわち，歯から取り除かれる）。

Dr Angus Pringle は，2 種類のブラケット，すなわち，Tru Straight ブラケット（Ormco Europe，Amersfoort，The Netherlands）と Damon 3 ブラケット（Ormco）の合着後 7 日間における疼痛強度を比較するためのランダム化比較試験のデータを快く提供した。合着後，それぞれの患者に疼痛日記を与え，15 の連続した時点における疼痛レベルを視覚アナログスケール visual analogue scale（VAS）により記載するよう求めた。VAS は目盛りのない 100 mm の水平線で，線の左端が「疼痛なし」，右端が「極度の疼痛」を示す。患者は，合着を行った日の夕食前，および次の 7 日間で，それぞれの朝食前と夕食前に疼痛強度レベルを記録した。介入期間のそれぞれの時点で，患者は鎮痛薬使用の有無を記録した。質問票の返却に伴い，VAS スコアを線の左端から測定し，疼痛強度の値の範囲として 0 ～ 100 が得られた。アウトカム指標は，この期間における最大疼痛強度に加えて，それぞれの時点における疼痛強度である。それぞれの患者から得られた追加情報は，ベースラインとなる人口統計学的特徴（性別や年齢，民族），上顎歯または下顎歯の近遠心性を示す臨床的特徴〔不正咬合分類 incisor class（第 1 級，第 2 級 1 類，第 2 級 2 類，第 3 級）〕，抜歯または非抜歯治療，歯間離開度 contact point displacement を定量的に示す 3 つの指標（Little's Irregularity Index for the Lower Jaw，Little's Maxillary Irregularity Index for Upper Jaw，および Little's Total Irregularity Index で，後者は前二者の合計）である。

標準偏差が 28.3（固定装置による矯正治療の疼痛受容を評価した以前の報告から得た）を示す 2 つのブラケット群で，最大疼痛強度の VAS スケールとして少なくとも 20 の差を示すのに必要な患者数を決定するサンプルサイズは，全体で患者 66 人を必要とすることが計算された。この計算は，検出力 80%，有意水準 5%とした場合の対応のない t 検定に基づく。

患者 66 人が研究に登録され，それぞれのブラケットに 33 人がランダムに割り付けられた。質問票に回答しなかったのは，Tru Straight 群 5 人，Damon 3 群 9 人であった。質問票を遡って完成させることが困難なため，非回答の患者には追加の質問票を送らなかった。患者と矯正歯科医の両者ともブラケットを視認できるため，ブラケットへの割り付けを盲検化することはできなかった。

D1.2　目的

この研究の目的は，弧線による締結方法が早期（すなわち，最初の 1 週間）の疼痛強度に与える影響の有無を評価し，年齢や民族，性別，不正咬合分類，抜歯，歯間離開度の疼痛強度に対する影響を調べることである。

D1.3　反復可能性

Little's Irregularity Index や Little's Maxillary Irregularity Index，Little's Total Irregularity Index，VAS スコアの反復可能性が認められるかをチェックするため，ランダムに選択した患者 20 人で測定を繰り返した。それぞれの測定に対し，系統的な差の有無を調べるために対応のある t 検定を利用し，一致限界を Bland−Altman プロットに示し，英国規格協会の反復可能性係数と Lin の一致相関係数 Lin's concordance correlation coefficient を求めた。対応のある t 検定では系統的な差のエビデンスが示されず（$P>0.05$），Lin の一致相関係数の最小値は 0.98 であり，良好な反復可能性が示唆された。また，Bland−Altman プロットでは，いずれの場合も漏斗効果を示さず，測定値の大きさと関係のない一致した反復可能性が認められた。さらに，英国規格協会の反復可能性係数は，臨床的に容認されるものであった。

用いた手段を明らかにするため，Little's Total Irregularity Index の結果を要約する。対応のある t 検定では，平均値の差 0.010 に対して $P=0.96$ であった。Bland−Altman プロット（**図 D1.1**）では一致限界（−0.99 および 0.99）が示され，対応した測定値の差が Index 値の範囲で一定であることが明らかであった。差の標準偏差は 0.94 であり，対応のある測定値間の最尤差を示す英国規格協会の反復可能性係数は，およそ 1.88 であった。測定値の平均が 16.1 であることを考慮すれば，これは測定誤差として容認できると信じる。最後に，Lin の一致相関係数は 0.96〔95％信頼区間（CI）[0.987，0.998]〕と推定された。

D1.4　データの感触をつかむ

それぞれの患者の VAS スケールによる疼痛強度を，**図 D1.2（a）**に Tru Straight（コード 1），**図 D1.2（b）**に Damon 3（コード 2）として示す。時間 1 は合着を行った日の夕食前（すなわち，患者をランダム化し，「治療」を受けた後）を示す。2 群におけるベースラインの疼痛に関する値を比較することに関心があるが，ブラケットの装着前に患者が疼痛を訴えることはなく，この値を測定することはできない。**図 D1.3** に，それぞれの群の 12 時間ごとの時点の平均値を 95％CI とともに示す。特に，後者のグラフを調べる場合，Damon 3 ブラケットを用いた患者の疼痛は，Tru Straight ブラケットの場合より平均的に少なく，その効果はすべての時点で同様であった（すなわち，

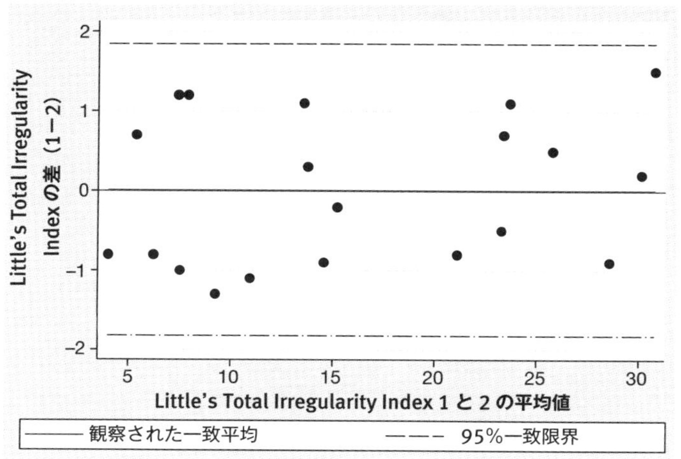

図 D1. 1　Little's Total Irregularity Index に対する Bland–Altman プロット

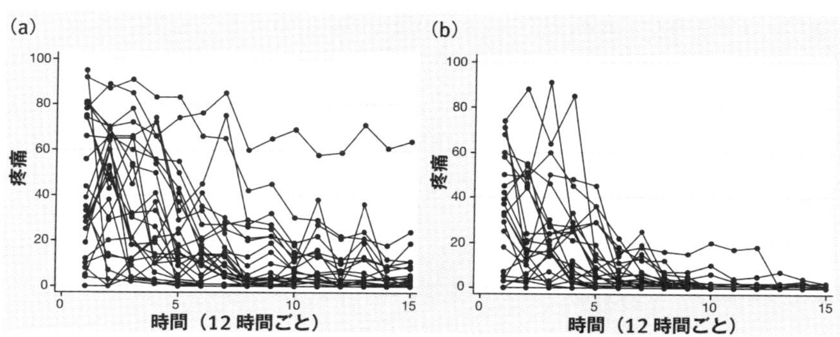

図 D1. 2　12 時間ごとの，それぞれの患者の VAS スケールによる疼痛
(a) Tru Straight および (b) Damon 3。

ブラケットと時点の間に交互作用はない)。この例外として，おそらく，時間 1 (＝当日の夕食前) から時間 2 (＝翌日の朝食前) に至る 12 時間では，Damon 3 に伴う疼痛が実質的に低下しているようであった。

D1. 5　ベースラインデータ：ブラケット群の比較可能性

ランダム化が用いられたが，Tru Straight 群の患者 5 人と Damon 3 群の患者 9 人が質問票に回答せず，これは群の比較可能性に影響する可能性がある。このチェックを行うために箱プロットを描き，ベースラインの数値変数 (年齢および 3 つの Little's Irregularity Index) に対する，それぞれの群の中央値や平均値，標準偏差 (SD) を計

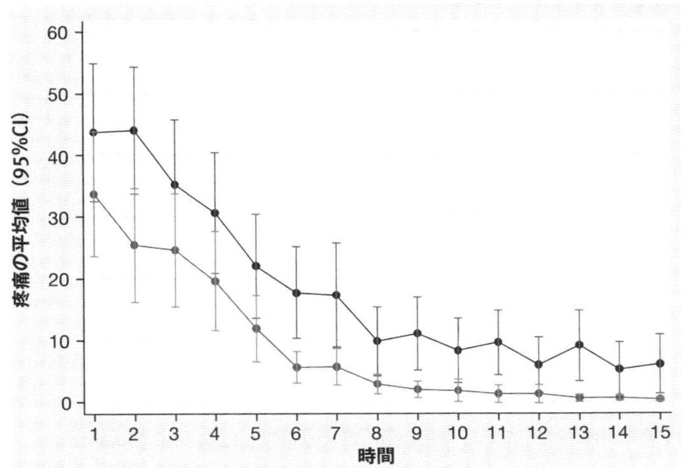

図 D1.3　Tru Straight（上の線）および Damon 3（下の線）に対するそれぞれの時間における疼痛の平均値（95%CI ）

時間 1＝1 日目の夕食前，時間 2＝2 日目の朝食前，以後のそれぞれの時間は 12 時間後を示し，時間 15＝8 日目の夕食前。

算した。ベースラインのカテゴリー変数（性別，不正咬合分類，抜歯，民族）を群の比較可能性について評価するため，分割表を作成し，相応するカテゴリーに当てはまるそれぞれの群の患者の比率を求めた。比較的多くの欠損データが存在するため，ランダム化試験で行うことは少ないが，ベースライン変数の比較可能性をチェックする目的で，有意性検定（カテゴリー変数に対する χ^2 検定や，数値変数に対する対応のない t 検定または Mann−Whitney の U 検定）を行うこととした。有意な結果（複数の検定による誤って有意な結果を避けるため，有意水準を通常の 0.05 でなく 0.01 とした）は，質問票に回答しなかった患者を除外することによるバイアスの可能性を示す。

変数の大部分は 2 群で類似していたが，Tru Straight ブラケット（54%）では Damon 3 ブラケット（38%）より有意に男性の比率が高く（$P<0.001$），不正咬合分類の分布は，たとえば，Tru Straight 患者の 36%が第 1 級に含まれるのに比較して，Damon 3 患者ではわずか 25%であるなど，類似していなかった（$P<0.001$）。さらに，Tru Straight ブラケットを装着した患者の平均年齢（平均値 16.11，SD 7.36 歳）は，有意ではないが（$P=0.08$），Damon 3 ブラケットの場合（平均値 15.21，SD 6.83 歳）よりわずかに高かった。

したがって，関心のあるアウトカムである疼痛強度に対する性別や不正咬合分類の交絡効果が問題視される。これを考慮したアプローチは，性別や不正咬合分類を含むすべての因子に対する調整を行うことであり，これらは，疼痛強度との有意な関連が認められる場合，ブラケットと疼痛強度の関連を交絡させる可能性がある（**D1.6.2**，

D1.7.2，D1.8.1 参照）。

D1.6　最大疼痛強度の解析

最初に，反復測定データの処理に単純な要約指標を用いるアプローチを利用することでデータ解析を行った。最大疼痛強度は歯科医や患者にとって特別な関心の対象であるため，この指標に限定することで開始した。続いて，曲線下面積（AUC）の解析を行った（**D1.7**）。

D1.6.1　最大疼痛強度の単変量解析

どのベースライン変数が患者に経験される最大疼痛強度と関連するか調べるために，一連の単変量解析を行った。ベースラインの数値変数では，変数に対する最大疼痛強度の散布図を描き，2 変数間の Pearson 相関係数 r の計算と検定を行った。ベースラインのカテゴリー変数とブラケットの種類では，異なるカテゴリー変数における最大疼痛強度の分布を示す箱プロットを描き，必要に応じて，対応のない t 検定や Mann－Whitney の U 検定，Kruskal－Wallis 検定を行った。仮説検定に対する有意水準を 0.10 とした。鎮痛薬の適用は因果関連に直接かかわり，交絡因子として処理すべきでない中間変数であるため，最大疼痛強度に対する鎮痛薬投与の影響は評価しなかった。しかし，疼痛強度に対する鎮痛薬投与の影響については，**D1.8** のランダム効果回帰分析において議論する。

結果を示した**図 D1.4** は，2 つのブラケット群のそれぞれにおける最大疼痛の分布である。それぞれの群のデータがおよそ正規分布に従うため，等分散性をチェックするための分散比検定 variance ratio test に続けて，2 つのブラケット群における平均最大疼痛強度を比較するための対応のない t 検定を行った。**ボックス D1.1** に，これらの解析によるコンピュータ出力を示す。分散比検定による P=0.96 は，分散の異質性に対するエビデンスがないことを示し，t 検定による $P=0.04$ は，Tru Straight ブラケット（平均値 55.71，SD 4.77）を装着した患者の平均最大疼痛強度が，Damon 3 ブラケット（平均値 40.92，SD 5.08）の場合より有意に大きいことを示す。2 群における平均最大疼痛強度の差は 14.80 と推定される（95%CI ［0.78，28.81］）。

有意水準を 10%とする場合，最大疼痛強度と統計学的に有意な関連を示す他の唯一の変数は抜歯〔抜歯した患者における平均疼痛強度（平均値 57.88，SD 5.61）は，抜歯を受けない場合（平均値 44.51，SD 4.46）より有意に大きい（対応のない t 検定，$P=0.08$）〕，および Little's Maxillary Irregularity Index（$r=0.34$，$P=0.01$）と Little's Total Irregularity Index（$r=0.29$，$P=0.04$）である。前者の Little's Irregularity Index は後者の一部であり，共線性の問題を避けるために，一方（Little's Total Irregularity Index）だけを重回帰分析に利用した。しかし，結論に対する影響を評価するため，重回帰分析における共変量としての Little's Total Irregularity Index の代わりに，Little's Maxillary Irregularity Index を含めた場合の感度分析を行った。**図**

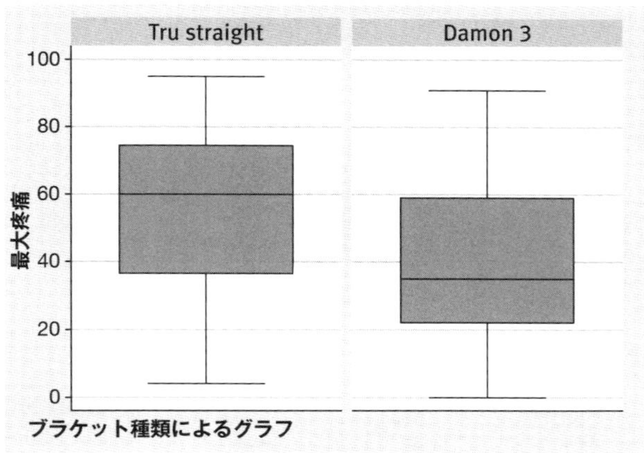

図 D1.4　2つのブラケット群における最大疼痛強度の分布を示す箱プロット

ボックス D1.1　2群の最大疼痛強度を比較する分散比検定および対応のない *t* 検定

```
Variance ratio test
------------------------------------------------------------------------------
   Group |     Obs        Mean    Std. Err.   Std. Dev.   [95% Conf. Interval]
---------+--------------------------------------------------------------------
Tru stra |      28    55.71429    4.768131    25.23058    45.93089    65.49768
 Damon 3 |      24    40.91667    5.084759    24.91013    30.39804    51.43529
---------+--------------------------------------------------------------------
combined |      52    48.88462    3.595776    25.92951    41.66579    56.10344
------------------------------------------------------------------------------
    ratio = sd(Tru stra) / sd(Damon 3)                            f =   1.0259
Ho: ratio = 1                                    degrees of freedom =   27, 23

    Ha: ratio < 1               Ha: ratio != 1                 Ha: ratio > 1
  Pr(F < f) = 0.5208         2*Pr(F > f) = 0.9583           Pr(F > f) = 0.4792


Two-sample t test with equal variances
------------------------------------------------------------------------------
   Group |     Obs        Mean    Std. Err.   Std. Dev.   [95% Conf. Interval]
---------+--------------------------------------------------------------------
Tru stra |      28    55.71429    4.768131    25.23058    45.93089    65.49768
 Damon 3 |      24    40.91667    5.084759    24.91013    30.39804    51.43529
---------+--------------------------------------------------------------------
combined |      52    48.88462    3.595776    25.92951    41.66579    56.10344
---------+--------------------------------------------------------------------
    diff |            14.79762    6.977635                 .782626    28.81261
------------------------------------------------------------------------------
    diff = mean(Tru stra) - mean(Damon 3)                         t =   2.1207
Ho: diff = 0                                     degrees of freedom =       50

    Ha: diff < 0                 Ha: diff != 0                 Ha: diff > 0
 Pr(T < t) = 0.9805         Pr(|T| > |t|) = 0.0389          Pr(T > t) = 0.0195
```

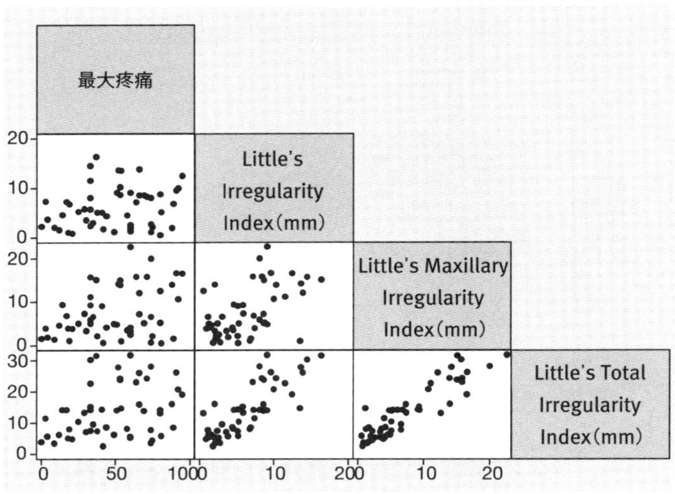

図 D1. 5　最大疼痛強度とそれぞれの Little's Irregularity Index の関連を示す散布図行列

D1. 5 は最大疼痛とそれぞれの Little's Irregularity Index の関連を示す散布図行列 matrix scatter diagram で，数値変数に用いられる図表現を示している。

D1. 6. 2　最大疼痛強度の重回帰分析

解析の次の段階は，最大疼痛強度をアウトカム変数，ブラケット種類（Tru Straight を 1，Damon 3 を 2 にコード化）を共変量とし，単変量解析において有意水準 10% で統計学的に有意とされた変数（すなわち，抜歯および Little's Total Irregularity Index）とともに重回帰分析を行うことである。性別や不正咬合分類（それぞれの分布は 2 つのブラケット群で有意に異なる：**D1. 5** 参照）が最大疼痛と有意に関連する場合，交絡を避けるために，これらを追加の共変量に含めることとした。しかし，いずれも最大疼痛強度と有意な関連を示さなかったため，解析には含めなかった。

この回帰分析の出力を**ボックス D1. 2** に示す。重回帰分析では有意水準 5% を用いた。抜歯と Little's Total Irregularity Index に対する調整後，Damon 3 ブラケットを装着した患者の平均最大疼痛強度は，Tru Straight ブラケットを装着した場合より有意に低かった（平均値の差 14.49，95%CI［0.82，28.16］，$P = 0.038$）。他のいずれの説明変数も，ブラケット種類に対する調整を加えた後には，最大疼痛強度に対する有意な効果を示さなかった。興味あることに，2 つのブラケット群における患者の平均疼痛強度に観察された差 14.5 は，サンプルサイズの計算に利用された臨床的に関連する値 20（**D1. 1**）より少なかった。したがって，統計学的に有意であるにもかかわらず，この結果は臨床的な意義に欠ける可能性がある。しかし，平均値の差に対する 95%

ボックス D1.2　最大疼痛の重回帰分析による出力

```
      Source |       SS       df       MS              Number of obs =      52
-------------+------------------------------           F(  3,    48) =    3.21
       Model |  5730.11563     3  1910.03854           Prob > F      =  0.0311
    Residual |  28559.1921    48  594.983168           R-squared     =  0.1671
-------------+------------------------------           Adj R-squared =  0.1151
       Total |  34289.3077    51  672.339367           Root MSE      =  24.392

------------------------------------------------------------------------------
 Maximumpain |      Coef.   Std. Err.      t    P>|t|     [95% Conf. Interval]
-------------+----------------------------------------------------------------
 Littletotal |   .6262028   .5421066     1.16   0.254    -.4637756    1.716181
  Extraction |   6.165671   9.648086     0.64   0.526    -13.23311    25.56445
   Bracetype |  -14.48784   6.798104    -2.13   0.038    -28.15635   -.8193399
       _cons |   59.52951   12.21664     4.87   0.000      34.9663    84.09271
------------------------------------------------------------------------------
```

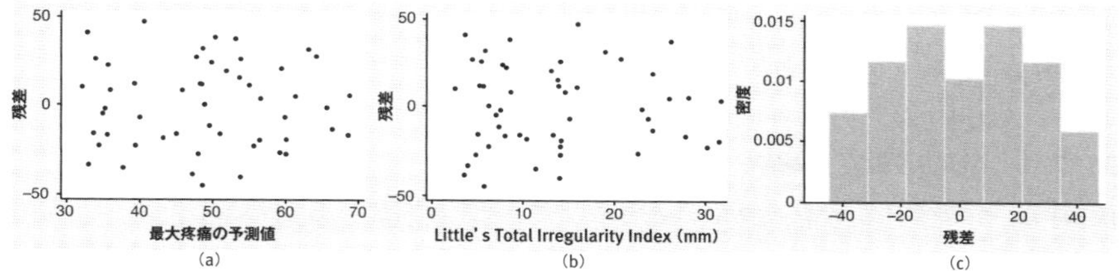

図 D1.6　最大疼痛強度をアウトカム変数とする重回帰モデル
(a) 残差に対してプロットした予測値，(b) 残差と Little's Total Irregularity Index の関連を示す散布図行列，(c) 残差のヒストグラム

CI の上限が，臨床的に重要とみなされる 28.2 であることから，この考え方を採用するには注意が必要である。

回帰分析から得られた平均値の差が単変量解析の場合（すなわち，14.80，95% CI［0.78，28.81］）と非常に類似することに注意すべきであり，モデルに含まれる他の共変量が最大疼痛強度と独立に関連しないことを考慮すれば，驚くことではない。

回帰分析の前提をチェックするため，モデルから残差と予測値を得る Stata の推定後コマンドを適用した。次に，等分散性をチェックするために予測値に対する残差をプロットし，線形性の前提をチェックするためにそれぞれの説明変数に対する残差をプロットした。**図 D1.6 (a)** では，点がランダムな散布を示すとともに漏斗効果を示さず，残差とそれぞれの共変量に明らかな関係が示されないことから，これらの前提は満たされるようである。具体例として，Little's Total Irregularity Index に対する残差のプロットを**図 D1.6 (b)** に示す。さらに，残差のヒストグラム〔**図 D1.6 (c)**〕は，正規分布に従う前提に問題のないことを示す。

重回帰分析の共変量として，Little's Total Irregularity Index の代わりに Little's Maxillary Irregularity Index を用いた感度分析では（**D1.6.1** 参照），結果に実質的な

変化を示さなかった（最大疼痛の平均値の差＝13.77，95%CI［0.23，27.31］，P＝0.046）。患者の経験する最大疼痛強度が Damon 3 ブラケットを装着する場合に有意に低いとする結論は変化しなかった。

D1. 7　疼痛強度の AUC 解析

それぞれの患者の曲線下面積（AUC）を考慮することで，追加の要約指標による解析を行った。この変数は，7 日間全体を通じた患者の疼痛レベルに対する有用な要約指標と考えられる。1 人の患者が経験する VAS による疼痛強度について考え，連続した時点のすべての疼痛強度を結ぶ場合（**図 D1. 2** 参照），この患者の疼痛「曲線」が得られる。AUC は,「曲線」下の総面積を多くの直方体（面積＝底辺×高さ）や三角形（面積＝1/2 底辺×高さ）に分け，これらの面積を合計することで得られる。これらの AUC を，**D1. 6** において疼痛強度の最大値を解析したのと同様な方法で解析した。結果を簡単に要約する。

D1. 7. 1　AUC の単変量解析

最初に，どのベースライン変数が疼痛強度の AUC と関連するか調べるため，一連の単変量解析（Man－Whitney 検定や Kruskal－Wallis 検定，Pearson 相関係数の検定）を行った。

結果を示した**図 D1. 7** は 2 つのブラケット群のそれぞれに対する AUC の分布である。疼痛強度の AUC は Damon 3 群（中央値 79.3，範囲 0 ～ 322）より Tru Straight 群（中央値 171.1，範囲 10 ～ 989）で有意に大きかった（P＝0.01）。水準 10%で有意であった他の唯一の変数は性別と年齢であり，男性（中央値 177.8，範囲 10 ～ 721.5）は，平均的に，女性（中央値 109.8，範囲 0 ～ 989）より有意に大きい疼痛 AUC を示し（P＝0.09），Pearson 相関係数が 0.39（95%CI［0.13，0.60］）と推定された年齢は，0 と有意に異なっていた（P＝0.004）。

D1. 7. 2　AUC の重回帰分析

次に，疼痛強度の AUC をアウトカム変数，ブラケット種類（Tru Straight を 1，Damon 3 を 2 にコード化）を共変量とし，単変量解析において水準 10%で統計学的に有意とされた変数（すなわち，性別と年齢）とともに重回帰分析を行った。性別は，**D1. 5** でブラケット種類と有意な関連を示すことが見いだされた変数の 1 つで，交絡の問題を含む。**D1. 5** で明らかとなった他の変数である不正咬合分類は，AUC と有意な関連を示さず，したがって，モデルの共変量に含めなかった。**ボックス D1. 3** に，この回帰分析の出力を一部示す。年齢と性別に対する調整後，Damon 3 ブラケットを装着した患者の AUC は，平均的に，Tru Straight ブラケットを装着した場合より有意に小さかった（平均値の差＝116.7，95%CI［22.7，210.6］）。年齢だけが AUC に対して有意な効果を示し，ブラケット種類や性別の効果に対する調整後，AUC は

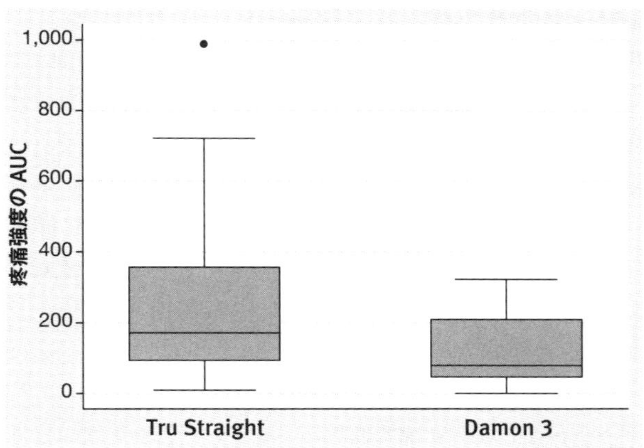

図 D1.7　2 つのブラケット群における疼痛強度の AUC の分布を示す箱プロット

ボックス D1.3　疼痛強度の AUC に対する重回帰分析の出力

AUC	Coef.	Std. Err.	t	P>|t|	[95% Conf.	Interval]
Age	9.636383	3.229073	2.98	0.004	3.143898	16.12887
Gender	-32.00393	46.65977	-0.69	0.496	-125.8197	61.81182
Bracetype	-116.6506	46.73915	-2.50	0.016	-210.626	-22.67523
cons	258.8167	108.9225	2.38	0.022	39.81339	477.8201

年齢が 1 歳増すにつれて，平均的に 9.6 増加した（95%CI［3.1，16.1］）。性別は，モデルの有意な共変量ではなかった（$P=0.50$）。

モデルの前提をチェックするため，残差と予測値をモデルから得た。ヒストグラムは，これらの残差がおよそ正規分布に従うことを示した。説明変数のそれぞれに対して残差をプロットし，点の散布状態を観察する場合，線形性の前提に問題はないと考えられた。しかし，予測値に対して残差をプロットする場合に等分散性 homoscedasticity の存在が示され，これが P 値に影響する可能性があった。AUC 値のさまざまな変換（たとえば，平方根）に対する重回帰分析は，この問題の解決に関与しない。したがって，元の重回帰モデルに戻ることとし，回帰モデルのどの係数に対する P 値も有意水準である 0.05 に近くないため，Damon 3 ブラケットを装着した患者は，Tru Straight ブラケットを装着した場合より，平均的に，有意に低い疼痛 AUC を示すと結論づけた。

D1.8　縦断データのランダム効果解析

D1.8.1　時間を一連のダミー変数とする場合のランダム効果モデル

それぞれの評価における疼痛強度をアウトカム変数として全データの解析を行うために，データの縦断的性質を評価するランダム効果モデルを利用した。

どの説明変数を最終モデルに含めるべきか，最初に，それぞれの場合のベースライン変数の1つを単一の説明変数として扱う一連のランダム効果解析を行うことで決定した。有意水準10%における唯一有意なベースライン変数は年齢であり，1歳増すごとに疼痛が平均的に0.70増加した(95%CI［0.23, 1.17］, $P=0.003$)。性別も不正咬合分類(**D1.5**)も疼痛との有意な関連を認めなかったため，これらを共変量として最終モデルに含めなかった。

次に，ブラケット種類と年齢を説明変数とするランダム効果回帰分析を行った。さらに，時間をカテゴリー変数として扱い，時間1(ここで，時間1=1日目の夕食前，時間2=2日目の朝食前，以後のそれぞれの時間は12時間後を示し，時間15=8日目の夕食前)と比較した場合の特定の時間 i($i=2, 3, \cdots 15$)における疼痛に対する効果をそれぞれ評価する14のダミー変数として回帰モデルに含めた。

ボックスD1.4に，ランダム効果回帰分析のコンピュータ出力を示す。有意水準を5%とする場合，年齢の効果に対する調整後，Tru Straightを装着した患者は，平均的にDamon 3の場合より有意に強い疼痛強度を示した(平均疼痛レベルの差=8.63, 95%CI［2.34, 14.91］, $P=0.007$)。さらに，ブラケット種類の効果に対する調整後，高齢患者は，平均的に若年患者より有意に強い疼痛レベルを示した(1歳増すごとの平均疼痛強度の増加=0.66, 95%CI［0.22, 1.10］, $P=0.003$)。モデルの他の共変量に対する調整後，すべての時点における平均疼痛強度は，時間2を除いて，時間1より有意に低下した。“rho”で示される級内相関係数は0.46を示し，これは疼痛強度における変動の46%が患者間の差によって説明されることを意味する。このことは，クラスター化に対する尤度比検定 likelihood ratio test の著しく有意な結果($P<0.001$)とともに，データのクラスター性に対する認識が必要であることを裏づける。出力における係数を眺める場合，時間による2次関数的効果 quadratic effect の可能性が示唆され，**図D1.3**からもこのことが明らかである。

D1.8.2　連続変数としての時間によるランダム効果モデル

時間に伴う疼痛強度の2次関数的性質を考慮し，ブラケット種類や年齢，時間，時間の平方を共変量とするランダム効果回帰分析を行った。このモデルのStata出力を**ボックスD1.5**に示す。すべての共変量が5%水準で有意であった。このアプローチを利用する場合，Damon 3の場合と比較したTru Straightを装着した患者における平均疼痛強度の差は，時間にダミー変数を用いたモデル(**D1.8.1**)とほぼ同一の値を示した。

図D1.2からは，時間とブラケット種類の間に有意な交互作用を予想しないが(2

ボックス D1.4　時間に対するダミー変数によるランダム効果回帰モデルの出力

```
Fitting constant-only model:
Iteration 0:    log likelihood = -3497.8275
Iteration 1:    log likelihood = -3406.8727
Iteration 2:    log likelihood = -3386.5287
Iteration 3:    log likelihood = -3384.7784
Iteration 4:    log likelihood = -3384.7581

Fitting full model:
Iteration 0:    log likelihood = -3109.3739
Iteration 1:    log likelihood = -3109.0351
Iteration 2:    log likelihood = -3109.0339

Random-effects ML regression                    Number of obs      =       780
Group variable: Patient                         Number of groups   =        52

Random effects u_i ~ Gaussian                   Obs per group: min =        15
                                                               avg =      15.0
                                                               max =        15
                                                LR chi2(16)        =    551.45
Log likelihood  = -3109.0339                    Prob > chi2        =    0.0000


Pain             Coef.   Std. Err.       z     P>z       [95% Conf. Interval]

Age           .6607076    .2244728     2.94   0.003      .2207489    1.100666
Bracetype    -8.626785    3.207797    -2.69   0.007     -14.91395   -2.339618

Time
 2           -3.653846    2.339843    -1.56   0.118     -8.239853     .932161
 3           -8.788462    2.339843    -3.76   0.000     -13.37447   -4.202454
 4           -13.57692    2.339843    -5.80   0.000     -18.16293   -8.990916
 5              -21.75    2.339843    -9.30   0.000     -26.33601   -17.16399
 6           -26.98077    2.339843   -11.53   0.000     -31.56678   -22.39476
 7           -27.17308    2.339843   -11.61   0.000     -31.75908   -22.58707
 8               -32.5    2.339843   -13.89   0.000     -37.08601   -27.91399
 9           -32.26923    2.339843   -13.79   0.000     -36.85524   -27.68322
10           -33.82692    2.339843   -14.46   0.000     -38.41293   -29.24092
11           -33.36538    2.339843   -14.26   0.000     -37.95139   -28.77938
12           -35.30769    2.339843   -15.09   0.000      -39.8937   -30.72169
13           -33.96154    2.339843   -14.51   0.000     -38.54755   -29.37553
14           -36.03846    2.339843   -15.40   0.000     -40.62447   -31.45245
15           -35.69231    2.339843   -15.25   0.000     -40.27831     31.1063

_cons          41.3365    6.447311     6.41   0.000      28.70001      53.973

/sigma_u      11.08883    1.171482                      9.014884    13.63989
/sigma_e      11.93095    .3126728                      11.33359    12.55979
rho           .4634663    .0543747                      .3594355    .5700723

Likelihood-ratio test of sigma_u=0: chibar2(01)= 348.58 Prob>=chibar2 = 0.000
```

つのブラケット種類の間では，時間 1 の値に差が存在するが，その後，同じ比率で低下する傾向を示す)，ブラケット種類や時間，時間の平方に加えて，「時間とブラケット種類」および「時間の平方とブラケット種類)」の交互作用項を共変量とするランダム効果分析をさらに行った。いずれの交互作用項も有意ではなかった(それぞれ，$P=0.44$ および $P=0.95$)。

最後に，単なる練習として，時間や時間の平方，年齢，ブラケット種類に加えて鎮痛を共変量とするランダム効果分析を行った。鎮痛が因果経路上に存在するため，こ

ボックス D1.5　時間を連続変数とするランダム効果分析

```
Fitting constant-only model:
Iteration 0:   log likelihood = -3502.3208
Iteration 1:   log likelihood = -3408.164
Iteration 2:   log likelihood = -3386.7029
Iteration 3:   log likelihood = -3384.7823
Iteration 4:   log likelihood = -3384.7581

Fitting full model:
Iteration 0:   log likelihood = -3115.8584
Iteration 1:   log likelihood = -3115.8292
Iteration 2:   log likelihood = -3115.8292

Random-effects ML regression                    Number of obs      =       780
Group variable: Patient                         Number of groups   =        52

Random effects u_i ~ Gaussian                   Obs per group: min =        15
                                                               avg =      15.0
                                                               max =        15

                                                LR chi2(4)         =    537.86
Log likelihood  = -3115.8292                    Prob > chi2        =    0.0000

------------------------------------------------------------------------------
        Pain |      Coef.   Std. Err.      z    P>|z|     [95% Conf. Interval]
-------------+----------------------------------------------------------------
         Age |   .6607076   .2244728     2.94   0.003     .2207489    1.100666
   Bracetype |  -8.626785   3.207797    -2.69   0.007    -14.91395   -2.339619
        Time |  -7.077082   .4278272   -16.54   0.000    -7.915608   -6.238556
       Time2 |   .2837067   .0260015    10.91   0.000     .2327448    .3346686
       _cons |   49.50776    6.40623     7.73   0.000     36.95179    62.06374
-------------+----------------------------------------------------------------
    /sigma_u |   11.08076   1.172343                      9.005597     13.6341
    /sigma_e |   12.04284    .315608                      11.43987    12.67758
         rho |   .4584661   .0543684                      .3546254    .5652386
------------------------------------------------------------------------------
Likelihood-ratio test of sigma_u=0: chibar2(01)=  342.31 Prob>=chibar2 = 0.000.
```

の変数をモデルに含めることは，疼痛に対するブラケット種類の効果を減弱させることが予想され，実際の観察と一致する。鎮痛の効果は著しく有意であり（$P<0.001$），2 つのブラケット種類で経験される平均疼痛強度の差はここで 7.54 に低下した（95% CI［1.88, 13.21］, $P=0.007$）。しかし，因果経路上の因子に対する調整を行ったため，ブラケット種類の効果をこのモデルの因果効果として考慮できなくなることは強調されるべきである。

最後に，時間を連続変数とし，ブラケット種類や年齢，時間，時間の平方を共変量とするモデルの前提をチェックするため，予測値や患者間残差（u），患者内残差（e）をモデルから得る Stata の推定後コマンドを利用した。患者内残差と患者間残差は，両者ともおよそ正規分布に従った。患者間残差が予測値の増加に従って変動を増す傾向が存在するため，患者内残差を予測値に対してプロットすると，わずかな等分散性が示された。モデルの前提に関するいくつかの問題が存在するため，共変量としてのブラケット種類や年齢，時間，時間の平方に，さまざまな変換（たとえば，疼痛の平方根や 4 乗根：疼痛強度が 0 を示す場合があるため，対数変換は適切でない）を加えたランダム効果回帰分析を行った。結果から導かれた結論は，前提のチェックに利用した図のように，疼痛強度をアウトカム変数とした分析と類似していた。疼痛を関心のあるアウトカムとするモデルにおいて，ブラケット種類の効果が著しく認められる場合（$P=0.007$），等分散性の前提が疑問視される事実があるとしても，Tru Straight ブラケットを装着した患者の疼痛は平均的に Damon 3 の場合より有意に強く，この効果は 7 日間の研究期間を通じて十分な一貫性を示したと結論づけられる。

D1.9　要約

さまざまな方法でデータの分析を行った。アウトカム変数として，まず，最大疼痛，次に AUC を利用した要約指標アプローチについて考慮した。また，15 時点のすべてにおける疼痛強度レベルを利用して，データのクラスター性を評価したランダム効果回帰分析による包括的なデータ解析を行った。解析の結果，Damon 3 ブラケットを装着した患者では，Tru Straight ブラケットの場合より，最大疼痛強度や平均疼痛レベルが低いと結論づけられた。ブラケット種類と時間には有意な交互作用が認められず，2 種類のブラケットを装着した患者の疼痛は類似した時間的減少傾向を示した。最後に，15 時点すべての疼痛強度について考慮し，ブラケット種類の効果に対する調整後，年齢が患者の疼痛レベルに有意な効果を示すことが見いだされた。これは，AUC をアウトカム変数とする重回帰分析と疼痛強度をアウトカム変数とするランダム効果回帰分析の両者において明らかであった。すなわち，高齢患者は若年患者より強い疼痛を伴う傾向を示した。

D1.10　ノート

このランダム化試験の詳細は Pringle ら（2009）から得られる。この報告では，患者の時間的な疼痛強度変化に対するブラケット種類の効果を調査するためのランダム効果モデルに代わって，共分散分析の結果が示されている。

文献

Pringle AM, Petrie A, Cunningham SJ, McKnight M. Prospective randomized clinical trial to compare pain levels associated with 2 orthodontic fixed bracket systems. Am J Orthod Dentofacial Orthop 2009; 136: 160-7.

■ IBM SPSS Statistics v20 によるデータセット 2 の解析 ■

D2. 1 はじめに

嗅覚減退（嗅覚やにおいを検出する能力の低下）は Parkinson 病（PD）に一般的な症状である。異なるにおいを嗅ぎ当てる能力を評価する 2 つの検査は，40 項目の University of Pennsylvania Smell Identification Test（UPSIT−40） と Sniffin' Sticks（SS−16）による 16 項目の嗅覚識別検査である。UPSIT−40 嗅覚識別検査は，自己報告式か，介護人や看護師，医師によって行われ，「スクラッチしてにおいを嗅ぐ」形式の 4 冊の小冊子から構成される。対象は，40 項目のすべてについて 4 つの選択肢から正しいにおいを嗅ぎ当てるように求められ，1（においを正しく同定）または 0（不正解）のいずれかに点数化される。したがって，最大の UPSIT−40 スコアは 40 である。Sniffin's Sticks ではにおいのついたフェルトペンが続けて示され，先端を嗅いで，4 つの可能な選択肢から正しいにおいを同定するように求められる。それぞれ 1（正解）または 0（不正解）に点数化される。したがって，最大スコアは 16 である。

Dr Laura Silveira−Moriyama は，嗅覚検査の解釈を単純化し，振戦性疾患の日常診断に臨床ツールを開発する目的で行った研究データを快く提供した（Silveira−Moriyama ら，2009）。彼女は，認知症を伴わない PD 患者 193 人（PD 診断のための臨床基準と，運動疾患専門医が直感的に臨床的洞察を行うことで診断）とコントロール 157 人（PD 患者と同じ英国の病院におけるスタッフや訪問者から収集）に対し，UPSIT−40 と SS−16 を適用した。PD の平均罹病期間〔標準偏差（SD）〕は 10.2（6.1）年で，PD 発症年齢の平均は 53.3（10.3）歳であった。これらの対象には，嗅覚検査の結果に影響しうる年齢や性別，喫煙習慣について群のマッチングが行われた。この調査では，2 つの検査を**両者**とも受けた対象 145 人（すなわち，PD 89 人，コントロール 56 人）のサブグループにおける両嗅覚検査の結果を評価した。対象の PD 発症年齢（歳）や PD 罹病期間（年），年齢（歳），性別（女性＝1，男性＝2），現在の喫煙状況（い

表 D2. 1 UPSIT−40 と SS−16 嗅覚検査における個々の項目（提示される順に示す）

UPSIT−40				
ピザ	皮革	イチゴ	ピクルス	タバコ
風船ガム	ココナッツ	スギ	パイナップル	マツ
メントール	タマネギ	チョコレート	ライム	グレープ
チェリー	フルーツパンチ	ジンジャーブレッド	オレンジ	レモン
モーターオイル	リコリス	ライラック	イチヤクソウ	石鹸
ミント	チェダーチーズ	テレビン油	スイカ	ガス
バナナ	シナモン	モモ	ニス	バラ
ラブ	ガソリン	ルートビア	草	ピーナッツ

いえ＝0，はい＝1）に関する情報を収集した。

D2. 2　目的

本研究の目的は，Parkinson 病（PD）の日常診断に用いられる至適ツールを決定し，診断ツールとしてのこの検査の特質を評価するために，PD 患者とコントロールに用いられた UPSIT−40 と SS−16 の結果を比較することである。

D2. 3　UPSIT−40 と SS−16 の関係

D2. 3. 1　UPSIT−40 と SS−16 における個々の項目

UPSIT−40 と SS−16 において評価される個々のにおい項目を**表 D2. 1** に示す。ニンニクやコーヒー，リンゴ，アニス，魚を除く SS−16 のすべての項目が UPSIT−40 と重複する。残りの 11 項目について κ 値を計算した。興味あることに，2 つの嗅覚検査の一致性はさほど良好でなく，κ 値は 0.14（パイナップル）～ 0.46（クローブ）の範囲であった（すなわち，Landis と Koch の 1977 年の分類に従えば，ごく軽度～中等度の一致性）。このような検査でそれぞれの項目を正しく同定する能力は，示されたにおいと同程度に，強制的に選ばれた別のにおいに依存するため，この結果は予想外というわけではない。示されたにおいは類似するが，選択肢は両検査間でかなり異なり，このことはおそらく一致性が良好でないことを説明する。

D2. 3. 2　UPSIT40 と SS−16 の総スコア

散布図（**図 D2. 1**）を描き，Pearson 相関係数〔$r=0.80$，95％信頼区間（CI）［0.73, 0.85］，$P<0.001$〕を計算することで，個々の対象の UPSIT40 と SS−16 の総スコア間の関係を調べた。したがって，両検査に共通する項目に限って考慮すれば，嗅覚検査の各項目における一致性は不良であるが，総スコアを評価する場合，両検査間には著しく有意な関係が認められ，両検査がおそらく同一の対象，すなわちにおいを識別する全体的な能力を評価することを示す。

	SS−16	
	オレンジ	ニンニク
	皮革	コーヒー
	シナモン	リンゴ
	ペパーミント	クローブ
	バナナ	パイナップル
	レモン	バラ
	リコリス	アニス
	テレビン油	魚

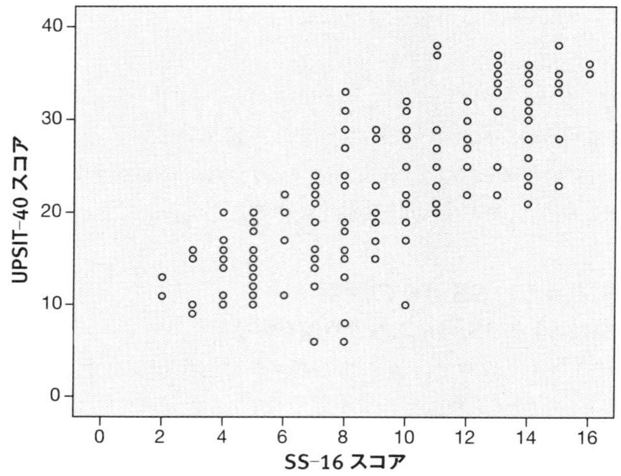

図 D2. 1　UPSIT-40 と SS-16 の間の関係を示す散布図

注意

以後のすべての解析は，個々の対象における総 UPSIT−40 スコアや総 SS−16 スコアを利用している。これらについて言及する場合，単純さのために「総」を省き，略語である UPSIT と SS を一般に用いる。

D2. 4　単変量解析

主な関心は，それぞれの嗅覚検査の総スコアが疾患状況（PD またはコントロール）と有意に（$P<0.10$）関連するか否かを決定することにある。しかし，年齢や性別，現在の喫煙状況が PD の有無によって異なる分布を示すことが知られているため，これらの変数を見過ごすことはできない。

患者とコントロールの 350 人から構成される元の群では，年齢や性別，現在の喫煙状況に関して群のマッチングが行われていたが，ここでは，群の一部だけを解析に利用している（すなわち，両嗅覚検査を受けた対象）。PD 群とコントロール群が，これらに関して同等か否かをチェックするため，両群における平均年齢の比較に 2 サンプル t 検定，性別や現在の喫煙状況の分布の比較に Fisher 正確検定を用いた。箱プロットは，それぞれの群で年齢がおよそ正規分布に従うことを示し，PD 89 人とコントロール 56 人では，平均年齢（SD）が，それぞれ，62.82（9.10）歳と 64.36（9.89）歳であった（$P=0.35$）。PD 患者の 38 人（42.7%），コントロールの 21 人（37.5%）は女性であった（$P=0.33$）。PD 患者の 4 人（4.7%），コントロールの 2 人（4.0%）は喫煙者であった（$P=0.61$）（**注意**：PD 患者の 3 人とコントロールの 6 人は現在の喫煙状況に関する情報が不明であった）。したがって，元の研究の一部に限定したにもか

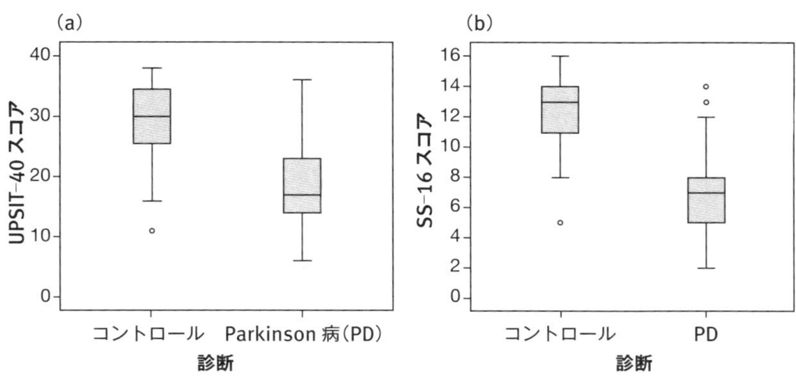

図 D2. 2　(a) UPSIT-40 と (b) SS-16 の分布を示す箱プロット

ボックス D2. 1　2 群における UPSIT と SS のスコアの要約指標を示す SPSS 出力

	Diagnosis	*N*	Mean	Std. Deviation	Std. Error Mean
UPSIT score	Control	56	29.41	6.030	.806
	PD	89	18.38	6.714	.712
SS score	Control	56	12.66	2.193	.293
	PD	89	6.98	2.812	.298

かわらず，群のマッチング要因は維持され，PD 群とコントロール群とで，年齢や性別，現在の喫煙状況は類似した分布を示した。このことにより，PD に対するこれらの変数の効果を評価する可能性は除外されるが，いずれにせよ，これは本来の研究目的ではない。

次に，箱プロット〔**図 D2. 2 (a)** と **(b)**〕を描き，検査スコアの要約指標（**ボックス D2. 1**）を求め，それぞれの検査に対する 2 群の平均値を，Levene 検定による等分散性のチェックの後に 2 サンプル t 検定で比較することにより，PD 患者とコントロールにおける UPSIT と SS の分布を調べた。平均スコアの差（95%CI）は，UPSIT で 11.03 (8.85, 13.21)，SS で 5.68 (4.81, 6.56) を示し，それぞれの検定は $P<0.001$ であった。

D2.5 ロジスティック回帰分析

D2.5.1 疾患状況を予測するUPSITとSSの有効性を評価するロジスティック回帰分析

目的は，疾患状況（PDを1，コントロールを0にコード化）をアウトカム変数，単変量解析において疾患状況と有意に関連する変数を説明変数とする多重ロジスティック回帰分析を行うことであった。主な関心は疾患状況を予測するUPSITとSSの有効性を決定することであった。しかし，これらが，単変量解析で疾患状況と有意に関連する唯一の変数であったため（年齢や性別，現在の喫煙状況に関する群のマッチングが今回の一部データでも維持されていたため，予想外のことではない），ロジスティック回帰に含めるべき他の変数は存在しなかった。

UPSITとSSのいずれがPDを予測する点で優れているか決定するため，多変量モデルの共変量として両嗅覚検査を含めるのではなく，それぞれの嗅覚検査に対する個別のロジスティック回帰を最初に行った。これを行った理由は，UPSITとSSの間に著しく有意な相関が認められ，拡張モデルに2つの共変量として含めることは共線性の問題があるためである。それぞれの嗅覚検査に対して個別のロジスティック回帰を行うことは，2群における平均 UPSITおよびSSスコアを比較する対応のないt検定を単に行う場合と同じ結果を生むことが予想される点に注意。しかし，UPSITとSSの両者を説明変数とする多重ロジスティック回帰を目的とし，さらに嗅覚検査スコアがわかっている患者がPDを伴う確率を予測するために適切なロジスティック回帰を利用したいという2つの目的から，個別のロジスティック回帰分析を進めた。

2つのロジスティックモデルの偏回帰係数を直接比較するため（可能な最大スコアがUPSITでは40，SSでは16のようにスケールの異なることを認めながら），それぞれの平均値（UPSITでは22.64，SSでは9.17）を差し引いて標準偏差（UPSITでは8.40，SSでは3.79）で除す標準化をUPSITとSSスコアに加え，Zスコアを得た。これらのモデルに対する嗅覚検査の推定偏回帰係数は，標準化 UPSITでは−1.92（95%CI［−2.51，−1.33］，$P<0.001$），標準化SSでは−2.72（95%CI［−4.54，−1.90］，$P<0.001$）であった。このことは，両検査ともPD患者を示す対数オッズの著しく有意な予測因子であるが，SSとの関連がUPSITとの関連よりいくらか強いことを示唆する。それぞれの偏回帰係数の指数を求める場合〔標準化 UPSITスコアでは推定オッズ比0.15（95%CI［0.08，0.27］），標準化 SSでは0.07（95%CI［0.03，0.15］）を得る〕，PDを伴うオッズは，標準化 UPSITスコアが1単位増すごとに85%（95%CI［73，92］%）低下し，標準化 SSスコアが1単位増すごとに93%（95%CI［85，97］%）低下する。

次に，標準化 UPSITと標準化 SSを共変量とする多重ロジスティック回帰分析を行った。結果を**ボックスD2.2**に示すが，ここで，SPSSの“Sig（有意性）”はP値を示し，その値0.000は$P<0.001$を意味する。このモデルでは，SSの効果に対する調整後，疾患アウトカムに対するUPSITの効果は0と有意に異ならないが（$P=0.27$），

ボックス D2. 2　疾患状況をアウトカム変数，標準化 UPSIT と SS スコアを共変量とした場合のロジスティック回帰分析の SPSS 出力

	B	S.E.	Wald	df	Sig.	Exp(B)	95% C.I.for EXP(B)	
							Lower	Upper
ZSSscore	−2.357	.510	21.322	1	.000	.095	.035	.258
ZUPSITscore	−.450	.405	1.231	1	.267	.638	.288	1.412
Constant	1.079	.304	12.611	1	.000	2.940		

ボックス D2. 3　疾患状況をアウトカム変数，非標準化 SS スコアを説明変数とした場合のロジスティック回帰分析の SPSS 出力

	B	S.E.	Wald	df	Sig.	Exp(B)	95% C.I.for EXP(B)	
							Lower	Upper
SSscore	−.717	.110	42.320	1	.000	.488	.393	.606
Constant	7.636	1.179	41.953	1	.000	2071.5		

UPSIT の効果に対する調整後，SS の効果は著しく有意なままである（$P<0.001$）。したがって，SS は UPSIT より PD の良好な予測因子と考えられる。このモデルが共線性の影響を受けるという当初の懸念にもかかわらず，推定係数の標準誤差が不当に大きいことはなく（極端に大きい標準誤差は共線性を示唆する），係数の 1 つは有意であった（大きい標準誤差が存在する場合，多変量モデルのどの係数も有意でないが，関連する単変量モデルではそれぞれが有意である場合に共線性が示唆される）。

D2. 5. 2　ロジスティック回帰式の導入と予測への利用

SS または UPSIT スコアから特定の患者が PD を有する確率を評価するため，ロジスティック回帰式の結果を利用した。**D2. 5. 1** で説明したように，UPSIT でなく，SS が，おそらく，この研究と同様な対象群における PD の日常的な診断に最適なツールであるという結論に達した。したがって，理解しやすくするために，この項では SS に関する説明に限定する。

特定の SS スコアを示す対象が PD を有する確率を予測できるようにするため，疾患状況をアウトカム変数, SS スコアを説明変数とするロジスティック回帰分析を行った。一般的な利用が可能で理解しやすいツールを必要とすることから，ここでは標準化スコアを用いなかった。**ボックス D2. 3** に，このロジスティック回帰モデルによる推定回帰係数を示す。−2 対数尤度（すなわち，デビアンスまたはモデル χ^2）は自由度 143 で 93.54 に等しく，$P<0.001$ で著しく有意であり，モデルにおける SS の係数が 0 と有意に異なることを示す（**表 D2. 2** の Wald 検定統計量や P 値から確認される）。推定されたロジスティック回帰式は，$\text{logit}\ p_{\text{PD}} = \log_e p_{\text{PD}}/(1-p_{\text{PD}}) = 7.64 - 0.72$

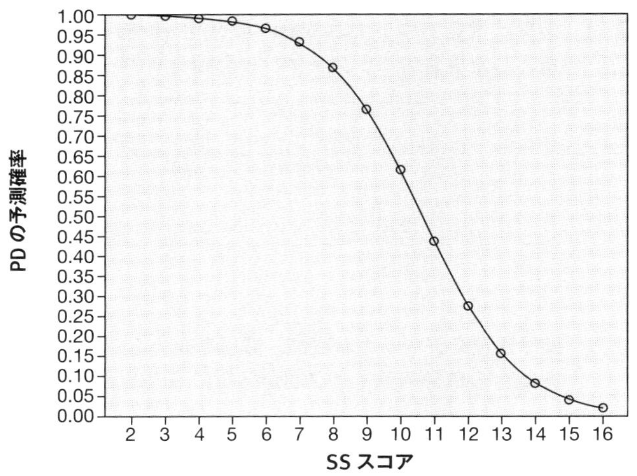

図 D2. 3　SS スコアに対して描かれたロジスティック回帰モデルによる PD の予測確率

SS であり，ここで，p_{PD} は対象における PD の確率を示す。SS に対する回帰係数の指数は推定オッズ比を示す。したがって，SS が 1 つ増すごとに，PD を有するオッズは約 51％低下する（95％CI［49，61］％）。

このモデルによるオッズ比と P 値は SS スコアが PD の有用な予測因子であることを示すが，SS スコアの知られている眼前の患者が PD を有する可能性を知りたいと臨床医が考える場合，いずれも特に役立つものではない。これを得る 1 つの手段は，前の段落に示したロジスティック回帰式に SS の値を代入することである。たとえば，患者が PD を有する確率を p_{PD} とし，SS スコアが 5 である場合，$\log_e p_{PD}/(1-p_{PD}) = 7.64 - 0.72 \times 5 = 4.04$ である。ゆえに，$p_{PD}/(1-p_{PD}) = \exp(4.04) = 56.83$ から $p_{PD} = 0.98$ が得られる。したがって，SS スコアが 5 を示すこの患者が PD を有する確率は 98％である。

PD を有する確率が SS スコアによってどのように変化するかを理解するため，モデルから予測値を得て，SS スコアに対するプロットを描いた（**図 D2. 3**）。PD の確率は SS スコアが低下する（すなわち，嗅覚の低下）に従って増加することが明らかである。この図から，臨床医は特定の SS スコアを示す対象における PD の尤度を容易に評価することができる。たとえば，SS スコアが 10 を示す対象では，PD を有する可能性は 60％あまりであるが，SS スコアが 11 であれば，PD の可能性は 45％弱である。

D2. 5. 3　決定ルール作成のためのロジスティック回帰式の利用

PD 診断のための決定ルール decision rule を示す SS のカットオフ値を得るためにロ

表 D2. 2　PD の有無を伴う対象数を真の診断と決定ルール SS ≦ 10 に従って示す分割表

	真の診断		合計
	コントロール	PD	
SS>10(非 PD)	45	10	55
SS ≦ 10(PD)	11	79	90
合計	56	89	145

感度=79/89=0.89(95%CI [0.82, 0.95])；特異度=45/56=0.80(95%CI [0.70, 0.91])；陽性適中率=79/90=0.88(95%CI [0.81, 0.95])；陰性適中率=45/55=0.82(95%CI [0.72, 0.92])

ジスティック回帰式を利用した。対象の SS スコアがカットオフ値以下であれば，PD を有する可能性が，有しない場合より高まるような値を選択したい。この場合，PD の確率は 0.5 より大きいだろう。必要ならば，異なる確率(たとえば，0.6)を選択することでこのアプローチを修正することができる。$p_{PD}=0.5$ をロジスティック回帰式に代入すると次が得られる：

$$\log_e 0.5/(1-0.5)=7.64-0.72\times SS$$

したがって，

$$SS=(7.64-\log 1)/0.72=(7.64-0.00)/0.72=10.6$$

(係数の値を丸めているため，この値が近似値であることに注意)。したがって，患者の SS スコアが 10 以下(SS は整数値のみを示すことに注意)を示す場合，この患者が PD を有する可能性は，有しない場合より高い。**表 D2. 2** は，真の診断と決定ルール(カットオフ値として SS=10 を用いる)に従って PD の有無を示す患者数の分割表である。

表 D2. 2 の脚注に示すように，この診断テストの有効性 effectiveness を感度と特異度から，有用性 usefulness を陽性適中率(PPV)と陰性適中率(NPV)から評価した。これらの指標が比較的高い値であることは，10 以下の SS スコアが，この研究に類似した対象における PD の診断テストとして有効かつ有用であることを示唆する。

D2. 5. 4　ロジスティック回帰モデルの前提と診断法

ロジスティック回帰分析の結果を信頼したい場合，モデルの前提に関するチェックと，外れ値や影響点を見いだすモデル診断を行うことが重要である。

(a) 2 項分布の範囲外変動 extra-binomial dispersion。デビアンス〔すなわち，尤度比統計量 likelihood ratio statistic (LRS)，−2 対数尤度(−2 LL)とも称される〕を 143(すなわち，サンプルサイズ−2)で除すことで，2 項分布の範囲外変動を

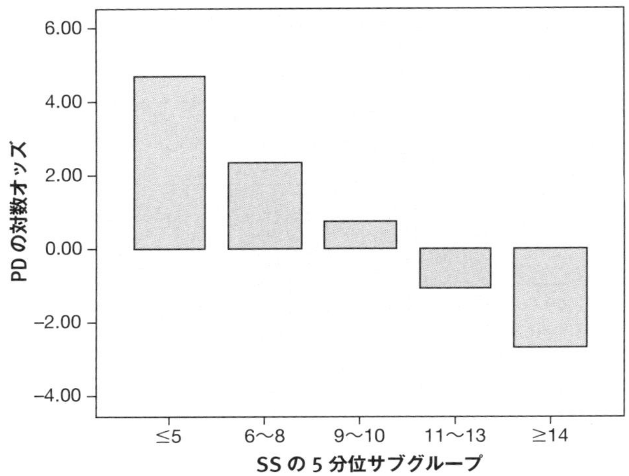

図 D2. 4　線形性をチェックするための，SS のそれぞれの 5 分位数の中点に対する PD の対数オッズのプロット

チェックする。デビアンス＝93.541 は SPSS 出力から得られるため，この商は 93.541/143＝0.7 に等しい。この比が 1 より実質的に小さくない（すなわち，大きい）ため，2 項分布の範囲外変動のエビデンスは存在しないと考えられる。

(b) 適合度。 Hosmer−Lemeshow 検定は自由度＝7，$P=0.52$ で $\chi^2=6.22$ を示す。この有意でない結果は，モデル適合が不良であるエビデンスがないことを示す。

(c) 線形性のチェック。 線形性の前提をチェックするには，対象を 5 つの等しい大きさのサブグループに分割し（SS の 5 分位に基づく），それぞれのサブグループにおける PD の対数オッズを計算し，相応するサブグループの SS 値範囲の中点に対して PD の対数オッズをプロットする（**図 D2. 4**）。サブグループの対数オッズ値に示される線形パターンは，ロジスティックモデルにおける線形性の前提が満たされていることを示唆する。

(d) ロジスティック回帰の診断法。 外れ値や影響点を見いだすために，標準化（正規化）残差と偏差残差やてこ比 leverage，DfBeta をモデルから得た。これらのそれぞれを予測値と症例番号の両者に対してプロットした。これら多くのグラフから，症例番号 54 が影響点であることが明らかであった。**図 D2. 5** は，症例番号 54 を強調したこれらのグラフの 1 つを示す。

症例番号 54 は，76 歳の男性，非喫煙コントロール患者，SS＝5 であったため，SS スコアが 10 以下の場合を PD とする基準により，誤って PD と診断された。主研究者であり，それぞれの患者の臨床症状に詳しい Dr Laura Silveira−Moriyama との議論では，この男性の結果が生物学的に妥当であったと結論された。この患者には，

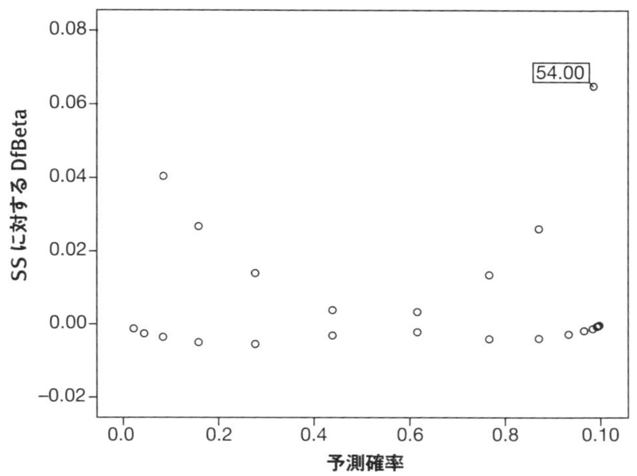

図 D2. 5　PD の予測確率に対する DfBeta のプロット

除外基準から排除されなかった他の疾患による嗅覚障害の可能性が存在した。臨床的なスクリーニング過程では把握できない多くの嗅覚障害の原因が存在する（たとえば，インフルエンザや普通感冒などのウイルス感染は，永続的な嗅覚喪失の原因になりうる）。このことは，検査の正確さを人為的に改善させうるため，スコアが 4 未満でない限り（このようなスコアが，偶然だけに限って生じることは予想されない），誤って PD 患者に分類されたコントロールを除外することは妥当でないと考えた。しかし，この症例を除外した再解析を行うことで，症例番号 54 の SS スコアが及ぼす影響の有無を知ることは興味深い。症例番号 54 を除外した場合，推定ロジスティック回帰式として，logit $p=8.48-0.79$ SS が得られた。これは，SS に対する推定回帰係数が 0.72 であったデータ全体から得られた式と非常に類似していた。この係数に対する P 値は変化せず（$P<0.001$），PD と診断する SS のカットオフ値は 10.6 の代わりに 10.7，すなわち，対象の PD を診断するには両者とも SS $\leqq$ 10 であるべきことを示した。感度と特異度の差は非常に少なく，この対象を含めた全データでは，それぞれ 88.8% と 80.4% であるのに対し，それぞれ 88.8% と 81.8% であった。したがって，症例番号 54 の SS スコアは影響点でないと結論づけた。

D2. 6　受信者動作特性曲線の利用

D2. 6.1　PD 患者とコントロールを識別する 2 つの検査の能力を比較するための ROC 曲線の利用

ノンパラメトリック受信者動作特性（ROC）曲線は，関心のある診断検査の異なるカットオフ値に対して，感度と 1－特異度をプロットしたものである。UPSIT と SS の

ROC 曲線をプロットすると（**図 D2. 6**），特定の検査に対する曲線上のすべての点は，PD を伴う対象と伴わない対象の嗅覚検査における陽性結果の確率を比較可能にする。PD 患者とコントロールを識別する検査能力の評価手段として，それぞれの曲線下面積（AUC：AUROC または c 統計量）を計算した。2 つの疾患カテゴリーを完全に識別する検査では c 統計量＝1，偶然以上に識別することができない場合は c 統計量＝0.5 である。この検査における推定 c 統計量は，それぞれ UPSIT で 0.89（95%CI［0.82, 0.94］），SS で 0.93（95%CI［0.89, 0.97］）であり，両検査とも良好であるが，おそらく，SS が全体的に優れた嗅覚検査であることを示す。しかし，ROC 曲線は，嗅覚検査の結果が対応する（すなわち，それぞれの対象は SS と UPSIT の両者を受けた）事実を考慮していないため，ROC 曲線の比較には注意すべきである。

D2. 6. 2　PD 診断のための至適カットオフ値の決定に対する ROC の利用

c 統計量とロジスティック回帰分析（**D2. 5**）の結果，UPSIT でなく，SS がこの研究対象のような一群の患者における PD の日常診断に用いる至適ツールである可能性が示唆されたため，本項では主に SS に注目する。

ロジスティック回帰を利用することで（**D2. 5. 3**），対象が SS スコアのカットオフ値である 10 以下を示す場合，その対象は PD を伴わない場合より伴う可能性が高いと結論づけた（確率が 0.5 を超える）。このアプローチは，偽陽性（すなわち，PD と誤っ

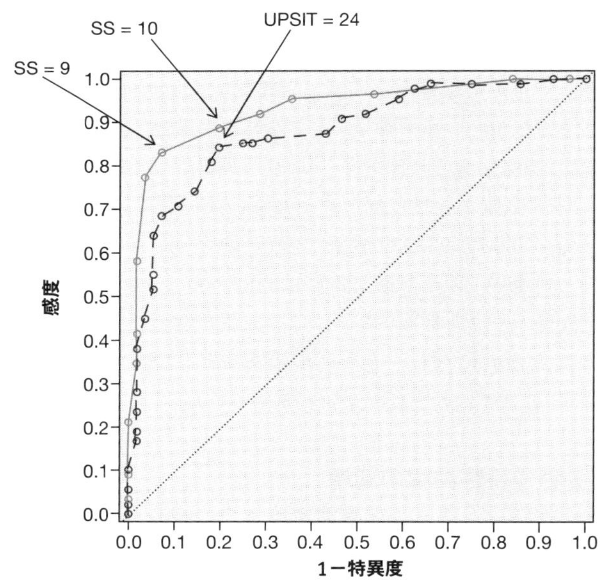

図 D2. 6　SS スコア（実線）と UPSIT スコア（破線）に対する ROC 曲線と基準線（点線）

て診断される対象）診断の「犠牲」が偽陰性（すなわち，PD でないと誤って診断される対象）の場合と等価であることを前提とする。同様に，検査の感度と特異度の重要性が等しいことを前提とする。代わりに，診断検査において特定の要求を満たす感度と特異度の至適な組み合わせを示すカットオフ値を選択したい場合が非常に多い（たとえば，高い特異度でなく，高い感度を示す検査が望ましい，またはその逆の場合）。カットオフ値の選択に ROC 曲線を利用する場合，感度と特異度が等しく重要であるとすれば，至適なカットオフ値はグラフの左上隅にもっとも近い ROC 曲線上の点に相当する検査スコアである。Zweig と Campbell（1993）は，図上で必ずしも明らかでない場合に，この点を決定する手段を示している。**図 D2. 6** における SS ROC 曲線では，左上隅の点が感度＝0.83，特異度＝0.93 を示し，これは SS スコアのカットオフ値として 9 に相当する。しかし，この研究では，対象が PD を有しないか否かでなく，PD を有するか否かの評価に関心があるため，特異度より感度が重要であると考えられた。したがって，特異度を不当に低下させることのない最大感度を示すカットオフ値を選択した。具体的には，SS スコアの至適なカットオフ値を，**図 D2. 6** における感度＝0.89，特異度＝0.80 の点と考え，これは，SS スコアのカットオフ値として 10 に相当した（**図 D2. 6** に示す）。

また，これらのカットオフ値を，PD に対する尤度比（LR）から評価した。LR は感度/（1－特異度）に等しく，特定のカットオフ値において，対象が PD を有する可能性が，有しない場合より，どの程度大きいかを示す。**表 D2. 3** は，さまざまな SS ス

表 D2. 3　SS ≦カットオフ値の場合に PD と示される異なる SS スコアカットオフ値における PD の感度や特異度，尤度比

SS カットオフ値	感度	特異度	尤度比（SS ≦カットオフ値）
1	0.000	1.000	—
2	0.034	1.000	—
3	0.090	1.000	—
4	0.213	1.000	—
5	0.348	0.982	19.3
6	0.416	0.982	23.1
7	0.584	0.982	32.4
8	0.775	0.964	21.5
9	0.831	0.929	11.7
10	0.888	0.804	4.5
11	0.921	0.714	3.2
12	0.955	0.643	2.7
13	0.966	0.464	1.8
14	1.000	0.161	1.6
15	1.000	0.036	1.0
16	1.000	0.000	—

コアのカットオフ値について，PD に対する感度や特異度，尤度比の異なる値を示す。PD の最大尤度比（32.4）は，感度＝0.58，特異度＝0.98 で，SS ≦ 7 に相当する。しかし，感度が非常に低いため，これには満足できない。カットオフ値としての SS＝10（ロジスティック回帰により決定された値に等しい）は，PD に対する尤度比 4.5 を与える。したがって，SS スコアが 10 以下である場合，対象が PD を有する可能性はコントロールの 5 倍近くである。SS スコアが 10 未満の対象では，PD を有する可能性がコントロールよりさらに高まるが（すなわち，SS ≦ 9 であれば PD に対する LR は 11.4，SS ≦ 8 であれば 19.3 と 32.4 の間の値），これらのカットオフ値に対する感度は，わずかに低いか非常に低いかである。興味あることに，UPSIT スコアのカットオフ値として 24 を利用する場合（感度［0.84］と特異度［0.80］の至適な組み合わせから選択：**図 D2. 6** 参照），PD に対する尤度比＝4.3 を示すため，対象の UPSIT スコアが 24 以下であれば，PD を有する可能性はコントロールの 4 倍以上である。

D2. 7　結論

解析から得られたすべての結果を考慮した後，10 以下の SS スコアは，この研究と同様な一群の対象における PD の診断検査として受け入れられると判断した。これらの対象が，元々，年齢や性別，現在の喫煙状況を群としてマッチさせた PD 患者とコントロールの大規模な集団に由来することを忘れてはならず，これらの変数は本研究の一部の PD 患者とコントロールとで類似した分布を示した。したがって，PD に対するこれらの変数の効果を評価するには適切でなかった。理想的には，その特質が PD 患者とコントロールの母集団をより反映するような異なる対象群で検証することで，この診断ツールの一般化可能性を評価すべきである。

文献

Landis JR, Koch GG. The measurement of observer agreement for categorical data. Biometrics 1977; 33: 159–74.

Silveira-Moriyama L, Petrie A, Williams DR, Evans A, Katzenschlager R, Barbosa ER, Lees AJ. The use of a color coded probability scale to interpret smell tests in suspected Parkinsonism. Mov Disord 2009; 24 (8) : 1144-53.

Zweig MH, Campbell G. Receiver-operating characteristic (ROC) plots: a fundamental evaluation tool in clinical medicine. Clin Chem 1993; 30 (4) : 561-77.

PART 5

解答

Solutions

■ 多肢選択問題の解答 ■

M1

(a) ×：この変数は数値全体しか示さないため，離散変数 discrete variable としてもっともよく表現される。

(b) ×：集計表に最終的な総合身体機能スコアだけを記録する場合，重要な情報が失われてしまうかもしれない。それぞれの業務に対するスコアを個別に記録することが好ましい。そうすれば，総合スコアをこれらから計算することができる。

(c) ○：これは，厳密には順序カテゴリー変数であるが，解析目的には数値変数として扱うことができる。

(d) ×：この変数の最頻値を計算することは可能であるが，カテゴリー数が多い場合，数値変数として処理し，中央値やおそらく平均スコアを計算することが好ましい。

(e) ×：このアプローチは究極的には有用な場合があるが，この段階では，これら３つのカテゴリーのそれぞれに該当する対象数が知られていない（したがって，解析目的に対して，これらのカテゴリーがもっとも「感度に優れている」か不明である）。さらに，このように変数をカテゴリー化することで，有用な可能性のある情報を捨てることになる。

M2

(a) ×：定性的な変数は，数値変数でなく，順序変数または名義変数の２つ以上のカテゴリーから構成される。

(b) ×：順序変数は順序づけられるカテゴリーから構成される。名義変数は順序づけられないカテゴリーから構成される

(c) ×：年齢群「若年」，「中年」，「高齢」は順序カテゴリー変数に関連する。

(d) ○：血液型は名義カテゴリー変数に分類される。

(e) ×：順序変数が多くのカテゴリーを含む場合，離散的な数値変数と順序変数を区別することは困難である。

M3

(a) ×：いくつかの統計パッケージは空欄を「欠損データ」と認識するが，必ずしもすべてのパッケージがそうであるとは限らない。さらに，空欄が真の欠損値（すなわち，情報を含まない）を示すか否か，または質問票の回答者が単に空欄を埋めるのを忘れたのか否かを知ることは困難である。したがって，可能ならば，デザインの段階で欠損値にコードを割り当てておくことが好ましい。

(b) ×：このようなカテゴリーでデータを記録するだけでは，消費した卵の数に関する重要な情報を失う場合がある。

(c) ×：何人かは週に 9 個の卵を実際に消費する可能性が存在し，したがって，欠損値にコード 9 を割り当てる場合，実際の消費数と欠損値の区別が困難となる。

(d) ×：このようなカテゴリーでデータを記録するだけでは，消費した卵の数に関する重要な情報を失う場合がある。さらに，欠損値にコードが割り当てられないため，実際の欠損値と単純な入力ミスの区別が困難となる。

(e) ○：このアプローチは，週に消費された卵の数に関する情報を完璧に捉える。さらに，欠損値と真の入力または入力ミスとの混乱を避けることができる。

M4

(a) ×：テキスト（ASCII）ファイルでデータを得ることは，多くのパッケージで読み込むことが可能なために柔軟性に富む。

(b) ×：多コード化した質問は 2 つ以上の可能な回答を有し，それぞれの回答者は 1 つ以上の回答が可能である。

(c) ×：コンピュータ上の表計算プログラムには，多くの方法で日付を入力できるが，与えられたデータ内では形式を統一すべきである。

(d) ×：特定の回答者における欠損データは，コンピュータ上の表計算プログラムに多くの方法で入力できるが，与えられたデータ内では形式を統一すべきである。

(e) ○：データをコンピュータに入力する前に，カテゴリー変数を数値コード化しておくことがしばしば必要である。

M5

(a) ×：71 は外れ値であるが，これが毎週の卵消費数として正しい値である可能性は低く，著者らはその詳細を調査すべきである。

(b) ×：著者らは，たとえば，外れ値に影響されない解析方法（データ変換やノンパラメトリック検定など）の利用や，外れ値の除外が結果に及ぼす影響を評価するために，それらを含む場合と含まない場合とで解析を繰り返すなど，外れ値を扱うための適切な手段をとる前に，可能性のあるすべての外れ値を調査すべきである。外れ値を当たり前のように除外してはならず，詳細な調査が必要である。

(c) ×：著者らは，たとえば，外れ値に影響されない解析方法（データ変換やノンパラメトリック検定など）の利用や，外れ値の除外が結果に及ぼす影響を評価するために，それらを含む場合と含まない場合とで解析を繰り返すなど，外れ値を扱うための適切な手段をとる前に，可能性のあるすべての外れ値を調査すべきである。外れ値を，「期待される値」に近いと考えられる値で日常的に置き換えることは，通常，勧められない。

(d) ×：71 はエラーである可能性が高いが，詳細な調査を加えることなく，その値を自動的に置き換えてはならない。

(e) ○：これは，データの外れ値を扱う適切な方法の 1 つである。他の適切な方法には，データ変換やノンパラメトリック検定の利用がある。

M6

(a) ○：データの外れ値を扱う 1 つのアプローチは，外れ値を含むデータと含まないデータの両者について解析を行い，結果が類似するか否かを検討することである。

(b) ×：提案された統計学的方法の前提を満足するために，歪んだ分布の問題を解決するデータ変換は合理的な場合がある。変換されたデータから得たパラメータの推定値の意味ある解釈は，変換の内容によって困難な場合が多いが，逆変換後の解釈は容易である。

(c) ×：データの外れ値は，結果を歪める可能性があるとしても，解析から**自動的に**除外してはならない。提案された統計解析に依存して，データ変換やノンパラメトリック法の利用や外れ値を含む場合と含まない場合とで解析を行うなどの手段がとられる。

(d) ×：外れ値はデータの大部分に適合しない極端な値である。しかし，これは，データの大部分より大きい場合や小さい場合がある。

(e) ×：除外の影響を決定するために，外れ値を含むデータと含まないデータの両者の解析を行うことで外れ値に対処する以外に，解析から外れ値を除外することやデータ変換，ノンパラメトリック法がしばしば用いられる。

M7

(a) ○：棒グラフは，限定された値の範囲の離散データやカテゴリーデータの表示に有用である。

(b) ×：ヒストグラムは連続データの表示に有用である。週に消費された卵数が離散数値変数であるため，棒グラフや縦棒グラフ column chart が好ましい。

(c) ×：円グラフは，カテゴリー数が少ない場合のカテゴリー変数の表示にもっとも有用である。週に消費された卵数は離散数値変数であり，棒グラフが好ましい。

(d) ×：散布図は 2 つの変数間の関連を示すのにもっとも有用である。表示するのが 1 変数にすぎない場合，散布図は適切でない。

(e) ×：積み上げ棒グラフは，2 つのカテゴリー変数間の関連を示すのにもっとも有用である。表示するのが 1 変数にすぎないため，積み上げのない棒グラフが適切である。

M8

(a) ○：データを注視すると，値の分布は右に長い裾を示す（すなわち，右に歪む）。

(b) ×：データを注視すると，値の分布は右に長い裾を示し，したがって，この分布は正規分布でなく，右に歪む分布を示す。

(c) ×：データを注視すると，値の分布は右に長い裾を示し，したがって，この分布は左に歪む分布でなく，右に歪む分布を示す。

(d) ×：データを注視すると，値の分布は右に長い裾を示し，したがって，この分布は一様分布でなく，右に歪む分布を示す。

(e) ×：データを注視すると，値の分布は右に長い裾を示し，したがって，この分布は左に歪む（負に歪む*1）のではなく，右に歪む（正に歪む positively skewed*1）分布を示す。

M9

(a) ×：円グラフは，丸い「円」をそれぞれのカテゴリー変数に対応する扇形に分割したものであるため，それぞれの扇形の面積はそのカテゴリーの数に等しい。

(b) ×：連続数値データを表す合理的な方法は，棒グラフでなく，ヒストグラムを描くことである。前者はカテゴリーデータに用いるべきである。

(c) ×：ヒストグラムは棒の間に間隙のない複数の異なった垂直（または水平）の棒として描かれ，それぞれの棒の幅（高さ）は変数の値の範囲に関連し，その面積は関連する観察数に比例する。

(d) ○：変数の分布は，観察値のヒストグラムが 1 つまたはいくつかの高い値のために右に長い裾を示す場合，右に歪むと称する。

(e) ×：箱ひげ図は，4 分位範囲を示す垂直または水平の長方形から構成され，その内部には中央値を含み，「ひげ」の両端はしばしば最小値 minimum value と最大値 maximum value を示すが，特定のパーセンタイル percentile*2 を示す場合がある。

M10

(a) ×：この変数は離散数値変数であり，データを注視すると，その分布が右に歪む

*1 訳注：分布が右に歪む場合，歪度 skewness は正の値を示し（正に歪む），分布が左に歪む場合，歪度は負の値を示す（負に歪む）。

*2 訳注：パーセンタイルは，データを大きさの順に並べた場合，小さいほうから数えて全体の何パーセントに相当する位置であるかを示す。したがって，中央値は 50 パーセンタイルに等しい。

傾向を示すため，算術平均は「代表値 average value」の適切な指標でなく，範囲は極端な値である 71 の不当な影響を受ける。

(b) ○：この変数は離散数値変数であり，データを注視すると，その分布が右に歪む傾向を示すため，中央値と 4 分位範囲は適切な要約指標である。

(c) ×：この変数は離散数値変数であり，データを注視すると，その分布が右に歪む傾向を示すため，中央値は「代表値」の適切な指標である。値の広がりを示すために範囲が用いられる場合もあるが，その上限は極端な値である 71 に強く影響される。4 分位範囲は，値の中心 50%に注目することで極端な値による影響が少なくなるため，好ましい。

(d) ×：この変数は離散数値変数であり，データを注視すると，その分布が右に歪む傾向を示すため，算術平均も標準偏差も適切な要約指標ではない。

(e) ×：この変数は広範な値を示す離散数値変数であるため，最頻値は最適な要約指標でない。さらに，最頻値は，それ自身，データ値の広がりを示さない。したがって，これはデータを要約する好ましい方法でない。

M11

(a) ×：データが左に歪む場合，中央値は算術平均より大きい。

(b) ○：n 回の観察における中央値は，n が奇数の場合，順序に従って並び替えた $(n+1)/2$ 番目の値に等しい。

(c) ×：重みつき平均の計算に利用した重みが等しい場合，算術平均と重みつき平均は，常に同一である。

(d) ×：右に歪んだデータの対数変換は，変換したデータを算術スケールにプロットした場合，しばしば対称性の分布を示す。

(e) ×：データの幾何平均は，対数変換されたデータの算術平均の逆対数に等しい。

M12

(a) ×：パーセンタイル法は，研究における健康対象数が十分に多い場合に限って，基準範囲を得るために利用すべきである（この場合，健康対象 212 人は十分に大きいとみなされる）。

(b) ×：著者らは，健康対象から収集したデータに基づいて基準範囲を得た。定義上，母集団における健康対象の 2.5%は，基準範囲の下限より低い値を示すことが予想される。

(c) ×：基準範囲を得るためにサンプルの平均値と標準偏差を利用することが可能であるが，このアプローチは，母集団におけるヘモグロビン濃度の分布が正規分布に従うことを前提とする。著者らが，このことを明らかにするデータを示していないため，このような基準範囲が必ずしも適切であると結論づけることはできない。

(d) ×：ヘモグロビン濃度に影響する基礎疾患を伴う母集団の対象は，基準範囲を外れた値を示す可能性が高いが，これは決して確実でなく，このような対象が基準範囲内の値を示す場合がある。

(e) ○：ヘモグロビン濃度に影響する基礎疾患を伴う母集団の対象は，基準範囲を外れた値を示す可能性が高いが，これは決して確実でなく，このような対象が基準範囲内の値を示す場合がある。

M13

(a) ×：4 分位範囲は，それぞれ 25 と 75 パーセンタイル値に相当する最初と 3 番目の 4 分位の差を示す。

(b) ○：10 分位範囲は順序に従って並び替えた観察値の中心 80%を含む。

(c) ×：並び替えた数値データの観察値の中央は，観察数が奇数の場合，中央値に等しい。観察数が偶数の場合，通常，中央値は中央の 2 つの観察値の算術平均とされる。これが算術平均に等しいことはまれである。

(d) ×：50 パーセンタイルは 2 番目の 4 分位（すなわち，中央値）に等しい。

(e) ×：1 パーセンタイルは必ずしも最小値に等しいとは限らない。順序に従って並び替えた観察値の 1%がその下に含まれる。

M14

(a) ×：Gauss 分布の平均値と中央値は等しい。

(b) ×：Gauss 分布はしばしば正規分布と呼ばれるが，その観察値は必ずしも健康対象に由来しない。

(c) ×：標準正規分布 standard normal distribution の平均値と分散は，それぞれ 0 と 1 に等しい。

(d) ×：Gauss 分布に従う観察値の 95%は平均値 ± 1.96 × 標準偏差の間に存在する。

(e) ○：Gauss 分布に従う観察値の約 68%は平均値 ± 標準偏差の間に存在する。

M15

(a) ×：2 項（ランダム）変数は，成功と失敗のような，2 つの可能なアウトカムに限られた状況で，観察された成功数を意味する。ある一定の平均的な比率でランダムに，かつ時間や空間とは独立に生じる事象数の計数は Poisson（ランダム）変数 Poisson random variable に関係する。

(b) ×：Poisson 分布を特徴づけるパラメータは1つしか存在せず，それは平均値（すなわち，平均的な比率）である。2項分布を特徴づける2つのパラメータは，サンプルの対象数（または，試行の反復数）とそれぞれの対象（または，それぞれの試行）が成功する真の確率である。

(c) ×：χ^2 分布は連続（ランダム）変数 continuous random variable に基づく連続確率分布である。

(d) ○：対数正規分布に従う観察値の対数を得る場合，変換された観察値は正規分布に従う。

(e) ×：対数正規分布は著しく右に歪む。

M16

(a) ×：この変数に対してノンパラメトリックな解析手法を利用することは可能であるが，最適でないかもしれない。これは，多変量ノンパラメトリック法 multi-variable nonparametric method を行うための選択肢が限られているためである。したがって，可能ならば，正規性が得られるような方法で変数変換を行うことが好ましい。

(b) ×：変数が右に歪む場合，対数変換により正規性を得る可能性が高い。データが左に歪む場合，正規分布は得られない。

(c) ○：2乗変換は，データが左に歪む場合，正規性を得るのに役立つことがある。

(d) ×：2乗変換は，データが左に歪む場合，正規性を得るのに役立つことがあるが，必ずしも確実ではない。さらに，2乗変換はパラメトリック解析の他の前提（たとえば，十分なサンプルサイズや等分散性）を満たすことを保証しない。

(e) ×：変数のカテゴリー化は，可能ならば回避すべき情報の損失をもたらす。解析のために閉経年齢のカテゴリー化を決定する前に，著者らは，閉経年齢と他の関心のあるアウトカムとの関連を調べておくべきである。真の関連が線形関係（または対数線形）として明らかであれば，このようなカテゴリー化により検出力が失われる。

M17

(a) ○：ロジスティック変換はS字状曲線を線形化する。

(b) ×：ロジスティック変換は一般に比率 proportion，すなわち，2値アウトカム binary outcome に適用される。

(c) ×：数値変数 y が左に歪む場合，$z=y^2$ の分布はしばしば正規分布に近づく。

(d) ×：数値変数 y が右に歪む場合，$z=\log y$ はしばしば正規分布に近づく。

(e) ×：2乗変換の性質は対数変換のそれの逆に類似する。

M18

(a) ×：平均値のサンプリング分布は，関心のある母集団から一定のサイズのサンプルを数多く反復して抽出し，それぞれのサンプルから平均値を計算することで得られる分布に相応する。ヒストグラムのような，これらの平均値のプロットは平均値のサンプリング分布を示す。

(b) ○：平均値のサンプリング分布は，母集団における真の平均の不偏推定である平均値を有する。

(c) ×：平均値のサンプリング分布は，元のデータが正規分布に従わないとしても，サンプルサイズが十分に大きければ，正規分布に従う。

(d) ×：平均値のサンプリング分布は，平均値の標準誤差（SEM）に等しい標準偏差を有する。

(e) ×：平均値のサンプリング分布は，反復するサンプルのサンプルサイズにかかわりなく描くことができる。

M19

(a) ×：タイの女性母集団における平均身長の最良推定が，サンプルの平均身長から示されることは正しいが，母集団の平均身長がサンプルのそれと一致する可能性は低い。平均値の95％信頼区間は，真の平均身長が存在する可能性の高い範囲を示す。

(b) ×：平均身長±1.96×標準偏差（SD）の計算は，身長値の95％が存在する範囲を示し，推定平均の精度を示すものではない。この情報を得るには，著者らは，平均身長に対する95％信頼区間を計算すべきである（すなわち，平均±1.96×SEM）。

(c) ×：中央値は，サンプルにおける「代表的な」身長の妥当な要約を示すが，中央値の信頼区間は，この値の広がりについて何の情報も示さない。

(d) ○：身長がおよそ正規分布に従う場合，平均値±1.96×SDは，母集団における値の大部分（95％）を含むことが期待される範囲を示す。

(e) ×：サンプルにおける身長値が正規分布に従うか否かを調べるには，研究者らは，平均値±1.96×SDで与えられる範囲を計算すべきである。この範囲は，サンプルデータ値の約95％を含むはずである。そうでなければ，データは正規分布に従わないことが示唆される。標準偏差の推定に，平均値の信頼区間を利用することは可能であるが，さらにいくつかの計算を必要とし，好ましい方法ではない。

M20

(a) ×：この研究のアウトカムは，最初の手術後 30 日以内に創合併症による再手術を受けた患者の比率である。したがって，これは決して正規分布に従うことのない 2 値アウトカム変数である。

(b) ×：この実験を数多く繰り返す場合，真の創合併症率は，その 95%が 0.9%と 3.5%の間に存在する。しかし，真の創合併症率がこの範囲以外を示すわずかな確率が存在する。

(c) ×：真の創合併症率の 95% 信頼区間は 2 つの期間で重なり合うが，創合併症率に有意な変化がなかったと結論づけることはできない。これを公式に検定するには，有意性検定（たとえば，χ^2 検定）を行うか，創合併症率の差の（95%）信頼区間を評価し，この範囲に 0 が含まれるか否かを観察する必要がある。

(d) ×：百分率（分母に含まれる患者数に対する）の信頼区間は，その推定値が 50%に近い場合に最大の幅を示し，0%または 100%に近づくにつれて，信頼区間の幅は減少する。したがって，創合併症数が未知の場合，信頼区間が広がるか否かを知ることは困難である。

(e) ○：百分率に対する信頼区間の幅を決定する主な因子は，分母の対象数であり，この数が増せば，信頼区間の幅は減少する。

M21

(a) ×：平均値の 99% 信頼区間は，平均値の 95% 信頼区間より広い。

(b) ○：特定の変数における平均値の 95% 信頼区間は，その変数の基準区間より狭い。

(c) ×：真の標準偏差が既知の場合，平均値の 95% 信頼区間は，平均値 ± 1.96 × 平均値の標準誤差（SEM）から計算される。

(d) ×：平均値の 95% 信頼区間は，母平均が 95%の確実さで存在する区間を概略的に表す。サンプル平均は，平均値の信頼区間に常に含まれる。

(e) ×：平均値の 95% 信頼区間は，母平均を 95%の確実さで含む区間を概略的に表す。

M22

(a) ×：この研究は介入 intervention がかかわるため，より正確には実験研究である。

(b) ○：医学生の追跡を介入なく行っているため，これはコホート研究である。

(c) ×：介入（定期的なカウンセリング支援）が存在するため，より正確には，これはコホート研究（介入のない観察研究）でなく，臨床試験である（非ランダム化試験であるが）。

(d) ×：この研究では，学年末試験に不合格となった対象について，学年末試験に合格した対象のランダムサンプルとの比較を前年のライフスタイル要因について行うため，ケースコントロール研究である。

(e) ×：この種の研究は生態学的な横断研究である。

M23

(a) ×：因果関係を示すには，原因が効果に先行しなければならない。

(b) ×：原因と効果の関連は，生物学的根拠とともに，統計学的結果に基づく観察研究で評価されるべきである（すなわち，この関連は妥当性が示されるべきである）。

(c) ○：妥当ならば，可能性のある素因を除去することは疾患リスクを減少させるはずである。

(d) ×：原因と効果の関連が大きいほど，因果関連の可能性は高いが，小さい関連も因果関係を意味しうる。

(e) ×：ある単一の研究における原因と効果の関連が強固であれば，特に，その関連を説明する強い（そして，証明の伴う）生物学的機序が存在する場合，その研究結果に基づく因果関係が十分に示唆される。しかし，単一の観察研究による結果に基づく因果関連の示唆は，**通常**，不十分であり，理想的には，多くの研究結果が一致しているべきである。

M24

(a) ×：装具がいびき症状に対して長期的な影響を示す可能性が低いため，研究者らはクロスオーバーデザインを選択した。クロスオーバーデザインは，アウトカムに対する長期的影響のない介入に限って適切である。

(b) ×：クロスオーバーデザインの利用は，必要な治療期間の長さに影響しない。これは，統計学や研究デザインの観点でなく，臨床的な必要性に基づいて決定されるべきである。

(c) ×：一般に，クロスオーバーデザインでは，より多い参加者数でなく，より少ない参加者数での研究を可能にする。

(d) ×：クロスオーバーデザインにおける洗い出し期間は，先行する治療の残存効果を打ち消すために設けられる。

(e) ○：治療が一時的に症状を緩和するだけで治癒を生じないとの前提に立ち，それぞれの参加者を自身のコントロールとして利用することがクロスオーバーデザインの利点である。

M25

(a) ×：前もって決定できないことはエンドポイント選択のための正当な理由でなく，これは臨床的な意見に基づくべきである。複合エンドポイントは，いくつかのアウトカムが存在し，それぞれが臨床的な関連を有すると（前もって）考えられる場合に用いられる。

(b) ×：複合エンドポイントの利用は，一般に解析を単純化しない。エンドポイントのすべての要因が等しい臨床的関連性を示す場合，複合エンドポイントは，単なる２値エンドポイントや時間事象 time－to－event エンドポイントとして解析できる。しかし，エンドポイントのいくつかの要因が他より重要な臨床的関連性を有すると考えられる場合，この情報を正しく含む適切な解析方法を用いるべきである。

(c) ○：複合エンドポイントの１つ以上の要因が，他より臨床的に重要であるとみなされる場合，複合エンドポイントを利用する試験の解析には，この点を考慮する適切な方法が用いられなければならない。

(d) ×：一般に，エンドポイントの１つの要因が達成される場合，その対象の追跡をただちに中止し，この時点で対象は試験から除外される。したがって，多くの場合，それぞれの要因の真の頻度に関する情報は収集されず，生じた「最初の」事象としての頻度だけが得られる。

(e) ×：複合エンドポイントを利用する利点の１つは，エンドポイントの１つの要因だけを考慮する場合より，対象が早くエンドポイントを達成することである。したがって，決して確実ではないが，どちらかと言えば試験期間の長さは短縮する。

M26

(a) ×：要因配置デザインは，関心のある１つ以上の要因を含み，これらの要因は同時に解析される。

(b) ×：１つの要因（たとえば，薬物治療）のレベルやカテゴリー間の差が，他の要因（たとえば，薬物投与量）のそれぞれのレベルやカテゴリーと同一でない場合，臨床試験の２つの要因間（たとえば，治療と投与量）には統計学的交互作用が存在する。

(c) ×：臨床におけるクロスオーバー試験は対象内比較 within－individual comparison の１例である。２つの治療が存在する場合，それぞれの対象は，両者の治療を受ける。ランダムな順に一方の治療の後に，洗い出し期間を空けてもう一方の治療を受ける。それぞれの対象における２つの治療の反応の差がデータ解析に用いられる。

(d) ×：２つの治療を比較する並行試験は，それぞれの対象が，比較の対象となる治療の一方だけを受ける試験である。

(e) ○：完全ランダム化デザインは，実験単位がランダムに治療に割り付けられ，他のデザイン調整を含まない。

M27

(a) ×：試験のサイズを減少させるためにクラスターランダム化試験を利用することは，その妥当な選択理由でない。クラスターデザインは，個々の親を介入に対してランダム化することが妥当でないと考えられる場合（ここでは，介入が学校レベルに適用される点で当てはまる）に選択される。

(b) ×：クラスターランダム化デザインは，それぞれの児の親を介入に対してランダムに割り付けることが**不可能**と考えられたために選択された。

(c) ○：クラスターランダム化試験は，それぞれの児の親を，試験の調査における独立した単位として扱うことが不可能と考えられたために選択された。

(d) ×：試験の調査単位は，それぞれの車を運転する個々の成人でなく，学校である。

(e) ×：この試験のサンプルサイズを計算する場合，研究者らは，介入が個人レベルでなく学校レベルに適用される事実を考慮しなければならない。通常，クラスターランダム化試験における全体のサンプルサイズ（すなわち，親の数）は，クラスターデザインが用いられない場合に比較して大きい。

M28

(a) ×：臨床試験の２次エンドポイントは，研究の主目的に関係する１次エンドポイントより重要性が低いものを指す。通常，１次エンドポイントが治療の有効性を問題とする一方，２次エンドポイントは毒性を問題とすることが多い。

(b) ×：臨床試験における対象のランダム化は，割り付けバイアス allocation bias を避けるために考えられたプロセスである。主な目的は，比較される群間で予後因子が等しく分布し，反応の差が治療に起因すると考えられるように，群の類似性を促すことである。

(c) ×：逐次試験では，患者を時間的に連続して臨床試験に含め，累積データが集まるごとに有意性検定を繰り返すことで解析される。それぞれの検定ごとに，帰無仮説を棄却するか否かによって，サンプリングを継続するか，または試験を中止するかが決定される。

(d) ○：ブロックランダム化は，臨床試験において，患者収集の終了時におよそ等しいサイズの群を得る目的で用いられる。

(e) ×：系統割り付けは，系統的かつランダムでない方法で臨床試験の対象を治療に割り付ける方法である。系統割り付けには，交互法や生年の末尾２桁を用いるなどの方法が含まれる。

M29

(a) ×：著者らが，退職しなかった「コントロール」を研究に含めなかったため，母集団における抑うつ罹患率に対する退職の影響を十分に定量化することは困難である。

(b) ×：5 年間の追跡を全うした参加者のサブグループに解析を限定することにより，特に，追跡脱落者が研究に残った参加者と何らかの点（特に，抑うつ罹患率）で異なる場合，選択バイアスを導きうる。

(c) ×：この研究の 1 次アウトカム指標は，5 年間にわたる抑うつ罹患率である。この計算では，退職時にすでに抑うつを示していた対象を除外しなければならないが，有病率の計算では，これらの対象が含まれる。

(d) ○：退職が抑うつ症状に先行することを確実にするために，研究者らは抑うつ罹患率の計算から，退職時にすでに抑うつ症状を示していた対象を除外すべきである。

(e) ×：抑うつ症状に関する情報が前向きに収集されるため，想起バイアスが生じることはない。これは，曝露に関する情報の質がケースとコントロールで異なる場合のある後ろ向きケースコントロール研究で遭遇する特別な問題である。

M30

(a) ×：コホート研究では，事象の時間的経過を評価することができる。

(b) ○：コホート研究は，広い範囲の疾患アウトカムに関する情報を示すことができる。

(c) ×：コホート研究では，まれな要因に対する曝露を調査することは困難でない。

(d) ×：コホート研究では，疾患リスクが直接評価される。

(e) ×：コホート研究の実施は，一般に，高コストである。

M31

(a) ×：32/816 は，オランダ在住のモロッコ移民サンプルにおける結核（TB）のオッズ（TB を伴う対象数を，TB を伴わない対象数で除す）である。しかし，これはケースコントロール研究であり，ケース数とコントロール数が研究デザインの一部で決められているため，この状況における TB のオッズは有意義な解釈を示さない。

(b) ×：32/848 は，オランダ在住のモロッコ移民サンプルにおける TB の有病率（TB を伴う対象数を，サンプルの総対象数で除す）である。しかし，これはケースコントロール研究であり，ケース数とコントロール数が研究デザインの一部で決められているため，この状況における TB の有病率は有意義な解釈を示さない。

(c) ×：この研究のオッズ比は 3.16 (=26/6÷472/344) であり，TB 蔓延国に旅行したオランダ在住のモロッコ移民は，旅行していない場合より TB のオッズが 3 倍以上高いことを示唆する。1.40=81/58 は，TB 患者のうちで TB 蔓延国に旅行した者の比率を，非 TB のうちで TB 蔓延国に旅行した者の比率で除した値であり，TB 患者における TB 蔓延国への旅行のリスクが，非 TB に比べて 40%高いことを示唆する点に注意。

(d) ×：この研究はケースコントロール研究であるため，相対危険度を直接推定することは不可能である（ケース数とコントロール数が研究デザインの一部で決められているため）。しかし，アウトカムがまれな場合（この研究のように），オッズ比と相対危険度は両者とも非常に類似した情報を提供する。したがって，この状況では，相対危険度を示すことで異なる情報が得られる可能性は低い。

(e) ○：この研究のオッズ比は 3.16 (=26/6÷472/344) であり，TB 蔓延国に旅行したオランダ在住のモロッコ移民は，旅行していない場合より TB に罹患する可能性が 3 倍以上高いことが示唆される。

M32

(a) ○：ケースコントロール研究は，特に稀少疾患に対して適している。

(b) ×：追跡からの脱落は，ケースコントロール研究の一般的な問題ではない。

(c) ×：開始時点で疾患を有する者と有しない者を含んでいるため（これらの群における疾患のリスクは，それぞれ 1 と 0 である），ケースコントロール研究では，疾患アウトカムに対する曝露の影響を推定することに相対危険度を利用できない。相対危険度の代わりにオッズ比が用いられる。

(d) ×：ケースコントロール研究は後ろ向き観察研究の 1 例である。

(e) ×：ケースコントロール研究では，研究者が患者のケアに介入を加えることがないため，実験研究でなく観察研究の 1 例である。

M33

(a) ○：この研究のケースとコントロールが個々にマッチしているため，著者らがこの研究のアウトカムを解析するには，条件付きロジスティック回帰法を利用すべきである。

(b) ×：ケースコントロール研究におけるマッチング過程の一部として変数を利用する場合，この特定の変数のアウトカムに対する影響を解析することはもはや不可能である。

(c) ×：ケースとコントロールが個々にマッチしている事実を無視することにより，著者らは，研究の検出力を低下させてしまう。

(d) ×：ケースとコントロールの年齢によるマッチを確実にするために，マッチ基準を5年でなく10年に緩和した場合，マッチング過程において，アウトカムに対する年齢の交絡効果を除去できなくなる可能性が高まるため，研究結果を弱める恐れがある。

(e) ×：この研究は，ケースとコントロールが個々にマッチしたケースコントロール研究であるため，著者らがこの研究のアウトカムを解析するには，条件付きロジスティック回帰を利用すべきである。それぞれの対象に対する2値アウトカム〔すなわち，肝細胞がんを伴う場合（ケース）と伴わない場合（コントロール）〕が存在するため，重回帰法は適切でない。

M34

(a) ×：仮説検定において，関心のある効果に対する仮説値（たとえば，平均値の差）が，その効果の95％信頼区間内に存在する場合，この値は効果に対する妥当な値であり，仮説を棄却するエビデンスは存在しない。$P>0.05$。

(b) ×：検定統計量を計算し，P 値を得るための適切な確率分布に関連させることで進められる優越性検定は，少なくとも一方の治療が他方より良好である（優れている）と示すことに関心があるため，この名称がついている。代わりの方法は，新たな治療が既存の治療に類似しているか，または実質的に劣っていないかを決定することに注目する同等性試験 equivalence trial または非劣性試験 non-inferiority trial である。

(c) ○：仮説検定で計算される検定統計量は，帰無仮説に対するデータ内のエビデンス量を反映する。

(d) ×：生物学的同等性試験は，2つの薬物を同量投与した場合，新たな製剤の吸収速度や吸収率が，既存の製剤と同一であるか示すことに関心があるランダム化試験の特殊型である。

(e) ×：ノンパラメトリック検定は，結論を導き，決定を下すことに注目する（調査中の仮説を棄却するか，またはしないか）。これらが提供する情報は，関心がある効果の推定を含まず，データを理解する目的にはほとんど役立たない。

M35

(a) ×：著者らは，アウトカムと考えられる数多くの検査指標による多重比較の影響を最小限とするため，P 値を調整する目的で Bonferroni 修正を利用した。この修正を利用することで，著者らが誤って有意な結果を得る可能性が低下した。

(b) ×：著者らは，アウトカムと考えられる数多くの検査指標による多重比較の影響を最小限とするため，P 値を調整する目的で Bonferroni 修正を利用した。

(c) ×：著者らは，アウトカムと考えられる数多くの検査指標による多重比較の影響を最小限とするため，P 値を調整する目的で Bonferroni 修正を利用した。

(d) ×：P 値を調整する目的で Bonferroni 修正を利用した後，統計学的有意性として通常の閾値（通常，0.05）を適用すべきである。

(e) ○：著者らは，アウトカムと考えられる数多くの検査指標による多重比較の影響を最小限とするため，P 値を調整する目的で Bonferroni 修正を利用した。

M36

(a) ×：第Ⅰ種の過誤を生じる確率は，誤って帰無仮説を棄却する確率である。検定の検出力は 1－第Ⅱ種の過誤の確率に等しい。

(b) ○：第Ⅰ種の過誤を生じる確率は，帰無仮説が真である場合に，それを棄却する確率である。

(c) ×：第Ⅰ種の過誤を生じる確率は，帰無仮説が真である場合に，それを棄却する確率である。帰無仮説が偽である場合に，これを棄却しない誤りは第Ⅱ種の過誤である。

(d) ×：第Ⅰ種の過誤を生じる確率は，有意水準が 0.05 に設定されている場合に限って，0.05 を超えることはない。

(e) ×：仮説検定の有意水準は第Ⅰ種の過誤を生じる最大の確率である。

M37

(a) ×：研究者らは，母集団における脾の長さが正規分布に従うと信じたために，1 サンプル t 検定を選択した。

(b) ×：研究者らは，研究母集団における脾の長さの平均値と既知母集団の値との比較を望んだために，1 サンプル t 検定を選択した。

(c) ×：母集団における脾の長さの分布に関する情報をもたないため，これが非常に歪んでいる可能性が高いと結論づけることはできない。

(d) ×：男性と女性を研究に含めることで，著者らは，母集団における男女の脾の長さに関する一般的な疑問に答えることを目的とした。母集団における男性と女性とで，平均的に，脾の大きさが異ならないとすれば，この結果は信頼できる。しかし，脾の大きさが異なる場合，著者らのサンプルにおける性比が母集団と非常に異なれば，この研究の結論は信頼性を欠くことになる。

(e) ○：母集団における平均値（8.94 cm）は，脾の長さの推定平均に対する 95％ 信頼区間内に存在しないため，これは 5％水準で有意性を示す（$P<0.05$）。

M38

(a) ×：1 サンプル t 検定は，母平均が特定の値を示すという帰無仮説を検定するために利用される。

(b) ×：1 サンプル t 検定の前提は，サンプルサイズが小さい場合，関心のある変数が正規分布に従うことである。次に，検定統計量は，サンプルサイズ－1 に等しい自由度を伴う t 分布に従う。

(c) ×：数値データに利用される符号検定は，中央値の仮説的な値の上（または下）にある値の数が半数より多いという帰無仮説を検定する。

(d) ○：数値データに利用される符号検定は，帰無仮説において特定された中央値より大きい（または小さい）値のサンプル数を決定し，n' を中央値と異なるサンプルの観察数とする場合，$n'/2$ と有意に異なるか否かを評価する。

(e) ×：同じ数値データに符号検定と 1 サンプル t 検定を行う場合，データが正規分布に従うとしても，おそらく同一の P 値を与えない。1 サンプル t 検定の前提が満たされるか否かに依存して，導かれる結論は類似するはずであるが，P 値が同一である可能性は低い。

M39

(a) ×：2 つの結果が独立ではないため（すなわち，同一の対象が介入の前後で評価されている），データから最大値を得るには対応のある解析 paired analysis を行うべきである。2 サンプル t 検定は対応のある検定ではないため，これは最適でない。

(b) ○：この研究で関心のあるアウトカムは，介入後の正答数の変化である。したがって，最適な要約指標は，介入前後の正答数における平均的な変化を，その広がりとともに示すことである。最適な要約指標を得るには，著者らは，これらの変化の分布を調べ，次に，必要に応じて平均値または中央値を選択すべきである。

(c) ×：Wilcoxon 符号順位検定は，対応のあるデータの解析に適したノンパラメトリック検定である。Wilcoxon 順位和検定 Wilcoxon rank－sum test または Mann－Whitney U 検定は，データが独立した場合に適したノンパラメトリック検定である（すなわち，対象の一群が最初の質問票を完成させ，次に，異なる対象の群が介入後の質問票を完成させる場合）。

(d) ×：P 値 <0.05 の事実は，知識の外見的な改善が偶然によるものではなく，実際の結果である可能性を示す。

(e) ×：研究結果は 1 か月間における知識の有意な増大を示唆するが，コントロールサンプルを欠くことは，この改善が介入だけに起因する可能性を否定する。介入にかかわらず，知識の改善をもたらす他の変化が生じた可能性がある。

M40

(a) ×：符号検定は数値データに利用可能である。中央値が特定の値を示すという帰無仮説の検定に利用することができる。これは，仮説による中央値を上回る（または，下回る）値のサンプル数が $n'/2$ と有意に異なるか否かを評価する。ここで，n' は，仮説による中央値と等しくないサンプルの観察数である。

(b) ○：対応のある数値的観察が存在する場合，Wilcoxon 符号順位検定は符号検定より強力である。これは，より多くの情報，すなわち 1/2 を上回る（または，下回る）値の数でなく，サンプルにおける実際の値を利用するためである。

(c) ×：Wilcoxon 符号順位検定は，対応のある t 検定の代わりとなるノンパラメトリック検定である。この逆ではない。

(d) ×：2 サンプル t 検定は，データにおける対応を無視するため，対応のある 2 群の数値的観察が存在する場合，対応のある t 検定と同一の P 値を生じない。

(e) ×：対応のある t 検定の前提は，それぞれの観察ペアの差を調べる場合，これらの差が正規分布に従うことである。

M41

(a) ×：「年齢群」が 3 つのカテゴリーを有するため，対応のない t 検定（2 つの独立な群の平均値を比較する場合に限って有用）は適切でない。1 元配置分散分析（ANOVA）が検定法としてより適切な選択である。

(b) ○：「年齢群」が 3 つのカテゴリーを有するため，EPDS スコアと年齢群の関連を調べるには，1 元配置分散分析を利用するのが適切である。

(c) ×：MSPSS と EPDS の両者とも離散的数値スコアであるため，両者の関連を調べるために ANOVA を利用することは適切でない。相関係数（Pearson または Spearman のいずれか）が，解析法としてより適切な選択である。

(d) ×：比較のための帰無仮説は，健康保険を受けている女性と受けていない女性の母集団の間には，真の平均EPDS スコアに差がない，である。

(e) ×：対応のある t 検定は，2 つの独立した群における単変量の値を比較する場合に用いられる。研究者らは，2 つの異なる変量（MSPSS と EPDS）間の関連を調べることに関心があるため，相関係数（Pearson または Spearman のいずれか）が，解析法としてより適切な選択である。

M42

(a) ×：Wilcoxon 順位和検定は，対応のない t 検定の代わりとなるノンパラメトリック検定である。

(b) ×：Wilcoxon 符号順位検定は，対応のある観察間の差を評価することに依存するため，2 群の観察が独立している場合には行うことができない。したがって，2 群の独立している観察を比較する場合，Mann−Whitney U 検定と同一の P 値を生じることはない。

(c) ×：2 群の平均値を比較する対応のない t 検定の帰無仮説は，母平均が等しい，である。

(d) ×：サンプルサイズが十分に大きい場合，対応のない t 検定は，2 群における正規性の前提から逸脱することに対して十分に頑健である。等分散の前提から逸脱することに対しては頑健でない。

(e) ○：サンプルサイズが十分に大きい場合，対応のない t 検定は，2 群のそれぞれにおける正規性の前提から逸脱することにかなり頑健である。

M43

3 つの独立な数値的観察の群における 1 元配置分散分析についての質問では，

(a) ×：帰無仮説は，母平均がすべて等しい，である。

(b) ×：帰無仮説は，母平均がすべて等しい，である。

(c) ○：帰無仮説が棄却される場合，少なくとも 1 つの平均値が他と有意に異なると結論づけられる。

(d) ×：帰無仮説が棄却される場合，少なくとも 2 つの群平均に差が存在すると結論づけられる。

(e) ×：サンプルサイズが 3 群で同一である必要はない。

M44

(a) ×：Fisher 正確検定は，2 群のそれぞれにおける副作用の発生数と非発生数が既知の場合に限って，2 群の比率の比較に利用することができる。この研究では，実験治療群における副作用の発生数と非発生数が知られているが，一般母集団では示されていない。しかし，一般母集団における事象率が知られているため，この研究における事象経験者の率と既知の率を，正確 2 項検定 exact binomial test または 2 項分布に対する正規近似に基づいて比較することができる。

(b) ×：(Wilcoxon) 符号順位検定は，2 つの関連する群の数値または順序データを比較する場合に用いられる。この状況では，実験治療群の対象が一般母集団の対象と関連しないため，対応のある解析は適切でない。

(c) ○：母集団における事象の発生率が既知のため，研究における事象の発生率と一般母集団における既知の発生率は，正確 2 項検定または 2 項分布に対する正規近似に基づく検定統計量を利用することで比較できる。

(d) ×：χ^2 検定は，2 群のそれぞれにおける副作用の経験者数と非経験者数が既知の場合に限って，2 群の比率を比較するために利用できる。この研究では，副作用の経験者数と非経験者数が実験治療群では知られているが，一般母集団では未知である。

(e) ×：McNemar 検定は，関連する群の 2 つの比率を比較する場合に限って利用できる。この状況では，実験治療群の対象が一般母集団の対象と関連しないため，対応のある解析は適切でない。

M45

(a) ×：検定統計量は，サンプルサイズが十分に大きい場合，正規分布に近似する。

(b) ○：P 値を得る目的で検定統計量を正規分布に当てはめようとする場合，この検定統計量に対する連続補正を適用すべきである。

(c) ×：真の比率に対する 95% 信頼区間が 1/2 を含まない場合，この比率は 1/2 と有意に異なる（$P<0.05$）。

(d) ×：このデータは 2 値カテゴリー的であるため，正規分布に従わない。

(e) ×：**(b)** が正しい。

M46

(a) ×：栄養サプリメントにランダム化された参加者で 1 次エンドポイントを達成した期待数を計算するには，321 人（この群にランダム化された対象数）に，0.798（栄養サプリメント群で 1 次エンドポイントを伴う観察比率）でなく 0.743（＝474/638；1 次エンドポイントを達成した全体の比率）を乗じる必要がある。

(b) ×：低脂肪食単独群にランダム化された参加者で 1 次エンドポイントを達成した期待数を計算するには，317 人（この群にランダム化された対象数）に 0.743（＝474/638；1 次エンドポイントを達成した全体の比率）を乗じる必要がある。

(c) ×：研究の大きさにかかわりなく，2 つの比率を比較する χ^2 検定に対して連続補正を適用することが推奨される。

(d) ○：χ^2 検定の重要な結果は単なる P 値であるため，治療効果（たとえば，2 群の比率において推定される差）に対する情報を，関連する 95% 信頼区間とともに示すことが推奨される。

(e) ×：これはランダム化試験であるため，交絡が存在するはずはない（患者が治療群にランダムに割り付けられるため，2 群に主要な系統的差異は存在しない）。したがって，ランダム化がうまく行われた場合，交絡因子の影響を除くために重回帰を行う必要はない。さらに，アウトカム変数が 2 値的な場合にはロジスティック回帰が用いられることに注意すべきである。なお，この研究のアウトカム変数

（体重減少）は数値変数である。

M47

(a) ×：2つの比率を比較する χ^2 検定の前提は，関連する分割表の4つのマス目のそれぞれにおける期待数（観察数でなく）が少なくとも5であることを必要とする。

(b) ×：2つの比率を比較する χ^2 検定の前提は，関連する分割表の4つのマス目のそれぞれにおける期待数が5以上であることを必要とする。

(c) ×：分割表のマス目における期待数は，真の比率が等しい場合に期待される数である。

(d) ×：χ^2 検定の検定統計量は，データが連続的でないために，連続補正を含むべきである。

(e) ○：χ^2 検定の自由度は1である。

M48

(a) ×：2×2分割表に基づく χ^2 検定は，著者らが2つの雑誌だけの受諾率を比較する場合に適切である。著者らが3つの雑誌の受諾率を比較しているため，3×2分割表に基づく χ^2 検定を利用する必要がある。

(b) ×：連続補正の必要性は，2つの比率の比較に χ^2 検定を用いる場合に限られる。著者らが3つの比率の比較に χ^2 検定を用いるため，連続補正を適用する必要はない。

(c) ×：受諾論文数が比較的少ないが，3×2分割表の6つのマス目すべてにおける期待数は5より大きい。したがって，この状況では，χ^2 検定が適切である。

(d) ×：著者らは，3つの雑誌で受諾されているかまたは受諾されていない期待数の1つ以上が5未満である場合に限って，3つの雑誌の2つからデータを統合する必要がある（すなわち，6つの期待数の20%以上が5未満である場合）。3×2分割表の6つのマス目すべてにおける期待数が5より大きいため，表の行や列を統合する必要はない。

(e) ○：著者らは，3つの雑誌における受諾率（2値アウトカム）を比較するため，6つのマス目すべてにおける期待数が5より大きいことに注意すれば，3×2分割表に基づく χ^2 検定が適切である。

M49

(a) ×：χ^2 検定を適用する場合，いずれの因子とも順序カテゴリー変数である必要はない。それぞれ，順序カテゴリー的または名義カテゴリー的である場合がある。

(b) ×：McNemar 検定は，対応のあるデータ（すなわち，独立でない）の数を比較する場合に用いられ，この状況には当てはまらない。正確検定は，その期待数の20％以上が5未満であるような $r \times c$ 分割表において，2つの因子の関連を評価する場合に用いられる。

(c) ×：連続補正は，自由度が1より大きい場合（すなわち，いずれの因子も2つより大きいカテゴリーから構成される場合），χ^2 検定の検定統計量に適用する必要はない。

(d) ×：分割表が r 行 c 列から構成される場合，χ^2 検定の検定統計量は $(r-1) \cdot (c-1)$ に等しい自由度を有する。

(e) ○：χ^2 検定の検定統計量は，$r-1$ と $c-1$ の積に等しい自由度を有する。

M50

(a) ×：Pearson 相関係数を用いることは，両スコアの分布について何も示さないため，それぞれのスコアが歪んでいることを示唆するものはない。Pearson 相関係数に対する仮説検定は，2つの変数の少なくとも一方が正規分布に従う前提に基づく。研究者らが，Pearson 相関係数の検定を行う前に正規性の前提をチェックしていたならば，少なくとも1つのスコアが正規分布に従うと仮定できる。

(b) ×：Pearson 相関係数が負の値を示すため，女性が経験する心理的苦痛の程度は，社会的支援の増加に伴って**減少する**傾向を示す。

(c) ×：P 値は，相関係数がきわめて有意に0と異なる（$P<0.0001$）ことを示すが，相関係数の大きさは比較的小さく（-0.36），2つの変数間の関連は中等度にすぎないことを示す。事実，相関係数の平方は0.13に等しく，一方の変数における変動のわずか13％が，他方のスコアとの線形関係から説明されることを示す〔すなわち，変動の大部分（87％）は説明されないか，ランダムである〕。

(d) ×：相関係数は比較的小さいが（-0.36），低い P 値（$P<0.0001$）は，この関連が偶然による変動と一致する可能性の低いことを示す。したがって，この関連が非常に弱いとしても，2つのスコア間には線形関連の何らかのエビデンスが存在する。

(e) ○：Pearson 相関係数が負の値を示すため，女性が経験する心理的苦痛の程度は，社会的支援の増加に伴って減少する傾向を示す。

M51

(a) ×：$-1 \leqq r \leqq 1$。

(b) ×：$r=1$ の場合，x と y の間には完全な線形関係が存在し，一方の変数が増せば他方も増加し，散布図におけるすべての点は直線上に乗る。

(c) ×：$r=0$ の場合，x と y には何の線形関係も存在しない。これらの間には非線形関係が存在しうる。

(d) ○：x と y を交換することは r の値に影響しない。

(e) ×：r の絶対値は，x と y の値の範囲が増すにつれて増加する傾向を示す。

M52

(a) ○：変数 x は誤差なしに測定されうる。

(b) ×：それぞれの x の値に対する母集団において，y の値は正規分布に従う。

(c) ×：x に関する分布の前提は存在しない。

(d) ×：それぞれの x の値に対し，母集団における y の値の分布が存在する。この分布は正規性を示す。

(e) ×：それぞれの x の値に対し，母集団における y の値の変動は同一である。

M53

(a) ×：この研究において身長と関連する推定パラメータが正の値を示すため，胸部大動脈の長さと身長の間には線形関係が存在し，身長が 1 cm 伸びるごとに胸部大動脈の長さが平均的に 0.1 cm 長くなることが示唆される。

(b) ×：この式は，身長が既知の対象における胸部大動脈の長さの予測を可能にする。しかし，胸部大動脈の長さから身長を予測することには利用できず，この予測は何の意味もなさない。

(c) ○：これは，$1.7+(0.1\times123)$ と計算される。

(d) ×：身長 1 m の伸びに対して，胸部大動脈の長さは 10 cm 増すと推定される（$=0.1\times100$）。

(e) ×：身長に 10 を乗じることで，この修正式は 1 mm の身長の伸びが平均的な胸部大動脈長に与える影響を示すが，この値は，より臨床的に意味のある 1 cm の伸びに対する推定より価値が低い。より臨床的に意味のある推定を行うには，身長を 10 で除すことで，身長 10 cm の伸びが平均胸部大動脈長に与える影響を知ることができる。

M54

(a) ×：回帰直線の適合度は，2 つの変数間の Pearson 相関係数の平方を得ることで評価される。これは，x との線形関連から説明される y の変動の比率を示す。

(b) ×：真の切片が 0 に等しいとする仮説の検定が統計学的に有意な場合（$P<0.05$），これは切片が 0 と有意に異なるエビデンスを示すが，回帰直線の傾きに関しては

何も示さない。傾きが 0 であれば，変数間に線形関係は存在しない。

(c) ○：モデルの切片が，意味のある対象における目的変数の予測値を示さない場合，一般に，説明変数の中心化を選択する。

(d) ×：モデルの切片が，意味のある対象における目的変数の予測値を示さない場合，一般に，説明変数の中心化（スケールし直すのでなく）を選択する。その変数に対する係数の解釈が，臨床的に有意義な測定変化を反映しない場合，一般に，説明変数をスケールし直すことを選択する。

(e) ×：外れ値は必ずしも影響点ではない。影響点を除外する場合，パラメータ推定値の 1 つまたは両者を変化させる。

M55

(a) ×：重回帰モデルの切片は，身長 0，年齢 0 の**女性**に対する予測ピーク鼻吸入流速の推定値を示し，この種の対象を「典型的」とは表現できない！

(b) ×：性別に対する係数の解釈は，性別変数の 1 単位の増加に対して，予測ピーク鼻吸入流速の推定値が平均的に 33.0215 (L/分) 増すことである。女性をコード 0，男性をコード 1 としているため（すなわち，性別に対する値は女性より男性に**高い**），予測ピーク鼻吸入流速は平均的に女性より男性に**高い**。

(c) ×：173.34 L/分は，身長 1.63 m，年齢 55 歳の女性におけるピーク鼻吸入流速のモデル予測値であるが，この研究が 13 ～ 27 歳の対象サンプルに基づいているため，モデル生成に利用したデータ範囲を超えたピーク鼻吸入流速の予測にモデルが用いられている。したがって，55 歳の女性に対する 173.34 L/分が，予測ピーク鼻吸入流速の信頼できる推定値である可能性は低い。

(d) ○：性別を 1＝女性，0＝男性のように再カテゴリー化する場合，性別に対するパラメータ推定は－33.0215 となる（男性の予測ピーク鼻吸入流速が女性より高い傾向を示すのは変わりがない）。この場合，切片は身長 0，年齢 0 の**男性**に当てはまり，再カテゴリー化のために 33.0215 増すことに注意。切片と性別に対するパラメータ推定値を除けば，モデルの他のパラメータは変化しない。

(e) ×：性別を 1＝女性，0＝男性のように再カテゴリー化する場合，性別に対するパラメータ推定値は正の値でなく負の値を示し，男性に対する女性のピーク鼻吸入流速への影響が評価される。この場合，切片は身長 0，年齢 0 の**男性**に当てはまり，再カテゴリー化の影響を反映して，33.0215 増加する。

M56

(a) ×：コンピュータ出力が分散分析表を含む場合，F 検定は，すべての偏回帰係数が等しいとする帰無仮説を検定する。

(b) ×：与えられた偏回帰係数は，モデルにおける他のすべての説明変数を調整した後，説明変数の単位変化に対する目的変数の平均的な変化を示す。

(c) ×：目的変数が数値的である場合に限って，重回帰分析を行うことが可能である。アウトカム変数が2値的である場合，多重ロジスティック回帰を行う。

(d) ○：重回帰分析を行う理由の1つは，説明変数の1つ以上が，関連する可能性のある他の共変量を調整した後，目的変数との線形関係をどの程度示すか決定することにある。

(e) ×：共線性は，2つ以上の説明変数が高度に相関する場合に存在する。

M57

(a) ×：単変量解析では，退職が居眠り運転に対して有意な予防効果を示すように考えられるが，可能性のある交絡因子を調整した後，オッズ比の推定値は0.9（1に近い）に増加し，95% 信頼区間は1を含む。これは，交絡因子の調整後，居眠り運転と退職との間に**独立した**関連を示すエビデンスが存在しないことを示唆する。

(b) ○：単変量解析では，退職が居眠り運転に対して有意な予防効果を示すように考えられるが，調整済みオッズ比の推定値が1にきわめて近く，調整済みオッズ比の信頼区間が1を含むことから，この関連はライフスタイル要因や勤務状況との交絡により説明される可能性が高い。

(c) ×：推定オッズ比は，調整後に1に近づくが，その値（0.9）は1より少ないままであり，退職していない対象と比較して，退職者では居眠り運転のリスクが高くなく，むしろ低いことが示唆される。

(d) ×：推定オッズ比は，調整後に1に近づく。しかし，オッズ比は退職者における居眠り運転のオッズについて何も示さず，退職者と非退職者の群における居眠り運転の相対的なオッズの差を示すだけである。

(e) ×：ロジスティック回帰に用いられたアウトカム変数は2値的アウトカムとしての居眠り運転（有/無）である。アウトカム変数がいくつかの順位カテゴリーに分けられる場合，順序（ロジスティック）回帰が用いられる。重回帰は，アウトカムが数値変数である場合に限って有用である。

M58

(a) ×：ロジスティック回帰式では，特定の説明変数における係数の指数は，モデルにおける他のすべての説明変数を調整しながら，変数が値 x を示す場合の疾患のオッズに対して，変数が値 $(x+1)$ をとる場合の関心のあるアウトカム（たとえば，疾患）のオッズを示す。

(b) ×：ロジスティック回帰は，アウトカム変数が2値的である場合に限って実行可能である。説明変数はカテゴリー的または数値的である。

(c) ○：モデル χ^2 検定（共変量のための χ^2 とも呼ばれる）は，モデルのすべての回帰係数が0であるとする帰無仮説を検定する。

(d) ×：デビアンス（尤度比または−2 対数尤度とも呼ばれる）は，k 個の共変量を有するモデルの尤度と，飽和モデルの尤度とを比較する。本質的に，これは適合度検定を示し，有意な結果は適合度が低いことを示唆する。モデル χ^2 検定は，すべての回帰係数が0であるとする帰無仮説を検定する。

(e) ×：ロジスティック回帰の前提は，その線形性である。別の前提は，残差の分散が2 項モデルでの期待値に相応することである。目的変数は正規分布に従わない。

M59

(a) ×：このサンプルの妊娠率は 0.106/人–年（＝60/565）である。

(b) ×：このサンプルの妊娠率は 0.106/人–年，または 10 人–年につき 1.06 である。

(c) ×：このサンプルでは，9.4 人–年ごとに 1 例の妊娠が認められる（1/0.106）。

(d) ○：このサンプルでは，9.4 人–年ごとに 1 例の妊娠が認められる（1/0.106）。

(e) ×：それぞれの女性を 3 年間追跡する場合，サンプルの推定値に基づいて 71.55 例の妊娠が認められる（＝0.106×225×3）。

M60

(a) ○：カルガリーよりエドモントンのほうが法律の影響が大きいか否かを調査するため，著者らは，都市と暦年の間における統計学的交互作用の検定を行うべきである。有意な交互作用項は，2000 ～ 2006 年に至るヘルメット着用の変化が2 つの都市で異なることを示唆する。

(b) ×：著者らは，ヘルメットを着用している他の同乗者とのサイクリングが，運転者自身のヘルメット着用を促すと考えたため，同乗者に対する調整を行った。

(c) ×：ヘルメット着用に関する法律の真の影響は小児より成人で低いと考えられたが，著者らは，この差が統計学的に有意か否かを評価する公式の検定を行わなかった。観察された差（小児の相対率 1.29 に対して成人では 1.14）は，信頼区間が広いために偶然の変動による可能性がある〔成人における信頼区間の上限（1.27）は，小児における 95% 信頼区間推定値［1.20，1.39］の範囲内である〕。

(d) ×：都市を調整することで，著者らは 2000 年（解析の基準年）におけるヘルメットの絶対的な着用率が都市によって異なることを明らかにしようとした。彼らは，暦年による主効果を同時に含めることで，2 つの都市におけるヘルメット着用の増加率が同一であると仮定した。法律の影響が2 つの都市で異なるか否かを公式に評価するため，著者らは，都市と暦年の交互作用項をモデルに含めるべきである。

(e) ×：ヘルメット着用に関する法律の影響が，カルガリーよりエドモントンで大きいか否かを調べる手段の1つは層別化であるが，これは記述的解析に限られる。したがって，差を公式に検定するには，著者らは，都市による層別化を行うのでなく，都市と暦年の交互作用項を解析に含めるべきである。

M61

(a) ○：最近の中性脂肪濃度に底を2とする対数変換を行ったため，この値を2倍するごとに(すなわち，1 $\log_2$ 増分)，心筋梗塞の発症率は35％増加した。

(b) ×：最近の中性脂肪濃度をモデルに含める前に対数変換するため，パラメータ推定値は変換されたスケールにおける1単位の増分(すなわち，1 $\log_2$ 増分または倍増)に関連する。「最近の中性脂肪濃度が1 mmol/L増すごとに，心筋梗塞の発症率は35％増加した」とする表現は，最近の中性脂肪濃度に対数変換を加えていない場合に適切である。

(c) ×：回帰モデルにおける連続変量の対数変換がどのような影響を及ぼすか，前もって知ることはできない。これは，共変量とアウトカムにおける真の関連がどのような分布を示すかに依存する。対数変換を行うことで，著者らは，仮定された関連の分布を変化させることになる。この結果，*P* 値が同一のままである可能性は低い(統計学的有意性に関する結論は変わらないとしても)。

(d) ×：Poisson モデルにおける心筋梗塞の率と中性脂肪濃度(mmol/L)の間に想定される関連は，心筋梗塞の率の対数とmmol/Lで測定される中性脂肪濃度の間に線形関連が存在する場合，対数線形的である。しかし，著者らは，モデルに含める前に中性脂肪測定値の $\log_2$ 変換を行っており，心筋梗塞の率の対数と最近の中性脂肪濃度の**対数**との関連が線形であることを前提としている(すなわち，この関連は対数線形的でない)。

(e) ×：対数変換の底を選択することは，共変量とアウトカムの関連に影響しない。したがって，底を2でなく10とする場合，*P* 値は変化しない。しかし，パラメータ推定値は，報告されたパラメータが最近の中性脂肪濃度の2倍でなく10倍の増加と関連する事実を反映して変化する。

M62

(a) ×：新薬の投与を受けた群では男性の比率が高く，男性は心血管疾患(CVD)のリスク増大を伴うため，性差に対する調整は，推定相対率を減少させる可能性がある(外見的なリスク増大の少なくとも一部は，性別の特徴により，新薬の投与を受けた群が高いCVDの潜在的リスクを有するという事実を反映するため)。

(b) ○：新薬の投与を受けた群では中央年齢が高く，高齢者はCVDのリスク増大を伴うため，年齢差に対する調整は，推定相対率を減少させる可能性がある。

(c) ×：現在の喫煙者率が両群で類似するため，喫煙が，この解析における強い交絡因子である可能性は低い。

(d) ×：未調整相対率は，新薬の投与を受けた対象でCVDの率が高いことを示唆するが，可能性のある交絡因子の影響を除いた後の新薬とCVDの独立した関連については未知である。

(e) ×：既知の交絡因子の調整後，推定相対率は1.10に低下したが，さらに影響を生じうる未知または既知の他の交絡因子が存在する可能性がある。したがって，新薬の投与を受けた対象における相対率の10％増大が新薬に起因すると結論づけることはできない。

M63

(a) ×：2値アウトカム変数と数値またはカテゴリーである多くの説明変数の間の関係を決定することに関心があり，すべての対象が同じ時間の長さで追跡される場合，Poisson回帰分析を行うことは不適切である。これらの状況では，ロジスティック回帰分析が適切である。Poisson回帰分析は，1つ以上の説明変数を事象の期待率の対数に関連させる場合に適切であり，この場合，対象の追跡期間は一定でないが，期待率は研究期間を通じて一定であることを前提とする。

(b) ○：個々のPoisson偏回帰係数の指数は，モデルにおける他のすべての共変量を調整した後，関連する変数の単位増加に伴う相対率として解釈される。

(c) ×：Poisson回帰モデルの異なる共変量の効果は，疾患の率に対して相乗的である（疾患が関心のあるアウトカムである場合）。

(d) ×：残差分散がPoissonモデルから期待されるより大きい場合（小さい場合ではなく），範囲外Poisson変動が生じる。

(e) ×：時間に伴って変化する変数は，特定の対象における変数の値が変化しないような短い区間に追跡期間を区切ることで，Poisson回帰モデルに含めることができる。

M64

(a) ×：最小2乗法は，単変量および多変量線形回帰分析に限って，回帰係数の推定に利用される。通常，最尤推定が他の一般化線型モデル（GLM）に用いられる。

(b) ×：残差が正規分布に従う多変量線形回帰モデルのリンク関数は，「恒等リンク」と呼ばれる。

(c) ×：尤度は，逆に，モデルが与えられる場合のデータの確率である。

(d) ○：GLM における係数の最尤推定は，尤度を最大にする反復過程である。

(e) ×：単変量線形回帰モデルにおける十分な適合性は，相関係数の平方を評価することで決定され，これは，モデルの共変量との関係から説明可能なアウトカム変数の変動率を示す。通常，GLM の適合度は，しばしば「－2 対数尤度」と呼ばれる尤度比統計量を計算することで決定される。

M65

(a) ×：2つ以上のカテゴリーを有するカテゴリー変数は，この変数が名義変数である場合に限って，指示変数またはダミー変数を作成する必要がある。この変数が順序変数である場合，数値変数として処理されるか，またはダミー変数が作成される。

(b) ×：モデルの説明変数間における交互作用は，「効果修飾」とも呼ばれる。交絡は，曝露変数が関心のあるアウトカム（たとえば，疾患）と他の曝露変数の1つ（またはそれ以上）の両者に関連する場合に生じる。

(c) ×：統計学的モデルにおける効果修飾は，説明変数の1つと目的変数間の関係が，他の説明変数の異なるレベルに対して同一でない場合に生じる。共線性は，2つ以上の説明変数が著しい相関を示す場合に生じる。

(d) ×：説明変数のいくつかだけを最終モデルに含めるように選択することで最適モデルを見いだす自動選択プロシージャを利用することは，おそらく，モデルを予測目的に用いる場合に，もっとも有用である。これらの自動選択プロシージャは多くの欠点を伴うため，説明変数がアウトカムに影響するか否か見抜く場合や，アウトカムに対するその効果を推定する場合には推奨されない。

(e) ○：過度な数の説明変数を含む場合，そのモデルは過剰適合を示す。

M66

(a) ×：臨床試験における選択バイアスは，試験に含まれる患者が，その結果が適用される母集団を代表していない場合に生じる。ランダム化を欠くことは，交絡バイアス confounding bias をもたらす可能性がある。

(b) ×：サンプルサイズを増すことが研究のバイアスを減少させる可能性は低い。

(c) ×：生態学的錯誤は，集団レベルで観察される変数間の関連が，個体の相応する関連を反映するという誤解のもとに，時に生じるバイアスをもたらす。

(d) ○：交絡変数は，関心のあるアウトカム（たとえば，疾患）と他の曝露変数の1つ（またはそれ以上）の両者に関連する曝露変数である。

(e) ×：交絡変数は，関心のあるアウトカム（たとえば，疾患）と他の曝露変数や危険因子の1つ（またはそれ以上）の両者に関連する曝露変数である。交絡変数に対する調整の失敗は，危険因子と疾患の間に誤った関連を見いだすことや，それらの真の関連を見落とすことにつながる場合がある。

M67

(a) ×：Levene 検定が線形性の評価に利用されることはない。Levene 検定は分散の比較に用いられ，たとえば，対応のない t 検定や 1 元配置分散分析の前提である等分散の検定に用いられる。

(b) ○：単変量線形回帰分析における線形性の前提が満たされるのは，説明変数に対する残差プロットの点のバラツキがランダムな場合である。

(c) ×：単変量線形回帰分析における線形性の前提が満たされるのは，説明変数に対する残差プロットの点のバラツキがランダムな場合である。これは，説明変数に対するアウトカム変数のプロットで，点のバラツキが直線に近似する場合にも満たされる。

(d) ×：感度分析は，統計学的解析の頑健さを調べるために用いられる。このためには，解析に対してやや異なるアプローチを用い（たとえば，データの除去や，同じ前提に依存しない異なる解析方法を利用する），何らかの変化が推定値や結論に与える影響を評価する。

(e) ×：データを多くの異なる方法（本質的には，すべてが類似した仮説を調べる）で解析するのは感度分析に限られる。感度分析を示す場合，そのような記述が必要であり，主な解析とは区別すべきである。

M68

(a) ×：研究者らが検出力を 70％に減少させる場合，試験に必要な数を減少させる必要がある。

(b) ×：研究者らが α を 1％に減少させる場合，試験に必要な数を増加させる必要がある。

(c) ○：研究者らが検出力を 90％に増加させる場合，試験に必要な数を増加させる必要がある。

(d) ×：研究者らが，標準治療群における対象の 70％でなくわずか 60％が 1 次エンドポイントに到達すると信じる場合，試験に必要な数を増加させる必要がある。

(e) ×：臨床的に意味のある最小限の治療効果を 15％に増加させることは，より少ない患者数が必要であることを意味する。

M69

(a) ×：Altmanのノモグラムは，サンプルサイズの決定に有用である。Faganのノモグラムは，ベイズアプローチによる疾患の事後確率の決定に有用である。

(b) ×：内部パイロット研究 internal pilot studyは，主研究データベースの一部としてパイロット研究で集めたデータを利用する。これは，内部パイロット研究のすべての詳細がプロトコールに文書化されている場合に適切である。さらに，パイロット研究データにより改定されたサンプルサイズの推定を，当初の推定より減少させてはならず，関心のある同じ最小効果が両者の計算に利用されなければならない。

(c) ×：検出力に関する記述は，検出力を含めて，サンプルサイズの計算に用いられるすべての関連量の詳細を示し，そうすることで，統計学的方法でなく，提示されたサンプルサイズの正当性を明らかにする。

(d) ×：提起された検定の有意水準を0.05から0.01に低下させる場合，最適なサンプルサイズは増加しなければならない。

(e) ○：研究の検出力を80%から90%に増加させるべきと考える場合，サンプルサイズを相応して増すべきである。

M70

(a) ○：CONSORT声明は，ランダム化比較試験の結果を報告するための有用なガイドラインである。

(b) ×：STROBE声明は，メタアナリシスでなく，観察研究の結果を報告するための有用なガイドラインである。

(c) ×：QUOROM声明は，メタアナリシスの結果を報告するための有用なガイドラインである[*3]。

(d) ×：EQUATORネットワークは，ヘルスリサーチ報告に資源やトレーニングを提供するとともに，報告ガイドラインの開発や普及，実行を支援する目的で創始された。

(e) ×：一般に，データ提供の有無にかかわらず，データ解析に用いられたコンピュータパッケージを報告する必要がある。

[*3] 訳注：現在では，PRISMA声明 Preferred Reporting Items for Systematic Reviews and Meta-Analyses (PRISMA statement)に改訂されている。

M71

(a) ×：検査によって正しく同定される実際のタンパク尿を示す患者の比率を見いだすため，著者らは，検査の感度を計算する必要がある。問題文に示されている値0.85は，受信者動作特性曲線の曲線下面積（AUROC）である。これは，ランダムに選択したタンパク尿を伴う男性が，ランダムに選択したタンパク尿を伴わない男性より高いアルブミン/クレアチニン比（ACR）を示す確率が85％であることを示唆する。

(b) ×：これは，ランダムに選択したタンパク尿を伴う女性が，ランダムに選択したタンパク尿を伴わない女性より高いACRを示す確率が78％であることを示唆する。実際にタンパク尿を有し，試験紙法で高いACRを伴う対象の比率を見いだすには，著者らは，陽性適中率を計算すべきである。

(c) ×：感度/（1－特異度）から計算されるのは，陽性試験結果の尤度比である。

(d) ×：サンプルからランダムに抽出した2人の女性で，検尿により，一方はACR ≧30 mg/gを示すが，他方は示さない場合，試験紙法はタンパク尿を伴う女性を78％の確率で正しく見いだす。

(e) ○：サンプルからランダムに抽出した2人の女性で，検尿により，一方はタンパク尿を示すが，他方は示さない場合，試験紙法は78％の確率でタンパク尿を伴う女性を正しく見いだす。

M72

(a) ×：診断テストの感度は，テストにより正しく見いだされる疾患を伴う対象の比率に等しい。

(b) ×：診断テストの特異度は，テストにより正しく見いだされる疾患を伴わない対象の比率に等しい。

(c) ○：診断テストの陽性適中率は，疾患を伴う場合に陽性テスト結果を示す対象の比率である。

(d) ×：診断テストの陽性適中率は，疾患を伴う場合に陽性テスト結果を示す対象の比率である。テストにより正しく見いだされる疾患を伴う対象の比率に等しいのは，感度である。

(e) ×：陽性テスト結果の尤度比は，疾患を有する場合に陽性結果を示す確率を，疾患を有しない場合に陽性結果を示す確率で除したものである。

M73

(a) ×：κ係数は，著者らが鼠径リンパ肉芽腫症（LGV）と非LGV感染を区別するためのアルゴリズム 1 と 2 の一致性を評価するために計算された。

(b) ×：κ 値はカテゴリー数に依存し，カテゴリー数が少なければ高い値を示す傾向がある。したがって，著者らが非 LGV サブカテゴリーのいくつかを統合する場合，カテゴリー数が全体として減少し，κ 値はおそらく増加する。

(c) ×：κ 値が 0 に等しいとする帰無仮説の有意性検定を行うことは可能であるが，この場合には必ずしも適切でない。これは，2 つのアルゴリズム間に良好な一致が存在するか否かでなく，一致が真である可能性または偶然によるか否かの評価に限られるためである。この状況では，$\kappa=1$（完全な一致）であるか否かを評価するための有意性検定を行うことが好ましい。

(d) ×：$\kappa=0.90$ であるため，Landis と Koch の分類に従えば，2 つのアルゴリズムはほぼ完全な一致を示すとみなされる。

(e) ○：κ 係数は，著者らが 2 つのアルゴリズムの一致性を評価するために計算された。

M74

(a) ×：Cohen の κ は，反応がカテゴリー的である場合の一致性の指標として利用されるが，一致するペアの比率でなく，偶然による補正を行った一致率に等しい。

(b) ×：データが順序カテゴリーとして測定され，2 つ以上の反応カテゴリーが存在する場合に限って，重みつき κ 値を一致性の指標として計算することができる。

(c) ×：級内相関係数は 0 ～ +1 の値を示す一致性の指標である。

(d) ×：反応が数値スケールで測定される場合，Pearson 相関係数は一致性の指標として不適切である。これは，それぞれのペアの一方を他方に対してプロットする場合，散布図における最適直線がどの程度完全な一致を示す 45 度の直線から逸脱しているかを考慮していないためである。

(e) ○：データが数値スケールで測定され，それぞれの反応のペアの差が得られ，これらの分布がおよそ正規分布に従う場合，Bland−Altman プロットにおける一致限界は，差の 95% が存在すると期待される値の範囲を示す。

M75

(a) ×：ランダム化比較試験は，しばしばコホート研究より強固なエビデンスを提供するが，必ずしも当てはまらない場合がある。いずれにせよ，この強固さの一部は対象となる問題に，そして一部は個々の研究の質に依存する。

(b) ×：公表された論文は，必ずしも常に，エビデンスに基づく調査に必要な関連情報（たとえば，診断や予後，治療法）を提供するとは限らない。他の資料には，単行本や学会抄録，報告書，論説などがある。

(c) ×：エビデンスに基づく医療は，個々の患者ケアに関する意思決定において，その注意深く，明確で思慮深い利用が，現在のエビデンスに基づくことを意味する。いくつかの場合，この決定は関連するランダム化比較試験に基づくが，必ずしもそうでない場合がある。

(d) ○：治療（または有害）必要数は，介入の有効性や安全性を表す臨床的に意味のある表現法である。

(e) ×：エビデンスに基づくアプローチは従来の治療的介入に限定されず，代替医療にも適用可能である。

M76

(a) ×：収集されたデータは4段階の入れ子構造（レベル1＝小児；レベル2＝クラス；レベル3＝学校；レベル4＝都市）に一致する。

(b) ×：小児は解析のレベル1，小児のクラスはレベル2である。

(c) ○：小児の在住する都市は解析のレベル4である。

(d) ×：収集されたデータは4段階の入れ子構造（レベル1＝小児；レベル2＝クラス；レベル3＝学校；レベル4＝都市）に一致する。

(e) ×：小児のクラスは解析のレベル2であり，同じクラスから抽出された2人の小児は，異なるクラスから選択された2人の小児より類似する可能性が高いため，解析においてクラスを考慮に入れることは重要である。

M77

(a) ×：データを解析する場合，それぞれの患者の反復する観察に独立性が欠けていることを考慮しなければ，通常，関心のある推定値の標準誤差を過小評価（過大評価でなく）する結果をもたらす。したがって，信頼区間は狭くなりすぎ，P 値は小さくなりすぎる。

(b) ○：このようなデータを解析する単純で適切な方法は，それぞれの患者の解析を，データの重要な面を捉える単一の要約指標に基づいて行うことである。次に，Wilcoxon 順位和検定のような標準的な仮説検定を利用して，2群における要約指標の値を比較する。代わりに，反復測定分散分析 repeated-measures ANOVA や一般化推定式 generalized estimation equation（GEE），多段階モデル multi-level model などの複雑なモデルを用いることができる。

(c) ×：それぞれの時点における反応の平均値を，対応のない t 検定を利用して個別に比較することは，このアプローチがデータの反復測定性を無視し，多重検定が誤って有意な結果を導く可能性が存在するため不適切である。

(d) ×：異なる時点のそれぞれで2群の平均値を1元配置分散分析により比較するこ

とは，解答 **(c)** と同様に，このアプローチがデータの反復測定性を無視し，多重検定が誤って有意な結果を導く可能性が存在するため不適切である。2 つの独立な群における平均値の比較に 1 元配置分散分析を行うことは，2 群のデータに対応のない t 検定を行って得られる場合と同一の P 値をもたらすことに注意すべきである。

(e) ×：反応と時間の線形関係が適切である場合，単純で合理的なデータの解析方法は，それぞれの患者に単回帰直線を適合させ，次に，Wilcoxon 順位和検定のような 2 サンプル検定を利用して，2 群の傾きを比較することである。

M78

(a) ○：クラスターを無視する場合，誤って有意な結果が得られる場合がある。

(b) ×：ランダム効果モデルは，クラスター間に統計学的な異質性のエビデンスが認められる場合，クラスターデータの解析に適切である。ランダム化とは関係がない。

(c) ×：データ解析にランダム効果モデルを利用する場合，これは，クラスターを考慮しないモデルとは，両者ともレベル 1 における単位間の変動によるランダム誤差を含むが，ランダム効果モデルだけがクラスター間の変動によるランダム誤差を含む点で異なる。

(d) ×：一般化推定式 (GEE) は，集合平均モデルまたは境界モデルとしても知られている。ランダム効果モデルは，たとえば，階層構造モデル hierarchical model や多段階モデル，混合モデル mixed model，クラスター固有モデル cluster-specific model，パネルモデル panel model としても知られている。

(e) ×：級内相関係数は，クラスター間（個々の対象間でなく）における変動を全変動の比率として表現する。

M79

(a) ×：異質性検定の P 値は 0.40 であり，メタアナリシスに含まれた研究間に異質性のエビデンスが存在しないことを示唆する。したがって，研究間に臨床的な異質性のエビデンスが存在しない場合，統合推定オッズ比は，スタチンと心房細動の関連に関する全体的に妥当な推定値であると解釈できる。

(b) ○：全体的なオッズ比の 95% 信頼区間が 1（帰無仮説の下に期待されるオッズ比の値）を含むため，スタチン治療が心房細動のオッズに真の効果を与えるとするエビデンスは存在しない。

(c) ×：統計学的な異質性のエビデンスが存在しないため，著者らがランダム効果メタアナリシスを行う必要はない。

(d) ×：コントロールに比較してスタチン投与を受けた対象の心房細動に関する全体的な推定オッズ比は 0.95 であり，このメタアナリシスにおける心房細動のオッズはわずかな減少を示したが，この効果に対する 95% 信頼区間は 1 を含み，この関連が統計学的に有意でないことを示唆する ($P>0.05$)。したがって，スタチンは，心房細動のオッズを有意には減少させない。

(e) ×：著者らは報告にフォレスト・プロットを示したが，この目的は，メタアナリシスに含まれたそれぞれの試験の推定効果（関連する信頼区間とともに）と全体的な推定効果を示すことにある。図を利用して公表バイアスの可能性を調べたい場合，ファンネル・プロットを示す必要がある。

M80

(a) ×：エビデンスに基づく医療の要素は，システマティック・レビューにおける数値結果に焦点を合わせたメタアナリシスである。その主な目的は，いくつかの独立した研究結果を統合し，適切な場合には，関心のある効果の全体的な推定値を得ることである。

(b) ×：メタアナリシスにおける等質性の仮説検定は，含まれた研究間に，関心のある効果に関する統計学的な変動がないとする帰無仮説を検定する。

(c) ○：ランダム効果メタアナリシスは，統計学的異質性のエビデンスが存在する場合，固定効果メタアナリシスの代わりにしばしば利用される。

(d) ×：メタアナリシスにおける異質性の影響を定量化するために用いられる指数，I^2 は，メタアナリシスに含まれる研究数に依存しない。

(e) ×：メタアナリシスにおける公表バイアスは，ファンネル・プロットを描き，点の形状が歪むか非対称性を示すか否かに注目することで明らかになる場合がある。フォレスト・プロットは，異なる研究に由来する関心のある効果の推定値を，信頼区間とともに示すために用いられる。

M81

(a) ×：タバコのタール含有量と死亡ハザードの間には線形関係が存在しないように思われるが，タール含有量≧ 22 mg の喫煙では，タール含有量 15 ～ 21 mg の喫煙と比較して，死亡ハザードが有意に増大する（ハザード比 1.44，$P<0.05$）。これは，相対ハザードの 95% 信頼区間が 1（帰無仮説のもとで期待される値）を含まないことから明らかである。したがって，タバコのタール含有量と気管や気管支，肺のがんによる死亡率の間に関連がないと，これらのデータから結論づけることはできない。

(b) ×：タール含有量≧ 22 mg の喫煙男性は，タール含有量 15 ～ 21 mg の喫煙男性と比較して，気管や気管支，肺のがんによる死亡リスクの有意な増大を伴う。タール含有量が最大の群における死亡ハザードは，タール含有量が最小の群より大きいと言えるが，この差の有意性については言及できない。

(c) ×：相対ハザードの推定値に注目すると，タール含有量と死亡ハザードの間には線形関係が存在しないように思われる。したがって，タール含有量を連続共変量として解析に含めることは，タール含有量と死亡率の関連に関する有用な推定値を必ずしも示さない。

(d) ×：解析における基準群は，タール含有量 15 ～ 21 mg の喫煙男性である。

(e) ○：著者らが，解析の基準群をタール含有量≧ 22 mg の喫煙者に変更する場合，タール含有量 15 ～ 21 mg の喫煙者における推定相対ハザードは 1 未満となる。これは，≧ 22 mg 群に比較した 15 ～ 21 mg 群における相対ハザードの計算では，15 ～ 21 mg 群に比較した≧ 22 mg 群の場合と分子分母が入れ替わるためである。

M82

(a) ×：生存分析でもっとも重要な点は，対象が関心のあるエンドポイント（たとえば，死亡）に到達する時点である。

(b) ×：生存時間は，追跡が終了する前に，患者が研究から脱落したり，調査対象以外の原因で死亡した場合，右打ち切りとなる。

(c) ×：「情報的打ち切り」とは，関心のあるエンドポイントを生じる確率に関連した何らかの理由による打ち切りを意味する（すなわち，この 2 つは独立でない）。

(d) ○：相対ハザードは Cox 比例ハザードモデルにおいて一定と仮定される。

(e) ×：Kaplan－Meier 生存分析におけるログランク検定は，2 つまたはそれ以上の群における生存経験を比較するノンパラメトリック検定である（すなわち，分布に関する前提がない）。

M83

(a) ×：推論のためのベイズアプローチは，仮説における個人的な信念の度合いを反映する。仮説検定の役割や結果が統計学的に有意か否かを強調するのは頻度論者的アプローチ frequentist approach である。

(b) ○：ベイズ分析の欠点の 1 つは，事前情報の主観的な性質であり，その内容が恣意的としてしばしば批判される。

(c) ×：Fagan のノモグラムは，ベイズアプローチを利用して，診断テスト結果の解釈に用いられる。Altman のノモグラムは，サンプルサイズの推定に用いられる。

(d) ×：診断テストでは，ベイズ定理による尤度比が，対象が疾患を有する事前確率を疾患の事後確率に変換するために用いられる。

(e) ×：診断テストでは，陽性テスト結果の尤度が，疾患を有する場合に対象がテスト陽性を示す確率を表す。

M84

(a) ○：モデルが基づく同じデータを利用して計算されるどのようなモデル能力の推定も，過度に楽観的な可能性が高い。したがって，可能ならば，異なる検証サンプル（理想的には外部の）によるスコアの能力評価を行うことが好ましい。

(b) ×：Hosmer−Lemeshow 検定の P 値は>0.05 で，有意な較正不足が存在しないことを示すが，この閾値をわずかに超える程度にすぎず，その値は 0.06 である。したがって，著者らは，モデルが十分に較正されているとする強固なエビデンスを示したと結論づけることはできない。

(c) ×：著者らは，異なる（外部）サンプルでモデルの検証を行ったが，含まれたのは，単に，同じ ICU に連続的に入室した患者であった。したがって，このモデルが，独立したデータにおいて良好な予測を示す場合があるとする何らかのエビデンスを示したが，このデータは，モデルが基づく当初のサンプルと非常に類似した患者サンプルを含む可能性がある。異なる ICU に由来するデータの検証は，応用可能性の強固なエビデンスを示すだろう。

(d) ×：クロス検証は内的検証より好ましいが，それでも，モデルが基づくサンプルを利用してモデル能力が評価される。真の外的検証は，独立したサンプルでモデル能力を評価する。

(e) ×：検証サンプルの AUROC は 0.712 であった。モデルが，ICU 在室中に死亡する可能性のある患者を見いだす点で偶然と同程度である場合，AUROC は 0.5 に等しいだろう。したがって，ICU 在室時に死亡する可能性のある患者の同定において，このモデルは偶然よりいくらか優れているとするエビデンスが存在する。

M85

(a) ×：傾向スコア propensity score は，曝露変数の 1 つの特定のカテゴリーに対象が当てはまる確率を示す。予後スコアは，対象が関心のある事象を経験する尤度の段階的指標を提供する（すなわち，この事象はアウトカムであり，曝露ではない）。

(b) ×：受信者動作特性曲線は，関心のある事象を経験する対象と経験しない対象を識別するスコア能力の指標を与えることに利用される。予後スコアが正しく較正されているか否かを評価するには，Hosmer−Lemeshow 適合度統計量が用いられる。

(c) ○：ブートストラップ法は，予後スコアを推定し，その能力を評価するために用いられる内的検証プロシージャである。

(d) ×：Hosmer−Lemeshow 適合度統計量は，予後スコアが正しく較正されているか否かを評価するために用いられる。予後スコア自体は，対象が関心のある事象を経験する尤度の段階的指標を提供する。

(e) ×：予後スコアを作成するには，時に（必ずしも常ではない）回帰モデルが用いられる。

■ 構造化問題の模範解答 ■

S1

(a)～(c) **表 S1. 2** に，変数の種類や要約指標，エラーチェック，それぞれの変数を示すのに用いられるグラフ指標の要約を示す。

(d) この小さなデータサンプルに基づけば，研究の登録日や年齢，性別に関する情報は十分に完全であると思われる。リスク群や民族，肥満指数（BMI）に関する情報は，症例のおよそ5～10％で欠如している。脂肪測定（総コレステロール値，高比重リポタンパクコレステロール，中性脂肪）や脂質異常症治療薬投与では，データが欠如する症例の比率がさらに高い。これらの共変量に関するデータを欠く対象の特徴が，データの完全な対象と多少とも異なる場合，バイアスが生じうる。研究者らは，データを欠く確率が，何らかの点で関心のあるアウトカム〔すなわち，心筋梗塞（MI）の発症〕に関連する場合を特に懸念する。さらに，データを欠く対象を解析から除外する場合，検出力が失われる。研究者らは，解析を行う前に，何らかの方法で失われたデータを補完することを考える（たとえば，多重補完法の利用）。注目すべきは，研究のアウトカム（患者がMIを有するか否か）が，日付としてだけ捕捉されることである。この形式では，MIを発症していない対象を，発症しているが日付が未知または欠損する対象と区別することが困難である。

S2

(a) 標準偏差（SD）は一連の観察の**広がり**の指標である。それぞれの観察値とその算術平均との差を求める場合，標準偏差はこれらの差の平均値と近似的に等しい。したがって，標準偏差は，平均的にどの程度，観察値が平均値から遠ざかっているかを示す。平均値の標準誤差（SEM）は，**精度**の指標である。これは，サンプル平均の推定値が，真の母平均の推定値としてどの程度優れているかを示す。データ分布の評価に関心がある場合，SDを示すことが役立つ。たとえば，2群の平均値を比較する場合のように，分布の平均値に注目する場合，SEMを示すことがより役立つ。

(b) $SEM = SD/\sqrt{n}$ である。したがって，病院と家庭の治療における努力呼気肺活量（FEV_1）の低下は，それぞれ，$SEM = 8.4/\sqrt{602} = 0.342$ および $7.6/\sqrt{232} = 0.499$ パーセントポイントである。

(c) FEV_1 の平均低下に対する95％信頼区間（パーセントポイントとして表現）は，およそ平均値 $\pm 1.96 \times SEM$ に等しい。これは，病院における抗生物質投与では，$-3.3 \pm 1.96 \times 0.342 = [-3.97,\ -2.62]$，家庭における投与では，$-3.5 \pm 1.96 \times 0.499 = [-4.48,\ -2.52]$ である。

表 S1.2　変数の種類や要約指標，エラーチェック，それぞれの変数を示すのに用いられるグラフ指標の要約

変数	変数の種類	要約統計量
ID	離散的数値	該当なし
登録日	日付	中央値（範囲）
性別	2 値	男性（%）
年齢	連続数値	分布をチェック：正規分布に従う場合は平均値（SD），それ以外は中央値（範囲）
民族	名義	それぞれのカテゴリーの%
喫煙	順序	それぞれのカテゴリーの%
BMI	連続数値	分布をチェック：正規分布に従う場合は平均値（SD），それ以外は中央値（4 分位範囲）
TC	連続数値	同上
HDL-C	連続数値	同上
TG	連続数値	同上
LLD	2 値	LLD が投与された%
最初の MI 発症日	日付	該当なし

(d) 病院における抗生物質投与での FEV_1 の平均低下に対する 95%信頼区間は，この期間におけるパーセントポイントとしての真の平均低下が－3.97 ～－2.62 のいずれかにあることが 95%確実であることを示すと解釈される。より正確には，この研究を数多く繰り返す場合，この値の範囲はパーセントポイントとしての真の平均低下を 95%の確率で含む。

(e) データが歪む場合，中央値は，平均値より良好な要約指標である。この種の間隔データは右に歪むことが多く，したがって，間隔の中央値は，数少ない極端な（大きい）値の影響を不当に受けやすい平均値に比べ，中心的傾向をよりよく示す。

(f) 4 分位範囲はデータの最初の 4 分位と 3 番目の 4 分位の差である。家庭投与における抗生物質コース間の間隔の 4 分位範囲が 155 日であることは，順序に従った観察値の中央 50%における値の範囲が 155 日であったことを示す。

エラーチェック	チェックする値	グラフ指標
範囲外の値を同定	なし	なし
範囲（2000年1月1日～2000年12月31日）外の値を同定	なし	縦棒グラフ
不当コードを同定	ID=29では，小文字の“f”	なし
範囲（30～65歳）外の年齢を同定	ID=24では年齢=“24”	ヒストグラムまたは箱ひげ図
不当コードを同定	なし	棒グラフまたは円グラフ
不当コードを同定	なし	棒グラフまたは円グラフ
この年齢群に典型的な範囲（たとえば，10～40 kg/m^2）外の値を同定	なし	ヒストグラムまたは箱ひげ図
同上	ID=24では値111.1	ヒストグラムまたは箱ひげ図
同上	なし	ヒストグラムまたは箱ひげ図
同上	ID=24では値13.3	ヒストグラムまたは箱ひげ図
不当コードを同定	ID=10では値“?”；ID=17では値“y*”	なし
研究登録以前の日付を同定	なし	おそらく，研究期間における最初のMIまでの時間を示すKaplan-Meierプロット

S3

(a) 在院日数と年齢の間には中等度の正の相関が認められ（r_s=0.4），若年者に比べて高齢者では在院日数が長くなる傾向を示す。この相関係数は統計学的に有意であり（P<0.01），この関連が偶然による可能性の低いことを示唆する。統計学的には有意であるが（P<0.05），在院日数とメチルマロン酸（MMA）の相関は0.28といくらか弱く，MMAの値が高いほど在院日数の長くなる可能性が高いことを示す。在院日数とアルブミンにおける負の相関は（r_s=−0.35），アルブミン値が低いほど在院日数が長くなることを示す。繰り返すが，相関は中等度であるが，統計学的には有意である（P<0.05）。

Spearman相関係数は（Pearson相関係数でなく），一般に，2つの数値変数に次の1つ以上が当てはまる場合，その関連を述べる目的で計算される。すなわち，（i）変数の少なくとも1つが順序スケールで測定される，（ii）いずれの変数も正規分布に従わない，（iii）サンプルサイズが小さい，（iv）2つの変数間の関連が非線形と考えられる。この状況では，（i）も（iii）も当てはまらない。したがって，著者らは，多くの変数が正規分布に従わないか，または，これらの関連が非線形であると考えたためにSpearman相関係数を計算したと推定される。**表S3.1**を利用すれば，それぞれの数値変数に対して平均値±2×SDを計算することが可能であり，これは，変数が正規分布におよそ従う場合，値の大部分の中心的な範囲を示す。在院日数では，この範囲が負の値を含むため，変数が右に歪むことを示唆する（負の在院日数はありえないため）。同様に，MMAに対する範囲も負の値を含み（MMAの測定では不可能），変数が右に歪む分布を示すことが示唆される。しかし，年齢とアルブミンに対する範囲では，これらの変数が正規分布に従わないことを示唆しない。したがって，これらの変数の関連を評価するには，Pearson相関係数を計算することが可能である。

(b) 著者らは，正確なP値を示していないが，P値の存在する値の範囲を示している（たとえば，$P<0.05$や$P<0.01$）。結果においては，信頼度に関する情報が多く示されるため，正確なP値を示すほうが好ましい。

(c) 著者らが，血漿ビタミンB_6や血清ビタミンB_{12}，血漿MMAに対して中央値で示すことを選択したのは，これらの変数が正規分布に従わないと考えた可能性がある。一般に，正規分布に従わない変数に対し，「代表的な」値を反映する要約指標としては，平均値より中央値のほうが好ましい。これが当てはまる場合，標準偏差は，その値の決定に平均値を含むため，値の「広がり」を示す要約指標として不適切である。したがって，正規分布に従わない変数に対しては，広がりの指標としてSDでなく値の範囲または4分位範囲を示すことが好ましい。**(a)**の解答で述べたように，在院日数が正規分布に従う可能性は低く，したがって，平均在院日数を示すことは推奨されない。他の数値変数の分布形状に関する詳細な情報は，平均値がそれぞれの適切な要約指標であるか否かの評価を可能にする。

(d) 著者らは，この比較の対象が2つの独立した患者群であるため，平均値を比較する対応のないt検定（変数，またはその何らかの変換が正規分布に従い，2群の分散が等しい場合），または分布を比較するWilcoxon順位和検定やMann-Whitney U検定（変数が正規分布に従わない場合）を利用する。

(e) 通常，分割表の1つ以上のマス目における患者の期待数が5未満の場合，2つの独立な群において，ある特性（この場合，ビタミン欠乏数<2）を有する対象の比率を比較するために，Fisher正確検定が利用される。表のそれぞれのマス目における期待数を計算するには，そのセルの辺縁合計 marginal totalを互いに掛け合わせ，この積を総合計で除す。このアプローチを利用すれば，4つのセルのそれぞれにおける患者の期待数は，22.9（<21日，欠乏数<2），12.1（>21日，欠乏数<2），11.1（<21日，欠乏数≧2），5.9（>21日，欠乏数≧2）である。これらの期待数のすべてが5より大きいため，著者らは，2群における欠乏数<2の比率を比較するために，2×2分割表に対する連続補正を加えたχ^2検定を利用することができる。

S4

(a) ケースコントロール研究のデザインでは，要因に対する過去の曝露に関して，関心のあるアウトカムを伴う対象の群（ケース）と伴わない群（コントロール）との比較を必要とする。この研究では，関心のあるアウトカムが死亡率，関心のある要因が年齢（65 歳以上，または未満）である。したがって，著者らがケースコントロール・デザインに従う場合，ケースは熱傷により死亡した対象，コントロールは死亡していない対象であり，ケースがコントロールより 65 歳以上の大きい比率を含むか否かを調査する目的で両群が比較される。しかし，この研究では，著者らは，アウトカムでなく，関心のある曝露に基づいてケースとコントロールを見いだしている。また，患者の追跡も行っているため（死亡の有無を確認するため），この研究はコホート研究とするのが適切である。

(b) 変数が（およそ）正規分布に従う場合，平均値と標準偏差（SD）は所在と広がりの適切な指標である。変数の分布が歪む場合，中央値と範囲（または 4 分位範囲）は適切な要約指標である。変数分布の正規性は，平均値 ± 2 × SD を計算することで評価され，変数が正規分布に従う場合，この範囲は母集団における値の約 95% を含むはずである。あるいは，データが正規分布に従う場合，変数の分布は対称性を示し，平均値と中央値は等しく，これらの値はその範囲の中央に位置する。

表 S4. 1 の数値変数は，全体表面積の百分率（% TBSA）や，百分率で示されるⅢ度熱傷面積（% DTBSA），DTBSA：TBSA 比，在室日数である。% TBSA の中央値は，この変数が正規分布に従う場合に期待されるより低いことが明らかである。これは，% TBSA が右に歪み，したがって，**表 S4. 1** に示すように，この変数を中央値や範囲として要約するのが適切であることを示す。% DTBSA や在室日数に対して平均値 ± 2 × SD から計算される範囲は，変数として存在しえない負の値を含む。したがって，これら 2 つの変数も右に歪む分布を示すことは明らかであり，これらの分布は中央値と範囲または 4 分位範囲で要約されるべきである。在室日数は，**表 S4. 1** に中央値および範囲として正しく要約されている。しかし，% DTBSA に対しては，平均値と SD でなく，中央値と範囲で示すのが適切である。著者らは，DTBSA：TBSA 比の平均値だけを示し，DTBSA：TBSA 比の広がりに対する要約指標を示していないため，その分布形状に関する結論を得ることができず，平均値が所在を示す適切な要約指標か否かを評価することもできない。必要手術数についても同様である。

(c) 死亡の未調整オッズ比は，65 歳以上の群における死亡オッズを 65 歳未満の群における死亡オッズで除すことで計算される。65 歳以上の群では 32 人（すなわち，0.48 × 66）が死亡し，34 人（すなわち，66 − 32）が死亡していないため，この群の死亡オッズは 32/34（= 0.9412）と推定できる（**表 S4. 1** の百分率に基づいて）。次に，65 歳未満の群では 53 人（0.24 × 220）が死亡し，167 人（220 − 53）が死亡していないため，この群の死亡オッズは 53/167（=0.3174）と推定できる。したがって，オッズ比は 0.9412/0.3174=3.0（小数点第 2 位以下を丸める）である。

(d) 2 群間にかなりの差が存在することは（たとえば，65 歳以上の群では男性の比率が少なく，% TBSA の中央値が低い），**表 S4.1** から明らかである。2 群間で異なる因子の多くは，死亡と関連する可能性もある（たとえば，男性は一般に女性より死亡率が高く，% TBSA の高値や必要手術数などで示される重症熱傷ほど死亡率が高い）。このため，65 歳以上の群では，実際，死亡リスクのプロフィールが 65 歳未満の群より良好であり，このことは，年齢と死亡リスクの関連を複雑にさせる。したがって，著者らは，既知の交絡因子による影響の排除を可能にする多重ロジスティック回帰を選択した。調整済みオッズ比 12.02 は，モデルにおける他の要因を調整した後に，65 歳以上の群における死亡オッズが，65 歳未満の群の 12.02 倍であることを示す。P 値<0.001 は，この関連が偶然による可能性の低いことを示す。調整済み推定値が未調整の推定値 3.0 より相当大きいことは，65 歳以上の群が若年群と同様のリスクプロフィールを示す場合，死亡率が観察された値 48%よりさらに高まる事実を反映する。

S5

(a) この研究の 1 次アウトカムに対する真の intention-to-treat 解析を行うには，研究でランダム化されたすべての児のアウトカム（すなわち，児が下痢の寛解を伴う治療効果を経験するか否か）を知る必要がある。残念ながら，A にランダム化された児 55 人と B にランダム化された児 40 人は，追跡から脱落したか，1 次エンドポイントが評価される以前に死亡したか，のいずれかである。したがって，これらの児は，1 次エンドポイントの解析に含めることができなかった。この解析に含めるには，エンドポイントの経験に対する追跡を十分な期間行った場合の，治療に対して可能性のある反応に関する何らかの仮定を必要とする。たとえば，これらの**児の誰も**が治療に反応しないと仮定する最悪のシナリオ，または，**児のすべて**が反応すると仮定する最良のシナリオが考えられる。

(b) 最悪のシナリオを採用することで，追跡から脱落した児，または 1 次エンドポイントの評価以前に死亡した児が 1 次エンドポイントを経験しない（すなわち，下痢が寛解しない）と仮定する場合，A にランダム化された児の反応オッズは 0.9756〔=120/（243−120）〕，B にランダム化された児の反応オッズは 0.8095〔=102/（228−102）〕である。したがって，B に対する A の反応のオッズ比は 1.21（=0.9756/0.8095）である。この解析では，すべての児が，ランダム化によって割り付けられた薬物の投与を受けるか否かにかかわらず，ランダム化された群に従って解析されるべきであることに注意しよう。これらの結果は，A にランダム化された児の反応オッズが，B にランダム化された児より約 21%高いことを示す。

(c) per－protocol 解析では，ランダム化された薬物の投与を受けた児だけが解析に含まれる。このことは，A では，実際に治療 A を受けた児 143 人に基づき，一方，B では，実際に治療 B を受けた児 186 人に基づいて計算が行われることを意味する。これらのデータを利用すれば，B に対する A のオッズ比は〔(76/67)/(100/86)〕＝0.98 である。これらの結果は，A にランダム化された児が B にランダム化された児より良好な反応を示す〔**(b)** における intention－to－treat 解析のように〕のではなく，A と B にランダム化された児の反応率が類似することを示す。したがって，この研究の結論は変化する。これは，おそらく 2 つの要因の組み合わせによる可能性が高い。まず，A にランダム化された児は，B にランダム化された児に比較して，追跡から脱落するか，1 次エンドポイントが評価される以前に死亡するかのいずれかの比率が多い。この群はアウトカムの不良な群である可能性が高いため，その除外はバイアスをもたらす。さらに，1 次エンドポイントが評価された対象では，A にランダム化された対象が，B にランダム化された対象より，治療の変更率が高い。治療の変更がよりよいアウトカムを伴うと考えられるため，これもバイアスをもたらす可能性がある。したがって，per－protocol 解析は，誤った結果を導く。

(d) 参加が適格であった児 682 人のうち，126 人は参加を辞退し，さらに 85 人はランダム化の前に死亡した。したがって，この試験では，適格な児のわずか 2/3 が集められてランダム化されただけである。この結果は，適格性を評価する時点でもっとも重篤な児（短期間の死亡リスクがもっとも高い可能性を示す）には一般化されない。さらに，試験に含まれた児や参加を辞退した児の特性に差が存在する場合，この結果は，試験に含まれた児と特性の類似する児に限って一般化可能である。

S6

(a) この研究内容における検出力 80％は，統計学的有意水準を 5％として，研究者らが排尿機能の回復における 2 つの治療の少なくとも 10％の差を 80％の確率で正しく検出することを意味する。

(b) 第Ⅱ種の過誤率は，100－研究の検出力である（すなわち，20％）。

(c) 第Ⅰ種の過誤を最大に生じる確率は，有意水準に等しい（すなわち，5％）。

(d) 研究の検出力は，臨床的に関連のある差を 15％に増す場合，80％より大きくなる。

(e) 有意水準をさらに厳格にする場合（すなわち，5％でなく 1％），研究の検出力は 80％より小さくなる。

(f) 研究者らは，男性 96 人をそれぞれの群にランダム化する必要があるとしたが，それぞれの群で 33 人しか得られていない場合のデータ解析を行った。したがって，この研究はかなりの検出力不足を示し，統計学的に有意な結果を得なかったことは当然である。著者らの結論を支持するには，治療効果の推定値とその95%信頼区間を示すべきである。

S7

(a) 研究者らは，対応のある t 検定を利用した。代わりに，Wilcoxon 符号順位検定が用いられたかもしれない。硝子体グルタミン酸濃度の左右差が正規分布に従わないため，Wilcoxon 符号順位検定のほうが適切な選択である。差が正規分布に従う場合，差の平均値は，差の中央値におよそ等しい。しかし，これらの値は，それぞれ－0.6744 μmol/L および－0.1000 μmol/L であり，差の分布が左に歪むことを示す。

(b) 対応のある t 検定の帰無仮説 H_0 は，同じアカゲザルにおける左眼（緑内障を伴わない）と右眼（緑内障を伴う）の硝子体グルタミン酸濃度差の平均値が母集団において 0 に等しい，である。

(c) 対応のある t 検定の主な前提は，同じアカゲザルにおける左眼と右眼の差の平均値が正規分布に従うことである。サンプルサイズが十分に大きいことも前提に含まれる。

(d) 左眼と右眼における差の平均値は－0.6744 μmol/L であり，中央値の差の－0.1000 μmol/L より小さく，これらの差が正規分布に従わないことを示唆する（すなわち，これらはおそらく左に歪む）。

(e) 対応のある両側 t 検定は，対立仮説が平均値の差の方向性を示さない検定である。すなわち，対立仮説は，単に平均値の差が 0 に等しくないとするだけである。このことは，帰無仮説が真でない場合，平均値の差が 0 より大きいか，または小さい場合があることを意味する。

(f) $P=0.541$ である。これは，帰無仮説が真である場合に，観察された結果（すなわち，差の平均値－0.6744 μmol/L）またはより極端な値の得られる確率が 54%であることを意味する。

(g) 帰無仮説を棄却するエビデンスは存在しない。すなわち，緑内障を伴う眼と伴わない眼で，硝子体グルタミン酸濃度に有意差は存在しない。

(h) 95%信頼区間は，緑内障を伴う眼と伴わない眼における硝子体グルタミン酸濃度差の真の平均値が，－3.111 ～ 1.762 μmol/L（緑内障を伴わない眼の濃度から緑内障を伴う眼の濃度を差し引く場合）の間にあることは 95%確実であることを意味する。厳密には，サンプリングを繰り返す場合，この値の範囲は 95%の確率で差の平均値の真の値を含む。

(i) この信頼区間は，帰無仮説の下に期待される値である 0 を含むため，帰無仮説を棄却するエビデンスが存在しないことを意味する（$P>0.05$）。

S8

(a) χ^2 検定を用いる場合，表のマス目における期待数の少なくとも 80%が 5 以上であるという前提を必要とする。著者らは，**表 S8. 1** のそれぞれのマス目の絶対数を報告していないが，これらは示された百分率から推定できる。この情報から，表のそれぞれのマス目に期待される数は，そのマス目の辺縁合計を互いに掛け合わせ[*4]，研究全体の総数で除すことで計算される。これらの値を**表 S8. 2** に示す。すべての期待数が 5 より大きいため，χ^2 検定の前提は満たされる。

(b) **表 S8. 2** のデータを利用して，χ^2 値が次のように計算される。

$$
\begin{aligned}
&(12-5.9)^2/5.9+(10-16.1)^2/16.1+\cdots+(24-18.3)^2/18.3\\
&=6.3068+2.3112+\cdots+1.7754\\
&=15.2581
\end{aligned}
$$

（コンピュータパッケージを利用する場合，値を丸めずに，より正確な値 15.332 を示すことに注意）

この χ^2 値は，自由度 3 の χ^2 分布に従う。コンピュータ出力は，この比較に対する P 値 0.002 を示す。

(c) 一体感は順序カテゴリー変数であり，著者らは，傾向に対する χ^2 検定を行うことも可能であった。これは，一体感の順序を考慮するため，より強力な解析法である。あるいは，著者らが一体感の生データを得ていると仮定すれば（そして，単にカテゴリー形式でデータを収集したのでなければ），2 群の値の分布を比較する Wilcoxon 順位和検定を用いることが可能であった。

(d) 回答率が低い場合，バイアスの入り込む可能性が存在する。特に，12 か月の時点で質問票に回答しなかった対象が，回答した対象と何らかの点で異なる場合，バイアスの含まれる懸念がある。この研究では，著者らは，回答者の一般健康ス

表 S8. 2　それぞれのマス目の観察（期待）数
Wolters Kluwer Health の許可を得て転載。

一体感	神経障害性疼痛	非神経障害性疼痛	合計
低	12 (5.9)	10 (16.1)	22
<中	6 (6.1)	17 (16.9)	23
≧中	9 (9.3)	26 (25.7)	35
高	1 (6.7)	24 (18.3)	25
合計	28	77	105

[*4] 訳注：たとえば，**表 S8. 2** における低一体感を示す神経障害性疼痛の期待数は，行合計 28 に列合計 22 を乗じ，総合計 105 で除すことで 5.9（$=28\times22/105$）が得られる。

コアが非回答者より高い傾向を認めている。研究期間の間に一般健康スコアの低下した対象が，低下していない対象より質問票に回答する可能性が低いとすれば，自己報告による一般健康スコアの中央値に変化がないとする結果は誤っており（生活の質が変化しないか，改善したサンプルによる一部のサブグループに基づくため），脱落バイアスの原因となる。バイアスの大きさの少なくとも一部は，質問票に回答しなかった対象の比率に関連するため，著者らは，可能性のあるバイアスを減らすためにこの数を最小限とする必要がある。

(e) それぞれの対象が3か月と12か月における一般健康を評価するため，著者らは，関心のある変数としての自己報告による一般健康スコアの3か月から12か月への変化を考慮すべきである。次に，2群におけるこれらの「変化」を，Wilcoxon順位和検定や対応のないt検定などの独立したサンプルの検定を利用して，比較することが可能である。自己報告による一般健康スコアの変化は数値測定であるが，正規分布に従う可能性が低いため（最初の測定が0〜10までの整数値に限られる），Wilcoxon順位和検定またはMann－Whitney U検定がもっとも適切である。このアプローチは，2つの時点のそれぞれで2群の一般健康スコアの中央値を比較するのに好ましく，この後者の解析がデータの非独立性を無視するためである。自己報告による一般健康スコアの変化が，およそ正規分布に従う場合（おそらく，何らかの変換後），代わりのアプローチとして，著者らは，3か月の値を共変量とした共分散分析（ANCOVA）や重回帰を利用して，12か月のスコアを比較することができる。

S9

(a) 早期機能負荷群と通常機能負荷群におけるBIC率（%として示す）の平均値（中央値）は，それぞれ70.3（75.5）と82.3（84.5）である。早期機能負荷群におけるBIC率の中央値が平均値より大きいため，この分布は左に歪むことが示唆される。通常機能負荷群におけるBIC率の中央値は平均値よりわずかに大きく，この分布は左に歪む可能性が示唆される。

(b) **図S9.1**は，2群の観察分布を示す箱プロットである。BIC率の分布は，それぞれの群で左に歪む。BIC率の中央値は通常機能負荷群に大きく，BIC率の値の広がりは早期機能負荷群に大きい。

(c) データが正規分布に従わず，サンプルサイズが大きくなく，観察の広がりが2群で類似していないため，Wilcoxon順位和検定（Mann－Whitney U検定と等価）などのノンパラメトリック検定が対応のないt検定より好ましい。この帰無仮説は，母集団における早期機能負荷と通常機能負荷のBIC率は同一の分布を示す，である。

(d) このノンパラメトリック検定は$P=0.283$を示す（**注意**：この計算を用手的に行

う場合，早期機能負荷群における順位和は 98 であり，この値は Wilcoxon 順位和検定の数表（$\alpha=0.05$）におけるサンプルサイズ 10 と 12 に対応する 84 と 146 の中間に存在するため，$P>0.05$ である。したがって，BIC 率の分布が同一であるとする帰無仮説を棄却するエビデンスは存在しない。しかし，サンプルサイズが小さく，検出力が低いために有意差が得られなかった可能性に注意すべきである。

(e) 口蓋インプラントが早期機能負荷と通常機能負荷にランダム化されなかったため，交絡バイアスが存在しうる。BIC 率に影響しうる要因が 2 群で均等に分布していなければ，交絡バイアスが存在しうる。

(f) BIC の中央値（95％信頼区間）や最小値，最大値，25 および 75 パーセンタイル値，4 分位範囲の推定（すべて％として表示）を**表 S9. 1** に示す。

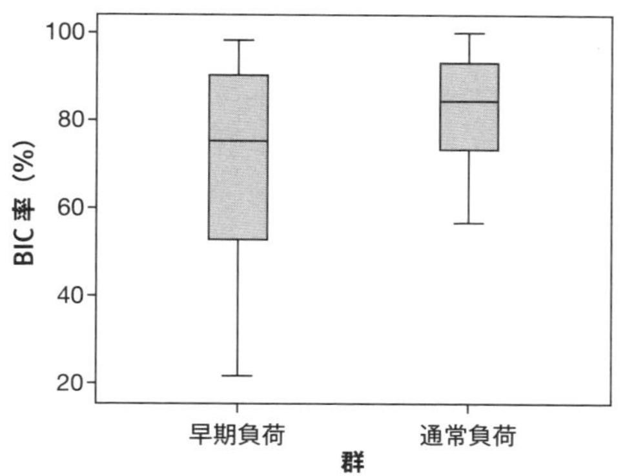

図 S9. 1　早期機能負荷群と通常機能負荷群における BIC 率の分布を示す箱プロット

表 S9. 1　％表示による BIC の要約統計

John Wiley & Sons の許可を得て転載。

	中央値	中央値に対する 95％信頼区間（CI）	最小値と最大値	25 および 75 パーセンタイル値*	4 分位範囲*
早期機能負荷	75.5	47，93	22，98	51.5，90.8	39.3
通常機能負荷	84.5	72，95	57，100	70.8，94.0	23.2

* 25 および 75 パーセンタイル値，4 分位範囲は，計算方法によって異なる場合がある。

S10

(a) 1 元配置分散分析（ANOVA）の帰無仮説は，母集団における剪断接着力（SBS）の平均値がすべての群で等しい，である。

(b) ANOVA は，データがそれぞれの群でおよそ正規分布に従い，等分散を示すことを前提とする。データの箱プロット（**図 S10. 1**）は，それぞれの群でデータがおよそ正規分布に従うことを示す。しかし，分散を比較する Levene 検定は $P<0.001$ を示し，母集団における分散が必ずしも等しくないことを明らかにする。したがって，群の比較には，Kruskal－Wallis 検定を行うことが好ましい。これは，分布に関する前提を必要とせず，母集団における SBS 値の分布がそれぞれの群で同一であるとする帰無仮説を検定する。

(c) ANOVA 表における $P<0.001$ は，少なくとも 1 つの群が，他の 1 つの群と有意に異なる SBS の平均値を有することを示す。

(d) 群のそれぞれのペアを比較するために，Scheffé 検定のような *post－hoc* 比較検定を行うことが慣習となっている。これは，*post－hoc* 比較検定が，複数回の比較によって生じる見かけの有意な結果を避け，それぞれの検定の P 値を調整するためである。検定を複数行うほど，2 つの結果が異なる可能性は高くなる。

(e) Scheffé 検定は，コカ・コーラ（陽性コントロール）とローズヒップ茶が，他のすべての茶や蒸留水（陰性コントロール）より有意に低い平均 SBS 値を有することを示す（$P<0.001$）。ローズヒップ茶とコカ・コーラ間（$P=0.215$）や他の茶の群間（紅茶，ミント・マテ茶，ミント・レモン茶），これら他の茶と蒸留水間には有

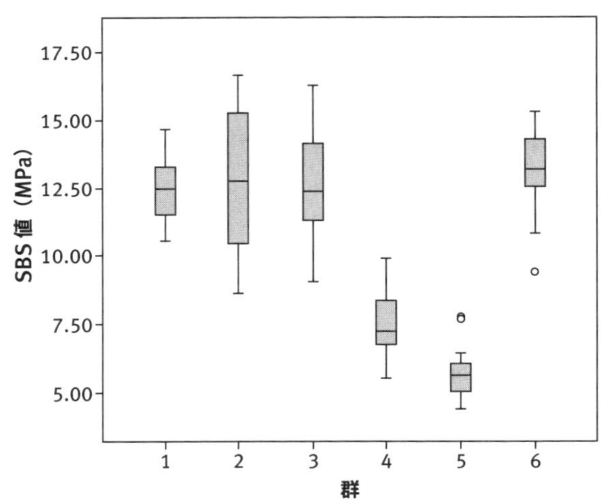

図 S10. 1　6 群における SBS 値の分布を示す箱プロット

意な差が存在しない（これら他のすべての茶の群比較，$P>0.920$）。$P=0.215$ を示すコカ・コーラとローズヒップ茶の比較を除いて，調整済み P 値のすべてが非常に極端（すなわち，0 に近いか 1 に近い）であることは興味深い。複数回の検定に対する調整が P 値を増大させる効果を有するため，複数回の検定に対する調整を伴わない対応のない t 検定を行ったとしても，結論は同様である。

(f) コカ・コーラとローズヒップ茶が，他のすべての茶や陰性コントロール群より有意に低い剪断接着応力をそれぞれ示すため（$P<0.001$），これらがそれぞれブラケット–エナメルの接着破損の原因であると結論づけることは妥当である。

S11

(a) 結果の分割表を**表 S11.1** に示す。

(b) 30 日死亡は，血管内修復術（EVAR）と開腹術とで，それぞれ 22/99＝0.222（22.2％）および 123/328＝0.375（37.5％）である。

(c) 2 群の 30 日死亡を比較するには，χ^2 検定を用いるべきである。この帰無仮説は，母集団における EVAR と開腹術とで，30 日以内に死亡する比率または百分率は等しい，である。

(d) この検定の前提は，表の 4 つのマス目のそれぞれにおける期待数が 5 より小さくないことである。4 つの期待数が，33.6 と 111.4（それぞれ，EVAR と開腹術での死亡），および 65.4 と 216.6（それぞれ，EVAR と開腹術での生存）であるため，この前提は満たされる。これらは，相応する行の辺縁合計に相応する列の辺縁合計を乗じ，427 で除すことで得られる。たとえば，33.6＝145×99/427 である。

(e) χ^2 検定統計量は 7.25 である（連続補正を含む）。自由度 1 の χ^2 分布に従えば，$P=0.007$ である。

(f) 30 日死亡が EVAR と開腹術とで同一であるとする帰無仮説を棄却するエビデンスが存在する。30 日死亡は，EVAR のほうが有意に低い。しかし，この観察研究では，外科医の好みが治療法を決定したため，選択バイアスが生じうることを認識すべきである。また，ランダム化が行われていないため，結論に影響する交

表 S11.1　30 日アウトカムと開腹による破裂腹部大動脈瘤修復術（rAAA）および血管内修復術（EVAR）の関連を示す分割表

Elsevier の許可を得て転載。

	EVAR	開腹術	合計
死亡	22	123	145
生存	77	205	282
合計	99	328	427

絡因子が存在する可能性を伴い，単純なχ^2検定では，これらの交絡因子に対する調整は行われない。

(g) 示されるべき追加情報は，30日死亡率の差とその信頼区間である。観察された百分率の差は37.5 − 22.2% = 15.3%である。この差の95%信頼区間は，次に示すように，[5.6，25.0] %である。

$$15.3 \pm 1.96\sqrt{\frac{22.2(77.8)}{99}+\frac{37.5(62.5)}{328}}=15.3\pm 9.72=[5.6,\ 25.0]$$

S12

(a) 著者らは，記述に対し同意または積極的に同意する医師の比率と調査年に関連があるか否かを調べたいと望んだ。両変数ともカテゴリー変数であるため，彼らは，この評価にχ^2検定を利用した。暦年が順序カテゴリー変数であるため，著者らは，傾向に対するχ^2検定を用いることで解析を強固なものとすることが可能である。

傾向に対するχ^2検定を行うため，著者らはまず，記述に同意または積極的に同意した（または同意しなかった）観察数を計算した（**表 S12. 3**）。

したがって，傾向に対するχ^2検定は次のように計算される（3つの暦年に対する重みを1，2，3とする）。

$$\frac{\left(\begin{array}{l}((1\times 1111)+(2\times 1382)+(3\times 1195))\\ -\left(3688\times\left(\dfrac{1\times 3062}{7843}+\dfrac{3\times 2036}{7843}\right)\right)\end{array}\right)^2}{\dfrac{3688}{7843}\times\left(1-\dfrac{3688}{7843}\right)\times\left(\begin{array}{l}(3062\times 1^2)+(2745\times 2^2)+(2036\times 3^2)\\ -7843\times\left(\dfrac{1\times 3062}{7843}+\dfrac{2\times 2745}{7843}+\dfrac{3\times 2036}{7843}\right)^2\end{array}\right)}$$

$$=\frac{((1111+2764+3585)-3688\times(0.3904+0.6999+0.7788))^2}{(0.4702\times 0.52977\times(32366-7843\times 1.86918^2))}$$

$$=\frac{(7460-6893.57)^2}{0.4702\times 0.52977\times 4963.78}$$

$$=\frac{320839.86}{1236.47}$$

$$=259.48$$

この検定統計量は自由度1のχ^2分布に従う。この検定統計量をχ^2分布表に当てはめれば，P値<0.001である。

(b) 女性医師は男性医師より多く回答する可能性が高いが，これは，女性医師と男性医師の相対的な比率が時間とともに変化し，医師の性別と質問に対する回答傾向に関連がある場合に限って，時間的傾向の評価にバイアスをもたらす。著者らは，

表 S12.3 記述に同意または積極的に同意した(または同意しなかった)医師の観察数

調査年	同意または積極的に同意	非同意または積極的に非同意
	観察数	観察数
2000/2001	1,111	1,951
2003	1,382	1,363
2005	1,195	841

回答者における女性医師の比率が時間とともに変化したか否か公式に検定し(すなわち，χ^2 検定を利用して)，女性医師が記述に対して同意するかまたは積極的に同意する可能性を多少とも示すか否か検定することで，このバイアスを調べることが可能である。さらに，多変量解析を用いることで(ロジスティック回帰分析が適切である)，著者らは，性別を回帰モデルの共変量に加える場合に，暦年と記述に対してポジティブな回答を示した比率との関連を調べることが可能である。

(c) 時間的傾向が2群のメディカル・スクールで異なるか否か公式に検定するため，著者らは，記述に対するポジティブな回答をアウトカム変数としたロジスティック回帰モデルに交互作用項を加えることが可能である。交互作用項は，スクールの種類(すなわち，1999～2002年にカリキュラムを変更したスクールと2002～2004年に変更したスクール)を決めるダミー変数を作成し，これに暦年変数(連続共変量と考える)を乗じることで得られる。統計学的に有意な交互作用項は，時間的傾向が2種類のスクールで異なることを示す。

(d) メディカル・スクールがカリキュラムを変更した暦年に対してランダム化されていないため，異なるスクールに在籍する医学生の差や早期にカリキュラムを変更したスクールと遅れて変更したスクールの教育における別の差が存在しうる。これらの差は，異なる要因が業務に対する準備状況の自覚にも関連する場合，交絡の原因となりうる(たとえば，ある学生は，カリキュラムの見直しについて先行していると思われるメディカル・スクールへの在籍を選択する。このような学生は，在籍するメディカル・スクールにかかわらず，業務への準備ができていると感じる可能性が高い)。これらの懸念を緩和するには，可能ならば，早期にカリキュラムを変更したスクールと遅れて変更したスクールに在籍する学生の特徴を比較することが推奨される。同様に，著者らは，2群のメディカル・スクールにおける教育アプローチに関連する要因の比較を試みるべきである。

S13

(a) 回帰直線の切片は−29.14 kg である。これは，児の上腕周囲長（MAC）が 0 である場合，体重が−29.14 kg であることを示すが，体重が負の値を示すことはなく，したがって無意味である。この無意味な結果は，回帰直線を導くために利用されたサンプルで，児が示した MAC 値の範囲を超えて回帰直線を利用してはならないことに由来する。児の MAC が 0 であることはなく，したがって，式から MAC 0 に対応する体重を推定してはならない。

(b) 推定された回帰直線の傾きは，MAC 1 cm に対して 2.94 kg である。これは，MAC が 1 cm 増えるごとに児の体重が平均して 2.94 kg 増すことを示す。

(c) Pearson 相関係数の 95%信頼区間は[0.90，0.93]であった。これは，大ざっぱには，真の相関係数がこれらの限界上または限界内に存在することが 95%確実であることを意味すると解釈される（より正確には，この測定を数多く繰り返す場合，真の相関係数は，そのうちの 95%でこれらの限界内に存在する）。

(d) 回帰直線の傾きは 0 と有意に異なる（$P<0.05$）。これは，0 が相関係数に対する 95%信頼区間（すなわち，[0.90，0.93]）の限界外に存在し，したがって，相関係数が 0 と有意に異なる（$P<0.05$）ことから示される。相関係数が 0 と有意に異なる場合，相関係数と傾きの数学的関係に基づいて，直線の傾きも 0 と有意に異なる（同一の P 値を示す）。

(e) 回帰直線はデータによく適合する。これは，相関係数の平方が $0.91 \times 0.91 = 0.83$ であることから明らかである。したがって，児の体重における変動の 83%は，MAC との線形関係から説明され，残る 17%は説明されない（ランダムな）変動である。

S14

(a) 重回帰の一般原則は，サンプルの対象数がモデルの説明変数（共変量）の少なくとも 10 倍ほど多く必要とされることである。睡眠時無呼吸を伴う対象が 96 人であるため，モデルにおける 9 つ以上の共変量は合理的でない。したがって，6 つの共変量は容認される数である。

(b) 唯一有意な係数は性別と上気道長（UAL）であった（両者とも $P<0.05$）。したがって，重回帰モデルから，年齢や性別，BMI，舌骨下顎垂直距離（HMP），軟口蓋長の効果を調整した後，上気道長が呼吸障害指数（RDI）の有意な予測因子であると結論づけることができる。さらに，モデルにおける他の共変量の効果を調整した後，性別は RDI の有意な予測因子である。

(c) UAL に対する推定偏回帰係数は，時間および mm あたり 3.5 事象である。これは，モデルにおける他の説明変数を調整した後，関連する気道長が 1 mm 増大するごとに，RDI が時間あたり平均 3.5 事象増すことを示唆する。

(d) 性別に対する推定偏回帰係数は，時間あたり − 21.1 事象である。**表 S14. 1** は基準カテゴリーが「男性」であることを示す。したがって，このモデルは，モデルにおける他の共変量を調整した後，女性の平均 RDI が男性より時間あたり平均 21.1 事象少ないことを示す。

(e) 偏回帰係数の信頼区間を示すことは，モデルの内容を十分に理解すべき場合に有用である。

(f) R^2 が 0.6 であることは，RDI における変動の 60%がこのモデルで説明できることを示す。しかし，この未調整 R^2 はモデルにおける説明変数の数を考慮していない。重回帰モデルでは，調整 R^2 のほうがより適切である。

(g) このモデルの前提は，それぞれの場合における残差と RDI の予測値を求めることでもっとも容易にチェックされる。この前提は，それぞれの共変量と RDI の間に線形関係が存在し（それぞれの共変量に対して残差をプロットする場合，点のランダムなバラツキが観察されるはずである），残差が平均値 0 の正規分布に従い（残差のヒストグラムは，0 を中心とする正規分布に従うはずである），残差がすべての適合値に対して同一の変動を示し（予測値に対してプロットされた残差の散布図は，漏斗効果や円錐効果を示してはならない），そして，結果が独立なことである（それぞれの場合で 1 つの結果しか存在しないため，この前提が満たされる）。正規性と等分散の前提が疑わしい場合，P 値と係数の推定標準誤差に影響が及ぶ。線形性の前提に対する違反はさらに深刻であり，線形性を欠くことはモデルから導かれる結論を無意味にする。同様に，独立性を欠くことは重要であり，標準誤差の過小評価や狭すぎる信頼区間，低すぎる P 値をもたらし，第 I 種の過誤率を増大させる。

S15

(a) 年齢に対する推定オッズ比は，モデルにおける他の共変量を調整した後，年齢が 1 歳増すごとに，少なくともステージⅢの慢性腎疾患（CKD）に進むオッズが 5%増大することを示す。

(b) 性別に対する推定オッズ比は，モデルにおける他の共変量を調整した後，男性より女性のほうが，少なくともステージⅢの CKD に進むオッズが 79%大きいことを示す。

(c) 術前の eGFR に対する推定オッズ比は，モデルにおける他の共変量を調整した後，術前 eGFR が 1 mL/分/1.73 m^2 増すごとに，少なくともステージⅢの CKD に進むオッズが 5%減少することを示す。

(d) 高齢者や女性，より大きい腫瘍サイズ，腎動静脈遮断，術前 eGFR の低値は，新たに発症するステージⅢ以上の CKD と独立に関連する。

(e) いずれの要因に対してもオッズ比の P 値が示されていない場合，オッズ比に対する 95%信頼区間が 1 を含むか否か決定することで，その要因が少なくともステージⅢの CKD に進むことに有意な影響を示すか否か評価できる。信頼区間の外に 1 が存在する場合，この因子は，少なくともステージⅢの CKD に進むことに有意な影響を示す ($P<0.05$)。

(f) これらの状況にロジスティック回帰分析を利用することは，これらの患者における追跡期間が一定でないために批判を受ける。患者の追跡期間は，術後 3 ～ 18 か月の間である。少なくともステージⅢの CKD に進むことに対するこれら要因の独立した影響を評価する代わりのデータ解析手段は，Cox 比例ハザード回帰分析または Poisson 回帰分析である。事実，著者らは，データ解析に Cox 回帰分析とロジスティック回帰分析の両者を利用した。Cox 生存分析は，統計学的有意性を示さなかった血管遮断 ($P>0.05$) を除いて，ロジスティック回帰分析と同様に有意な予測因子を示した。

S16

(a) 未調整の解析では，最初の骨折率 (すべて) が，もっとも低いカルシウム 5 分位 (1,000 人–年あたり 17.2) から 2 番目の 5 分位 (14.7) まで実質的な低下を示し，この後は，累積カルシウム摂取量にかかわりなく比較的一定のままである (3 ～ 5 番目の 5 分位のそれぞれで，14.0，14.1，14.0)。同様な骨折率のパターンが最初の股関節骨折に対して認められる (1 ～ 5 番目の 5 分位のそれぞれで，4.6，3.5，3.1，3.4，3.5)。骨折 (特に股関節骨折) が一般に高齢者に多く，研究に含まれた平均年齢が最初の 5 分位でもっとも高いため (最初の 5 分位で 54.4 歳，続く 5 分位では 53.8，53.5，53.3，53.6 歳)，最初の 5 分位における相対ハザード (3 番目に対する) は，年齢差を調整した後に減少することが予想される。

(b) 異なる 5 分位における未調整相対率は，1 番目の 5 分位 1.23 (=17.2/14.0)，2 番目の 5 分位 1.05 (=14.7/14.0)，4 番目の 5 分位 1.01 (=14.1/14.0)，5 番目の 5 分位 1.00 (=14.0/14.0)，である。これらの値は，**表 S16. 1** に示された年齢調整済みハザード比 (HR) (1 ～ 5 番目の 5 分位で，それぞれ 1.25，1.06，1.0，1.00，1.00) と実質的に異ならない。特に，最初の 5 分位における女性の平均年齢が高いにもかかわらず，未調整 (1.23) および年齢調整済み (1.25) の最初の 5 分位の推定相対ハザードは極めて類似する。これは，3 番目の 5 分位に対する最初の 5 分位のハザードが異なる年齢を調整した後に減少するという **(a)** に示した結論に反するが，この推定値の類似性は最初と 2 番目の 5 分位における平均年齢の差が非常に小さい (<1 歳) 事実を反映している可能性がある。

(c) この結果は，最初の 5 分位から 3 番目の 5 分位にかけて平均累積カルシウム摂取量が増すとともに，最初の骨折率 (すべて) が低下することを示唆するが (すなわち，未調整相対率は，それぞれ 1.23，1.05，1.01 である），この範囲を超える場合の骨折率変化はわずかである（4 番目と 5 番目の 5 分位で，それぞれ 1.01, 1.00）。このパターンは，平均累積カルシウム摂取量と骨折リスクの間の線形関係に一致しない（線形関係である場合，4 番目と 5 番目の 5 分位における推定相対率が，両者とも 1 より低いことが予想される）。同様なパターンは，最初の骨折（すべて）に対する年齢調整済み HR やすべての調整を加えた HR を考慮する場合に観察される。

(d) 異なる 5 分位における未調整の股関節骨折相対率（3 番目の 5 分位に対する）は，1 番目の 5 分位：1.48（=4.6/3.1），2 番目の 5 分位：1.13（=3.5/3.1），4 番目の 5 分位：1.10（=3.4/3.1），5 番目の 5 分位：1.13（=3.5/3.1）である。最初の骨折（すべて）では，これらは，**表 S16. 1** に報告された推定年齢調整済み HR（それぞれ，1.51，1.13，1.07，1.12）と実質的に異ならず，累積カルシウム摂取量との線形関係を示さない（カルシウムの 5 分位が高いほど，リスクが増すように思われるため）。

(e) カルシウム摂取量が 300 mg 多い場合のすべての最初の骨折に対するハザード比 0.94 は，平均累積カルシウム摂取量が 300 mg 増すごとに，すべての最初の骨折のハザードが 6% 減少することを示す。この推定値に対する 95% 信頼区間 [0.92, 0.96] が 1 を含まないため，累積カルシウム摂取量と最初の骨折リスクに関連がないとする仮説に対する公式の検定は，P 値 <0.05 を示す。Cox 回帰モデルでは，累積カルシウム摂取量と骨折リスクの関連が対数線形であると仮定されるため，著者らは，HR の対数を計算する必要がある〔すなわち，$\ln(0.94) = -0.06188$〕。次に，この関連を 300 mg の増分でなく 200 mg の増分を反映するようにスケールし直すことが可能で（すなわち，$-0.06188 \times 200/300 = -0.04125$），さらに，$-0.04125$ の逆対数から推定値（=0.96）が得られる。同じアプローチに従うことで，著者らは，信頼区間の推定値 [0.95，0.97] から，スケールし直した値 [0.97, 0.98] を得ることができる。

S17

(a) **表 S17. 2** に示すように，飛越の種類が標準，マークⅡ，マークⅢに対する 100 騎乗あたりの落馬率は，それぞれ 10.6（=133/1,253×100），8.5（=12/141×100），5.9（=80/1,366×100）であり，レース距離が＜3,500 m，3,500 ～ 3,999 m，＞4,000 m に対する 100 騎乗あたりの落馬率は，それぞれ 8.0（=150/1,881×100），6.7（=40/594×100），12.3（=35/285×100）である。

(b) マークⅡの飛越に対する未調整の頻度率比（IRR）（標準飛越に比較した）は，8.5/10.6=0.80 と計算される。残りの IRR は，**表 S17. 2** に示すように，同様に計算される。

表 S17.2　飛越の種類とレース距離に対する落馬数，騎乗数，落馬率，頻度率比(IRR)
Elsevier の許可を得て転載。

	落馬	騎乗	落馬率(100 騎乗あたり)	IRR の計算
飛越の種類				
標準	133	1,253	(133/1,253)×100=10.6	10.6/10.6=1.00
マークⅡ	12	141	(12/141)×100=8.5	8.5/10.6=0.80
マークⅢ	80	1,366	(80/1,366)×100=5.9	5.9/10.6=0.55
レース距離(m)				
<3,500	150	1,881	(150/1,881)×100=8.0	8.0/8.0=1.00
3,500～3,999	40	594	(40/594)×100=6.7	6.7/8.0=0.84
>4,000	35	285	(35/285)×100=12.3	12.3/8.0=1.54

(c) **表 S17.1** の未調整 IRR とその 95%信頼区間に基づいて(信頼区間が 1 を含まない場合に有意な効果が得られることに注意，$P<0.05$)，著者らは，飛越の種類が進むに従って落馬率が低下し，標準飛越を含むレースに比べて，マークⅢ飛越を含むレースでは，落馬率が 45%と有意な低下を示すことを認めた(IRR＝0.55，95%信頼区間[0.42，0.72])。マークⅡ飛越の IRR は 1 より有意には低くないが(IRR＝0.80，95%信頼区間[0.46，1.41])，標準飛越のレースに比べて，この種のレースでは落馬率の低下傾向を示すエビデンスが存在する。レース距離に対する未調整 IRR では，レース距離<3,500 と 3,500～3,999 m とで有意な落馬率の差を認めないが(IRR＝0.84，95%信頼区間[0.60，1.18])，レース距離>4,000 m では<3,500 m の場合より落馬率が 54%高いことを示す(IRR＝1.54，95%信頼区間[1.08，2.19])。この推定 IRR の 95%信頼区間が 1 を含まないため，公式の有意性検定は $P<0.05$ を示す。

(d) このモデルにおける他の要因の調整は，飛越の種類に対する推定 IRR にわずかな影響しか与えず，飛越の種類に関する結論は変化しない(マークⅡに対する調整済み IRR は 0.80 でなく 0.74 を示し，95%信頼区間は同様に 1 を含み，マークⅢでは，0.55 でなく 0.51 を示し，95%信頼区間は同様に 1 を含まない)。モデルにおける他の要因を調整後，レース距離 3,500～3,999 m(<3,500 m に比較して)と落馬率との関連に対する IRR は減少(0.84 から 0.76)するが，この 95%信頼区間は同様に 1 を含む。しかし，レース距離>4,000 m と落馬率の関連に対する IRR は，1.54(95%CI [1.08，2.19])から 1.17(95%CI [0.87，1.58])にかなり低下する。この推定値の 95%信頼区間は今度は 1 を含むため，落馬率がレース距離に関連しないとする仮説に対する公式検定は，P 値>0.05 を示す。このことは，レース距離と落馬率の関連が実際の結果である可能性は低く，未調整の解析における見かけ上の関連が交絡により説明されることを示す。

(e) 著者らは，出馬数と落馬率の関連が，過去の出走数に依存して変化すると考えた。このため，彼らは回帰モデルで2つの変数を統合し，このことが実際に当てはまるか否かを示すための探索的データを作成した。調整済みIRRの推定値は，一般に，過去の出走数にかかわりなく，出馬数が多いほど落馬率が高いことを示すようであった。しかし，過去の出走数が<5の場合の出馬数>12に対するIRR(=4.51)は，過去の出走数が5～9の場合(3.19)や>10(3.00)の場合よりいくらか高い傾向を示す。これらの値が有意に異なるか否かをこのモデルから示すことはできない(95%信頼区間は，それぞれ[2.17, 9.34]，[1.69, 6.02]，[1.62, 5.53]と大きく重なり合うため，過去の出走数にかかわりなく，この関連は同一である可能性がある)。したがって，落馬率に対する競馬場の大きさの影響は過去の出走数に関連しないとする仮説を公式に検定するには，著者らは，2つの共変量間の交互作用項を回帰モデルに含めるべきである。有意な交互作用は，この仮説が棄却可能であることを示す。

S18

(a) 年齢や性別，遺伝性症候群，手術リスクカテゴリーに対する調整後，非ラテンアメリカ系黒人や他の非ラテンアメリカ系，ラテンアメリカ系の児は，それぞれ，死亡する可能性が非ラテンアメリカ系白人より32%，41%，21%高かった。表に示したP値はすべて<0.05であり，3つの関連すべてが統計学的に有意で，この結果が偶然による可能性の低いことを示す。したがって，死亡率の人種差には，強固なエビデンスが存在する。

(b) 著者らが，非ラテンアメリカ系白人の代わりにラテンアメリカ系を基準群に選んだ場合，非ラテンアメリカ系白人の推定リスク比(RR)は<1を示し，これは，ラテンアメリカ系の死亡率が非ラテンアメリカ系白人より高い事実を反映する。この新たなRRに対するおよその推定値は，1.00(非ラテンアメリカ系白人のRR)を1.21(ラテンアメリカ系のRR)で除すことで0.83が得られる。非ラテンアメリカ系黒人や他の非ラテンアメリカ系のRRは，この場合も1より大きいが，以前より低い値を示す(非ラテンアメリカ系黒人：1.32/1.21=1.09，他のラテンアメリカ系：1.41/1.21=1.17)。

(c) 異なる人種や民族における死亡の差が，ケアに対するアクセスの差から十分に説明される場合，著者らは，2つの追加変数に対する調整後，推定RRがすべて1に減少する(すなわち，何の影響も存在しない)ことを見いだす。事実，推定RRは大きく減少せず(増大する場合もある)，これは，死亡の差がケアに対するアクセスの差によって説明できるとする著者らの仮説を支持しない。

(d) 十分に調整したモデルに用いられるアプローチが妥当であるためには，著者らは，ケアに対するアクセスに関連する2つの変数（保険の種類と手術施設）がケアに対するアクセスの完璧な代理指標であると仮定しなければならない。この指標が完璧な代理でない場合，民族群と死亡には，2つの変数を調整した後であっても，残差的な関連が存在しうる。実際，保険の種類や手術施設が，ケアに対するアクセスの完璧な代理である可能性は低い。

(e) 児のいく人かは複数の手術を受けたため，このデータへの登録を独立なものとして扱うことができない。著者らが，いく人かの児の反復測定を考慮する方法を用いない場合，関心のある推定値の標準誤差は過小評価され，信頼区間は狭すぎ，P 値は小さすぎるため，有意な結果を導く可能性が高まる。

S19

(a) 測定誤差はランダムまたは系統的である。系統誤差またはバイアスは，観察値が真の値の上（または下）に存在しがちなことを示す。ランダム誤差または変動は通常，説明されない原因により，観察値が真の値の上下に均等に分布する場合に生じる。したがって，ランダム誤差はバイアスを伴う結論をもたらさず，この研究内容においては，出生体重（BW）と後年の収縮期血圧（SBP）の関連を見いだす要因とならない。

(b) 公表バイアスは，ポジティブまたはトピック的な結果に限って出版する傾向がある場合に生じる。Huxleyの研究では，回帰係数を報告していない58件の研究論文が言及されているが，統計学的解析と結論は回帰係数を報告した55件の研究論文に基づく。したがって，回帰係数を示していない58件の報告を，解析に関して「未発表」とみなすことは妥当である。公表バイアスは，しばしば小規模研究の結果が解析に含まれない場合に生じ，小規模研究は検出力不足のために有意な結果を生じる可能性が低い。事実，著者らは，大規模研究におけるより弱い関連傾向を認めており，これは，小規模研究の結果がより極端な場合に限って報告される可能性が高いことと一致する。したがって，公表バイアスが結果に影響しうることが示唆される。さらに，回帰係数を報告せず，関連の全体的な評価に含まれなかった58件の研究のうち，23件ではSBPとBWの関連を観察しなかったが，回帰係数を報告した55件の研究のうち，52件では，低いSBPが高いBWに伴うと報告していることに注意すべきである。このことは，公表バイアスの存在を強く疑わせる。

(c) 測定誤差は通常，不正確な測定器具によって系統誤差がもたらされる場合に生じるとして定義される。しかし，ランダムな測定誤差は，測定が真の値の周囲に予期しない形で変動する場合にも生じ，不正確な測定器具や真の生物学的変動，またはその両者を原因とする。ランダムな測定誤差によるバイアスは，誤差が曝露変数（BW）またはアウトカム変数（SBP）であるか否かによって異なる。BWにおけるランダムな測定誤差は，回帰係数の推定値を過小評価する方向に偏らせ，「回帰希釈 regression dilution」または「減弱バイアス attenuation bias」と呼ばれる。この研究では，BW 値の大部分が出生記録から得られているが，いくつかは親の記憶や自己報告（サンプルでは出生記録との比較から検証されている）を含み，大きい誤差を伴う場合がある。これは，回帰希釈バイアスをもたらしうる。対照的に，SBP の評価における誤差が，関連に実質的な過小評価をもたらすとは予想されない。これは，特定の BW に対するどのような系統誤差も平均 SBP に一定量を付加するだけで，ランダム誤差が平均 SBP に影響することはなく，したがって，回帰係数は影響を受けないためである。

(d) 交絡は，可能性のある危険因子と疾患アウトカムの間に誤った関連を見いだす場合や，交絡変数の調整に失敗したために真の関連を見逃す場合に生じる。交絡変数は，アウトカム変数（この場合，SBP）と 1 つ以上の曝露変数の両者に関連する曝露変数（この場合，BW）である。1996 年の研究では交絡が問題であった可能性がある。著者らは，とりわけ，性別や親の血圧，親の社会経済状態が可能性のある交絡因子であることを示唆している。たとえば，食事や身体活動のような健康に関連した行動に結びつく社会経済状態は，社会状況や健康行動の世代間連続性を通じて，児の BW や SBP と相関する可能性がある。社会経済状態や他の交絡因子の調整に失敗することは，BW と後年の SBP の関連を誇張してしまう可能性がある。

(e) 2002 年の論文の著者らは，児の現在の体重に関する不適切な調整に関心を示した。いくつかの研究は，現在の体重を交絡因子として扱い，解析でその調整を行っている。これらの推定回帰は，与えられた現在の体重における BW と SBP の関連を示す。BW は後年の体重と正に相関し，現在の体重は現在の SBP と正の相関を示す。したがって，現在の体重に対する調整は，BW と現在の SBP に相関がないとしても，誤った逆相関を示しうる。現在の体重は因果経路の途中に存在する中間変数であり，交絡因子として扱うべきではない。

S20

(a) それぞれの児が複数の時点で調査され，著者らはそれぞれの児の反復測定を解析に含めることを望んだため，データの階層構造を考慮した混合効果回帰モデルを選択した。代わりに，著者らがデータ全体に単回帰分析を行う場合，データにおける測定は独立なものでなく，単回帰の前提である独立性に反する。結果として，関心のある推定値の標準誤差は過小評価され，得られる P 値は小さすぎ，過度に有意な結果を得る可能性が高まる。混合効果モデルでは，それぞれの児に対する年次評価はレベル 1 単位，それぞれの児はレベル 2 単位とみなされる。

(b) 単変量モデルから，児の毎日の睡眠時間が 1 時間増すごとに，BMI が平均的に

0.38 kg/m^2 減少することが見いだされる。この推定値に対する 95%信頼区間 [−0.70, −0.07] kg/m^2 は，値 0 を含まず，この関連の公式な有意性検定を行う場合，結果としての P 値は<0.05 である(すなわち，統計学的に有意な関連)。

(c) 年齢と性別の調整は，モデルの睡眠係数にほとんど影響を与えず，これは調整後に −0.38 から −0.37 kg/m^2 に変化し，年齢も性別も強い交絡因子ではないことを示す(しかし，年齢に対する信頼区間が 0 を含まないため，年齢が増すことは高い BMI と有意に関連する)。しかし，母親の教育や BMI，収入，民族，出生体重，妊娠中の母親の喫煙状態の調整後，睡眠の効果は，実質的に −0.24 kg/m^2 まで減少する。さらに，これら共変量のすべての調整後，睡眠の推定値に対する 95%信頼区間は 0 を含み(すなわち，[−0.55, 0.10] kg/m^2)，この推定値がもはや有意に 0 とは異ならないことを示す(すなわち，BMI との残差関連が偶然の結果である可能性を除外できない)。信頼区間が 0 を含まない係数を示す他の唯一の共変量は，マオリ民族と妊娠中の母親の喫煙状態である。したがって，これらは，児の BMI にもっとも強く関連する 2 要因であり，睡眠時間と BMI の外見的な関連にもっとも交絡する 2 要因の可能性がある。ライフスタイル要因(すなわち，身体活動やテレビ視聴，さまざまな食物の摂取)の調整は，調整済み推定値をさらに低下させず(−0.24 でなく，−0.25 kg/m^2)，これらの要因のいずれもが睡眠時間に強く交絡しないことを示す。

(d) 完全な多変量モデルにおける調整済み推定値 −0.25 kg/m^2 は，児の 1 日に得る睡眠時間が 1 時間長くなるほど，児の BMI が 0.25 kg/m^2 減少することを示す。しかし，95%信頼区間 [−0.56, 0.06] kg/m^2 が 0 を含むことは P>0.05 を意味するため，これが偶然の結果である可能性を除外できず，したがって，睡眠時間と児の BMI に真の関連が存在する強固なエビデンスは存在しない。

(e) 年齢やマオリ民族，妊娠中の母親の喫煙状態に対するモデル 3 の信頼区間は，すべて 0 を含まないが，他のすべての信頼区間は 0 を含む。このことは，これら 3 つの共変量が，この研究において，児の BMI に対する強固で有意な影響を示す唯一の要因であることを示唆する。

S21

(a) Fisher 正確検定は，χ^2 検定の前提が満たされない場合のデータに利用される。この前提は，分割表のそれぞれのマス目における期待数が少なくとも 5 であることである。どのマス目における期待数も，帰無仮説が真である場合に期待される数であり，鎮静を必要とする退役軍人母集団の比率は，浸水法と空気法とで差がなかった。マス目の期待数は，関連する辺縁数を全体の数で除したものである。これらを，分割表の観察数に続く列に示す(**表 S21. 1**)。

すべての期待数は 5 より大きい。したがって，Fisher 正確検定を行う必要は

表 S21.1　空気群と水群で，鎮静を必要とする退役軍人，および必要としない退役軍人の観察数および期待数の分割表

	空気群		水群		合計
	観察数	期待数	観察数	期待数	
要鎮静	27	33	39	33	66
鎮静なし	33	22	11	22	44
合計	50		50		100

ない。適切な検定は Yates の連続補正を含む χ^2 検定である。これは，$\chi^2 = 11.04$，自由度＝1，$P < 0.001$ を示す。

(b) 著者らは，2 群が独立であることから，水群と空気群における最大不快の平均値の比較に 2 サンプル/対応のない/独立サンプルの t 検定を行った。この結果は，$t = 7.00$，自由度＝98，$P < 0.001$ である。平均値の差は 2.6（95%CI［1.86, 3.34］）と推定される。

(c) 対応のない t 検定の前提は，母集団におけるそれぞれの群の変数がおよそ正規分布に従い，2 群の分散が等しいことである。

(d) サンプルが大きい場合，対応のない t 検定は正規性からの逸脱に対してかなり頑健である。しかし，分散が等しくない場合の頑健性は低下する。前提に対する疑いが存在する場合，P 値と検出力が影響を受ける。

(e) 水群では，患者の最大不快感の推定平均スコアは 2.3，標準偏差は 1.7 である。データが正規分布に従う場合，スコアのおよそ 95%は，平均値 ± 1.96 × SD で定義される区間に含まれる。しかし，$1.96 \times 1.7 = 3.3$，$2.3 - 3.3 = -1.0$ である。不快スコアが 0 ～ 10 のスケールで評価されるため，負の値を示すことはない。したがって，この群における最大スコアの分布は正規分布に従わず，右に歪む。このような場合，平均値は所在を示す妥当な要約指標でなく，標準偏差（平均値に基づく）も広がりを示す妥当な指標ではない。したがって，2 群の標準偏差が非常に類似するために，等分散の前提が成り立つように思われるが，これらのデータに平均値や標準偏差を用いるべきではない。

(f) すべてのデータが与えられる場合，それぞれの群における正規性の前提は，箱プロットや点プロット，ヒストグラムを注視し，分布が対称性を示すか否か評価することで検証できる。代わりに，より客観的な評価として Kolmogorov−Smirnov 検定や Shapiro−Wilk 検定が利用できる。等分散の前提は，分散比の F 検定や Bartlett 検定（これらの検定はデータの非正規性に対して頑健ではない），Levene 検定を行うことで評価できる。

(g) 患者の最大不快スコアを比較する代わりの検定は，Wilcoxon 順位和検定（Mann−Whitney U 検定と等価）である。これは，データが順序変数である場合に好まれるノンパラメトリック検定であり，分布に関する前提を必要としない。

S22

(a) 回復時間がおよそ正規分布に従う場合，2つの治療群における回復の平均時間を比較するには，対応のない t 検定を利用すべきである。この検定は，回復時間の分散がそれぞれの群でおよそ正規分布に従うことも前提とする。

(b) 対応のない t 検定に対する標準化された差は，差の平均値を共通する標準偏差で除した値である（すなわち，4/6＝0.666）。Altman のノモグラムを利用すると，標準化された差 0.666 と検出力 0.80 を結ぶ直線は，5％有意水準の軸が約 70 を示す点で交わる。このことは，全体で約 70 人，それぞれの治療群で約 35 人の患者を必要とすることを示す（サンプルサイズの推定式を利用する，より正確な解析では，それぞれの治療群で患者 37 人を必要とする）。

(c) 検出力を 80％でなく 90％とする場合，Altman のノモグラムは，全体のサンプルサイズとして約 95 人，したがって，それぞれの治療群で約 48 人の患者が必要であることを示す（より正確な解析では，それぞれの群で患者 49 人を必要とする）。

(d) 平均回復時間として 3 時間の差を，SD＝6 の下に検出したい場合，標準化された差は 3/6＝0.5 である。検出力を 80％，有意水準を 5％とする場合，Altman のノモグラムは，全体のサンプルサイズとして約 120 人が必要であることを示す（すなわち，それぞれの群で約 60 人）。（より正確な解析では，それぞれの群で患者 64 人を必要とする）。

(e) 全体として患者 120 人を 2 群で等しく必要とする場合，研究者らがサンプルサイズの比を 2：1 に望むとすれば，修正後の全体のサンプルサイズは $120(1+2)^2/(4\times 2)=135$ である。したがって，プラゾシンと抗毒素併用群では 45 人，プラゾシン単独群では 90 人の患者を必要とする。

(f) 試験薬の投与後 10 時間で臨床症状の完全な回復を示す患者の比率を 2 つの治療群で比較するには，χ^2 検定を利用すべきである。

(g) 研究者らが，検出力 80％，有意水準 5％で両側 χ^2 検定を利用し，プラゾシン群の患者の約 20％が 10 時間後に臨床症状の完全な回復を示すと予想し，プラゾシンと抗毒素の併用療法群に少なくとも 2 倍の改善を望む場合，百分率の平均は $(20+40)/2=30$％である。標準化された差は $(40-20)/\sqrt{\{30(100-30)\}}=0.44$ である。Altman のノモグラムは，全体のサンプルサイズとして約 170 人，それぞれの群で約 85 人が必要であることを示す（サンプルサイズの推定式を利用する，より正確な解析では，それぞれの治療群で患者 91 人を必要とする）。

(h) 示されたサンプルサイズは，**(b)** では，それぞれの治療群で患者 35 人，**(g)** では，それぞれの治療群で患者 85 人である。両変数とも重要であるため，サンプルサイズとして大きいほうが選択されるべきである（すなわち，それぞれの治療群で患者85人を必要とする)。複数の検定(すなわち，2つの仮説検定が行われる)やそのP値に対する影響により，さらに大きいサンプルサイズを利用するほうが賢明であることに注意すべきである。

S23

(a) 診断テストの感度とは，テストにより正しく見いだされた疾患を伴う対象(すなわち，軽症Alzheimer病)の比率または百分率である。特異度とは，テストにより正しく見いだされた疾患を伴わない対象(すなわち，コントロール)の比率または百分率である。感度92.5%は，TYM(“test your memory”)自己記入テストが軽症Alzheimer病患者を見いだすのに非常に良好であることを示す。特異度86.2%は，このテストが軽症Alzheimer病を伴わない患者を見いだすのに良好であることを示す。

(b) 分割表(**表S23.1**)は，軽症Alzheimer病患者と健康コントロールの数をTYM≦42と>42に対して示す。感度$=0.925=a/94$，したがって，$a=0.925\times94=87$である。特異度$=0.862=d/282$，したがって，$d=0.862\times282=243$である。次に，$c=94-87=7$，$b=282-243=39$である。

(c) 陽性適中率(PPV)は，陽性テスト結果(TYM≦42)を示す対象が疾患(軽症Alzheimer病)を伴う比率$=87/126=0.690$または69%である。陰性適中率(NPV)は，陰性テスト結果(TYM>42)を示す対象が疾患を伴わない(コントロール)比率$=243/250=0.972$，すなわち97.2%である。NPVが非常に高いため，対象がTYM>42を示す場合，軽症Alzheimer病である可能性は非常に低い。しかし，PPVが69%にすぎないため，対象がTYM≦42を示す場合，軽症Alzheimer病を有する十分な可能性が存在するが，NPVの場合ほど明確ではない。

(d) ROC曲線は，TYMの異なるカットオフ値に対する感度と特異度を評価し，百分率で表示する場合，100－特異度(偽陽性結果)に対する感度(真陽性結果)として描くことから構築される。ROCの曲線下面積は，ランダムに選択された軽症Alzheimer病患者が，コントロール群からランダムに選択された対象より高い予測確率で軽症Alzheimer病を示す確率を反映する。2つの疾患アウトカムを完璧に

表S23.1　軽症Alzheimer病患者と健康コントロールの数をTYM≦42と>42に対して示す分割表

	Alzheimer病	健康コントロール	合計
TYM≦42(陽性)	a=87	b=39	126
TYM>42(陰性)	c=7	d=243	250
合計	94	282	376

識別するテストでは，ROC の曲線下面積は 1 に等しい。TYM に対する ROC の曲線下面積は，最大値である 1 に非常に近い 0.95 を示し，TYM が軽症 Alzheimer 病とコントロールを識別する非常に良好なテストであることを示唆する。

(e) この対象群における軽症 Alzheimer 病の有病率は，94/376＝0.25，すなわち 25％である。軽症 Alzheimer 病の有病率が，テストの感度や特異度の値に大きく影響することはない。しかし，母集団における Alzheimer 病の有病率が低下するに伴って，PPV は減少し，NPV は増大する。

(f) この研究対象が母集団からランダムに抽出されていないため，**(e)** で得た有病率を，この対象サンプルを得た母集団における軽症 Alzheimer 病の有病率の推定に用いることは適切でない。コントロールは，症例とコントロールの比が 1：3 であるように，特異的に選択されている（すなわち，94 人の Alzheimer 病患者が存在し，著者らは，その 3 倍のマッチさせたコントロールを意図的に選択した）。

(g) TYM のカットオフ値を上昇させることは，感度を増大させ，特異度を低下させる。カットオフ値を低下させることは，感度を低下させ，特異度を増大させる。

(h) 陽性テスト結果の尤度比は，感度/（100－特異度）＝92.5/（100−86.2）＝6.7 である。これは，軽症 Alzheimer 病患者では，コントロールより 7 倍ほど陽性テスト結果（TYM ≦ 42）が生じやすいことを示す。

S24

(a) 受信者動作特性曲線の曲線下面積（AUROC）は，1999 ～ 2008 年にデンマークでアルコール性肝炎と診断された対象が，特定の研究期間内で死亡する場合と生存する場合を識別するスコアの能力を示す。AUROC は，一方が死亡し，他方が生存するすべての研究対象「ペア」を選択し，死亡対象の予測スコアが高いペアの比率を計算することで推定される。代わりに，ROC 曲線を描き，曲線下面積を推定することでも AUROC は計算可能である。28 日死亡に対する Lille スコアの AUROC 0.78 は，ランダムに選択したアルコール性肝炎の対象 2 人で，一方が死亡し，他方が生存する場合，78％の確率で，このスコアが 2 人の対象を正しく識別できることを示す。

(b) 28 日死亡では，Lille スコアが最大の AUROC 値（0.78）を示すが，すべての 5 つのスコアに対する AUROC は十分に高く，これらの差はわずかである（他の AUROC は 0.74，0.74，0.75，0.76）。したがって，5 つのスコアのすべては，アルコール性肝炎と診断後，28 日の死亡リスクが高い対象を見いだすうえで，類似した識別能力を示す。死亡の評価期間が長くなるにつれて，MELD や MELD にナトリウム値を加えたもの（MELD－Na），GAHS の値は一般に低下し（それぞれの連続した期間に対し，MELD では 0.74，0.70，0.67，MELD－Na では 0.74，0.69，0.65，GAHS では 0.75，0.72，0.69），死亡と生存の識別能力は，長期的に低下する。この例外は Lille スコア（AUROC は，3 つの連続した期間で 0.78，0.77，0.75 を示し，ほとんど変化しない）と ABIC スコア（AUROC は，3 つの連続した期間で 0.76，0.76，0.72 を示し，180 日に初めて低下する）である。

(c) 感度：最初の 84 日以内に死亡し，MELD スコア＞21 を示す患者数を最初の 84 日以内に死亡した総対象数で除す。

特異度：最初の 84 日以内に死亡せず，MELD スコア＜21 を示す患者数を最初の 84 日以内に死亡していない総対象数で除す。

PPV：MELD スコア＞21 を示し，最初の 84 日以内に死亡した患者数を MELD スコア＞21 を示す総対象数で除す。

NPV：MELD スコア＜21 を示し，最初の 84 日以内に死亡していない患者数を MELD スコア＜21 を示す総対象数で除す。

(d) 全体として，84 日死亡に対してもっとも高い感度は，ABIC（カットオフ値：6.71）や MELD－Na，Lille スコアを利用する場合に得られる（それぞれ，0.92，0.81，0.76）。もっとも高い特異度は，ABIC（カットオフ値：9）スコアで得られ（特異度＝0.87），GAHS（0.72）や MELD（0.70），Lille（0.69）スコアが続く。PPV は，すべてのスコアで低めを示すが（0.27 ～ 0.43 の範囲），NPV はすべてで高い（0.83 ～ 0.94 の範囲）。すべてのスコアの感度は，一般に，死亡の評価期間が長くなるにつれて低下するが，特異度は比較的安定したままである。また，PPV は一般に増加するが，NPV は低下する。主な目的が，死亡する可能性の高い対象をできるかぎり多く見いだすことである場合，すべての時点でもっとも高い感度を示すカットオフ値 6.71 の ABIC が推奨される。しかし，生存する可能性の高い対象を見いだしたい場合，すべての時点で高い特異度を示すカットオフ値 9 の ABIC スコアが好ましい。しかし，低い PPV は，対象患者にとって，高い ABIC スコアが必ずしも高い死亡リスクを，特に，最初の 28 日では示さない事実を強調する。

(e) 低い PPV と高い NPV は，研究期間内に死亡した患者の比率が，最初の 28 日以内では比較的低かった事実（16％）を反映する可能性がある。結果として，PPV は全体に低く，NPV は高い。死亡の評価期間が長くなるにつれて，高い比率の患者が死亡し（84 日では 27％，180 日では 40％），したがって，PPV は次第に増加し，NPV は減少する。

S25

(a) κ 係数の計算では，観察数を**表 S25. 1** の対角線に沿って加えること（$O_d = 718 + 164 + 17 = 899$）から始め，次に，期待数で同様の計算を行う（$E_d = 587.34 + 63.98 + 1.13 = 652.45$）。さらに，$\kappa$ は次のように計算される。

$\{(899/1112) - (652.45/1112)\}/\{1 - (652.45/1112)\}$
$= (0.80845 - 0.58673) / (1 - 0.58673)$
$= 0.22172/0.41327$
$= 0.537$

κが 0.41 と 0.60 の間に存在するため，これは，2つのスコアの一致性が中等度であることを示す。両スコアとも順序変数であるため，代わりに，2つのスコアが一致しない程度を考慮する重みつきκを求める。重みつきκは，線形重みを利用する場合，0.573 である。

(b) 著者らは2つのスコア間に中等度の一致を示した。しかし，肝不全に対するゴールドスタンダードの検査結果を示していないため，肝不全患者を見いだすための両スコアの信頼性は評価されていない。これが研究の主目的である場合，著者らは，肝生検（より正確な肝不全の評価を与える）を受ける患者を見いだし，肝不全の有無を確立することが求められる。次に，この肝生検患者のサブグループにおいて，肝不全を見いだす信頼性を評価するために，それぞれのスコアの感度や特異度を評価する。

(c) κは，一般に，カテゴリー数が少ないほど大きい傾向を示す。著者らがκを計算する目的でクラス2と3を統合する場合，カテゴリー数が減少し，したがって，一致性はほぼ確実に高まる。

S26

(a) 系統的な影響を評価する公式の方法は，対応のあるt検定を行うことである。この検定は，差が正規分布に従うことを前提とする，差が正規分布に従う場合，平均値±1.96 SD は，観察値の大部分の広がりを示すはずである。差の平均値が−0.01 時間，標準偏差が 0.5 時間であることから，観察値の 95%は−0.99 〜 0.97 時間に存在することが期待される。Bland−Altman プロットを注視し，2つの評価の差を示す縦軸との関連で点の分布を考える場合，これは妥当な前提のように思われる。対応のあるt検定の検定統計量は，差の平均値を標準誤差で除した値に等しい。したがって，符号を無視する場合の検定統計量は，$0.01/(0.5/\sqrt{43}) = 0.13$ に等しい。これは，自由度 $43-1=42$ のt分布に従い，$P=0.90$ を与える。真の差の平均値が0であるとする帰無仮説を棄却するエビデンスは存在せず，系統的な影響が存在するエビデンスはない。

(b) 一致限界は，平均値の差±1.96×差の標準偏差に等しい。したがって，一致限界は$-0.01 \pm (1.96 \times 0.5)$，すなわち，−0.99 および 0.97 時間である（すなわち，Bland−Altman プロットにおける点線）。このような患者の母集団では，2つの評価における歩行時間の差の約 95%が，これらの限界内に存在することが期待される。

(c) Bland-Altman プロットにおける点の広がりに漏斗効果が存在せず，上昇傾向や下降傾向のエビデンスも認められないため，反復可能性に関する単一の指標を計算することは適切である。

(d) 英国規格協会の反復可能性係数は，1.96 に差の標準偏差を乗じたものに等しい。したがって，これは，$1.96 \times 0.5 = 0.98$ 時間に等しい。これは，2 つの評価における歩行時間の差に生じうる最大値を示す。

(e) Bland-Altman プロット（**図 S26. 1**）では，24 時間における患者の平均歩行時間が 1.0 ～ 1.5 時間である。2 つの評価における歩行時間の差に生じうる最大値は 0.98 時間である（すなわち，英国規格協会の反復可能性係数）。これは，平均歩行時間との関連で考える場合，大きい数に相当する。したがって，多発性硬化症（MS）患者における歩行時間の 24 時間携帯式モニタリングは反復可能性が必ずしも非常に高いとはいえない。

(f) 一方の評価における歩行時間数を他方の評価に対して散布図で表す場合，両軸に同じ測定スケールを利用すると，最初と 2 回目の歩行時間評価の間の Pearson 相関係数は，適合直線に対するデータの近接性を評価する。これは，原点を通過する 45 度の直線（完全な一致を示す）から，どの程度，適合直線が離れているかを示すことはない。値のペアに一致が全く認められなくとも，Pearson 相関係数は 1 に等しい場合がありうる。

(g) Lin の一致相関係数などの級内相関係数は，信頼性の指標である。繰り返す観察で完全な一致が認められる場合，これは 1 に等しい。

S27

(a) メタアナリシスにおける異質性検定の帰無仮説は，含まれた研究において関心のある真の効果（オッズ比）の間に差が存在しない（すなわち，均質性を示す），である。I^2 は，統計学的異質性による研究間の全変動の比率または百分率を示す。百分率で示す場合，これは 0 ～ 100％の間を示し，0％は異質性が観察されないことを意味する。

(b) 11 件の研究すべてを統合して解析する場合，統計学的異質性の強固なエビデンスが認められる（異質性検定 $\chi^2 = 25.94$，自由度 $= 10$，$P = 0.004$）。さらに，$I^2 = 61\%$ は，研究間における全変動の 61％が統計学的異質性によるものであることを示す。これら 2 つの結果は，異質性の原因が研究の質にあることを必ずしも意味しない。しかし，著者らが，オッズ比をそれぞれの研究で個別に決定したため，フォレスト・プロット（**図 S27. 1**）に示されるように，異質性の大部分の原因は研究の質にあると評価することができる。したがって，質の高い研究と低い研究に対して異なるメタアナリシスを行うことは適切であると判断される。研究間の統計学的異質性を評価する別のアプローチは，11 件の研究すべてに対するランダム効果メタアナリシスであることに注意すべきである。研究者らは，この解析を行い，有意でない全体のオッズ比 0.79 を見いだした（95％信頼区間［0.58, 1.06］，$P=0.12$）。しかし，大部分が研究の質を原因とする統計学的異質性のため，実際に行われたように質の高い研究と低い研究に対するサブグループ解析を行うほうが賢明である。

(c) 質の高い研究と低い研究に対して固定効果分析が用いられた理由は，それぞれで統計学的異質性のエビデンスが認められず，I^2 が 0 またはほとんど認められなかったためである。質の高い研究では，$\chi^2=4.02$，自由度＝4，$P=0.40$，$I^2=1\%$，質の低い研究では，$\chi^2=4.95$，自由度＝5，$P=0.42$，$I^2=0\%$であった。

(d) 研究の推定オッズ比を示すボックスの面積は，研究の対象数に比例する。サンプルサイズが大きい研究は，小さい研究より大きいボックスを示す。

(e) 質の高い研究の全体的なオッズ比は，1.15 と推定される（95%CI［0.95, 1.40］）。これは，在胎週数＜37 週の早産のオッズが，未治療の女性より，妊娠中の歯周疾患の治療として歯石除去と根面平滑化を受けた女性に 15％多いことを意味する（統計学的に有意な関連ではないが）。質の高い研究結果は，妊娠中の歯石除去と根面平滑化による治療が早産率を高めることを示している！　対照的に，質の低い研究の全体的なオッズ比は，0.52 と推定される（95%CI［0.38, 0.72］）。これは，在胎週数＜37 週の早産のオッズが，未治療の女性より，妊娠中の歯周疾患の治療として歯石除去と根面平滑化を受けた女性に 48％少ないことを意味する。

(f) 質の高い研究では，全体の効果に対する検定により，オッズ比が 1 と有意に異ならないことが示される（$z=1.45$，$P=0.15$）。したがって，オッズ比は治療が早産率を増加させることを示すが，これは，統計学的に有意な効果ではない。さらに，より多くの参加者が質の高い研究に含まれていることを考慮すれば，この関連不足が低い検出力を原因とする可能性は低い。質の低い研究では，全体の効果に対する検定により，オッズ比が 1 より有意に低いことが示される（$z=4.01$，$P<0.001$）。特に患者数が多いことを考えるならば，質の高い研究結果が強調されるべきである。したがって，妊娠中の歯周疾患に対する歯石除去と根面平滑化による治療は，早産率を減少させないようであると結論づけられる。

(g) ファンネル・プロットの水平軸に示される推定効果は，推定オッズ比の対数を示す場合が多い。

(h) ファンネル・プロットは，公表バイアスの存在を評価するために用いられる。ファンネル・プロットは非対称性を示している。すなわち，より不正確（より小さい）な研究報告は，より大きい研究に比べて，アウトカムを治療群に傾く方向に増大させる（すなわち，低い早産オッズとの関連をより強固にする）。不足すると考えられる試験は，ファンネル・プロットの統計学的に有意でない部分に示され，公表バイアスの存在が示唆される。しかし，公表バイアスは，通常，「ネガティブ」な結果を伴う試験を含むため，公表されていない試験が治療群に傾く方向を示す可能性は非常に低い。したがって，公表バイアスのエビデンスが存在するにもかかわらず，全体的な結論（妊娠中の歯周疾患に対する歯石除去と根面平滑化による治療は，早産率に影響するというエビデンスは存在しない）は変化しない。

S28

(a) 単独大動脈弁置換術を受けた対象の中央生存時間は，機械弁でちょうど 1 年未満，生体弁でちょうど 1 年過ぎである。単独僧帽弁置換術を受けた対象の中央生存時間は，機械弁で 1 年近辺，生体弁で 1.3 年である。しかし，1 年後に追跡中の患者数が単独大動脈弁置換と単独僧帽弁置換の 2 種類の弁で少なく，また，グラフから正確な値を読み取ることが困難なため，これらの推定値は信頼性が低い。

(b) 著者らの結論は P 値と信頼区間に基づく。全体として，弁の種類と死亡率〔調整済み相対ハザード（RH）：0.73〕に有意な関連（$P=0.13$）が認められないが，これに伴う 95％信頼区間は比較的広く，0.48 ～ 1.10 の範囲を示す。したがって，生体弁は機械弁に比べて 52％ほど保護的であるか，10％ほど有効性が低いかである。生体弁の効果に対する調整済みハザード比に注目すると，この効果は，大動脈弁置換（調整済みハザード比：0.82，95％CI［0.24，1.93］）に比べて，僧帽弁置換（調整済みハザード比：0.68，95％CI［0.45，1.53］）のほうが強固なようである。信頼区間の重なり合いが大きいため，調整済みハザード比の差は偶然による可能性が高く，この差が実際であるエビデンスは存在しない。したがって，弁の種類の影響が弁の部位によって変化するか否かを公式に評価するため，著者らは，弁の種類と弁の部位の交互作用に対する検定を行うべきである。

(c) 僧帽弁置換術を受ける場合，生体弁と機械弁との長期人工呼吸を受けた患者の比率の差に対する P 値は 0.002 であり，この結果が実際のものであることを示す。しかし，著者らは，この表だけで 32 の有意性検定を行い，このうち，3 つが<0.05を示す。長期人工呼吸の有意な効果は第 I 種の過誤と完全に一致し，したがって，2 群における長期人工呼吸の比率に実際の差が存在すると結論づけることは危険である。

(d) 欠損データは，よくとも検出力の低下をもたらし，悪くともバイアスを生じうる。このため，データが欠損する場合，これらの値を何らかの方法で補完することが好ましい。著者らは，可能性のあるバイアスや検出力の低下を避けるために，人種や駆出率，NYHA 分類，最終クレアチニン濃度，死亡の予測リスクの欠損値を補う多重補完法の利用を選択した。多重補完法は欠損値を扱う 1 つのアプローチである。多重補完法では，変数の欠損値を，他の変数に存在する値から予測することで補完データを作り出す。標準的な統計学的解析が補完データに対して行われる。この過程が複数回行われ，異なる統計学的解析結果は，1つの全体的な結果に集約される。

S29

(a) 著者らは，移植後に患者が死亡するまでの時間に関心をもったため，データの解析に Kaplan-Meier 法と Cox 比例ハザード回帰モデルの利用を選択した。すべての患者は同一の時点（すなわち，移植日）から追跡されたが，暦上の移植日はさまざまで，何人かの患者は追跡不能なために右打ち切りとされた。著者らは死亡率を評価するために，Poisson 回帰を利用することも可能であり，このアプローチでは，すべての患者を同一期間追跡する必要がなく，Cox 比例ハザード回帰モデルと類似の結果を示す可能性が高い。特定の期間内（たとえば，1年）に死亡した患者の比率を解析するためにロジスティック回帰を利用することもできるが，このアプローチでは，すべての患者を少なくとも1年追跡することが必要である（すなわち，最初の1年の終わりまでに追跡不能例があってはならない）。このことが移植後の患者に当てはまる可能性は低く，したがって，このアプローチは適切でない。

(b) 研究における患者の多くが死亡し，移植後の死亡リスクは一般に移植後最初の数日がもっとも高いため，この研究における追跡期間の分布が正規分布に従う可能性は低い。したがって，平均追跡期間でなく，中央追跡期間を示すほうが好ましい。

(c) 移植時点におけるドナーとレシピエントの状態の差を調整後，90日では，肺移植を夜間に受けた患者の生存率が，日中に受けた患者より23%高かった。30日における調整済み相対ハザード（RH）は統計学的に有意でなかったが（RH＝1.22，$P=0.09$），90日では有意であった（RH＝1.23，$P=0.02$）。しかし，1年生存では，手術の時間帯による効果は認められなかった（RH＝1.08，$P=0.19$）。手術の時間帯による効果が，30日や1年に比較して90日生存に異なった影響を与える理由が存在せず，以前の研究では逆方向の関連が示唆されているため，90日における有意な関連は，データに対して多くの検定を行うことにより導かれた第Ⅰ種の過誤である可能性が高い。

(d) **表 S29. 1** の4列目に示された P 値はログランク検定により得られたものである。これは，異なる時間帯に手術を受けた患者の死亡パターンに関する単変量比較であり，移植を受けた患者の特性における差を考慮していない。対照的に，**表 S29. 1** の最終列に示された P 値は，移植時点におけるドナーとレシピエントの状態の差を調整した Cox 比例ハザード回帰モデルに由来する。

(e) 死亡ハザードが比例することを前提とする。すなわち，日中の手術が最初の1年の死亡リスク増大と関連する場合，最初の30日や90日における死亡リスクとも関連するはずである。心移植レシピエントの結果は，調整済み相対ハザードが3つの時点すべてで1.05であるため，死亡ハザードが比例することを示す。しかし，肺移植レシピエントでは，調整済み相対ハザードが90日から1年でかなり変化し，日中手術の影響が移植後最初の数か月でもっとも大きく，以後低下することを示す。

(f) 変数増加選択過程では，著者らは，モデルの適合(何らかの基準に基づく)にもっとも貢献する変数を見いだすことから開始し，さらに変数を加えることで適合が改善しなくなるまで，最適を示すモデルに変数を漸次追加していく。変数減少選択過程では，著者らは，すべての可能な変数をモデルに含めることで開始する。次に，重要性がもっとも低いと判断(モデル適合に基づいて)される変数をモデルから漸次除去していく。この過程は，残りの変数を除去することで，モデルの適合に有意な影響を与えることがなくなるまで続けられる。この解析で，著者らは，両者のアプローチの組み合わせを段階的に利用した。この種の過程は，モデル選択における用手的側面の大部分を排除するが，いくつかの不利な点を有する。特に，データに対して等しくよく適合する1つ以上のモデルが存在し，結果としてのモデルが臨床的または生物学的に妥当でない場合がある。複数の検定が含まれるため，このアプローチは第I種の過誤率が増大することに影響される可能性がある。

(g) 90日以内の1人の死亡を予防するための，日中の肺移植における治療必要数は，1/(90日における絶対リスクの差)＝1/(0.927−0.917)＝100である。これは，1人の死亡を防ぐために，夜間でなく，日中に100人の患者が移植を受けなくてはならないことを示す。これは，比較的大きい数字である。

■ ランダム化比較試験：論文 1 の批判的吟味 ■

A. タイトルと抄録

1. この試験は，タイトルに「ランダム化プラセボ比較試験」であることが示されている。

2. この抄録は，試験目的やデザイン，方法，結果，結論が要約されている。

試験デザインは抄録の「方法」に要約されている（ランダム化二重盲検プラセボ比較試験）。

方法は抄録の「方法」に要約されている（「メチルプレドニゾロン（125 mg）静注に続く prednisone の漸減経口投与（40 mg を 1 日間，20 mg を 2 日間，10 mg を 3 日間，5 mg を 7 日間）に対して，外見上同一のプラセボを用いた。すべての女性に対して，プロメタジン 25 mg とメトクロプラミド 10 mg を 6 時間ごとに 24 時間静注し，退院までの間，必要な場合には同量の経口投与を行った」）。

結果は抄録の「結果」に要約されている（「56 人がコルチコステロイドにランダムに割り付けられ，54 人にプラセボが投与された。それぞれの群で 19 人が再入院を必要とした（コルチコステロイドとプラセボのそれぞれで，34％および 35％，$P=0.89$）」）。結論は抄録の「結論」に要約されている（「妊娠悪阻の治療に非経口的および経口的コルチコステロイドを加えることは，後の再入院の必要性を減少させない」）。

B. はじめに

1. 判断できる限り（すなわち，この領域の専門的知識を欠いても），これらの質問のそれぞれに対する解答は，論文における「対象と方法」の前の導入部分に述べられているように，「はい」である。科学的背景に関して，著者らは，妊娠悪阻を伴う女性の比率（3％）や米国健康システムへの財政的影響（年間 1 億 3,000 万ドルと推定），妊娠早期の悪心・嘔吐に伴う有給労働時間の損失（206 時間），妊娠悪阻に伴う合併症の可能性について詳細を示している。

著者らは，コルチコステロイドが悪心・嘔吐に関与する脳の化学受容器引き金帯に影響しうると説明することで理由づけを正当化している。彼らは，コルチコステロイドが，がん化学療法に伴う嘔吐の治療薬として多年にわたり用いられていることを続けて説明している。

著者らは，妊娠中の悪心・嘔吐治療に有効性が示された 1959 年の Bendectin 試験の文献（Geiger ら）を示しているが，これは，催奇形性が主張されたために，1983 年に市場から排除された。著者らは，これ以降，異なる治療法を評価するランダム化比較試験（RCT）がわずかしか存在しないことを述べている。しかし，彼らは，これらの研究結果を文献または記述として示さず，コルチコステロイドを用いた以前の RCT の文献を示している。

2. この研究の主目的は，元の論文の 1,250 ページ（本書の 90 ページ）*[5] の「対象と方法」の前の段落における最後の文章に示されている（「本研究の目的は，妊娠悪阻による再入院を必要とする女性の数を減少させるコルチコステロイドの効果を評価することである」）。二次的な目的は記載されていない。

C. 方法

1. 試験デザイン

試験デザインは十分に記載されている。女性は，一般的な治療に加えて，コルチコステロイドまたはプラセボにランダムに割り付けられた〔1,251 ページ（91 ページ），段落 3，左欄〕。入院 2 日目に遷延性嘔吐を示す女性に対する治療の詳細や食餌療法，退院後の治療と同様に，コルチコステロイド治療の投与量と回数が述べられている〔1,251 ページ（91 ページ），段落 3，左欄〕。

(a) **ランダム化。**ランダム化過程の完全な詳細ではないが，いくつかが示されている。著者らは，ランダム化をコンピュータにより生成された 20 のブロックにより行ったと説明している〔1,251 ページ（91 ページ），段落 2〕。割り付け過程を隠す手段についての情報は示されず，ランダム化の実施に関する詳細も示されていない。

(b) **盲検化。**この研究は，静脈内投与されるメチルプレドニゾロン 125 mg とプラセボの両者，その後の経口 prednisone や外見が同一のプラセボによる漸減療法を二重盲検〔1,251 ページ（91 ページ），段落 2，左欄〕として述べている。さらに〔1,251 ページ（91 ページ），段落 3，左欄〕，両群の女性は希望に応じてクラッカーとジュースが与えられ，許容できる場合には通常の食事に進んだ。このように，両群の女性とも同様に扱われ，2 つの方法は同一と考えられる。

(c) **割り付けの隠蔽。**特定されていない。

2. 参加者

(a) 適格基準の完全な記載が行われている。適格な患者は，悪心・嘔吐を訴え，以前の外来療法が有効でなく，重度の脱水を示す簡易尿ケトン検査が 3＋または 4＋を示す女性であった。すべての女性に超音波エコー検査を実施し，奇胎妊娠の除外，生存胎児の確認，妊娠週数の確定を診断した。このすべては，〔1,250 ページ（90 ページ）と 1,252 ページ（92 ページ），段落 1，左欄〕の最後の文章に述べられている。

(b) 女性は，すべてダラスの特定の病院を受診し〔1,250 ページ（90 ページ），最終段落，左欄〕，唯一の除外基準は奇胎妊娠である〔1,251 ページ（91 ページ），段落 1，左欄〕。この病院の女性が，米国女性の母集団の妥当な代表であると仮定する場合，この研究は適切な患者スペクトルを利用して行われている。

3. 介入

(a) それぞれの群における介入の十分な詳細が記載されている。コルチコステロイド

---

*5 訳注：以下，（　）内に本書のページ数を示す。

治療の詳細が述べられている（すなわち，最初に125 mgを静脈内投与し，経口prednisoneによる漸減療法として，40 mgを1日間，20 mgを3日間，10 mgを3日間，5 mgを7日間）〔1,251ページ（91ページ），段落2，3，左欄〕。2日目に遷延性嘔吐を示す女性には，80 mgが追加投与された。プラセボ群の女性では，すべての段階で類似したプラセボ治療が行われた。

(b) 各群は同様に扱われている。すべての女性に，遷延性の妊娠悪阻に対する一般的な治療が提供されている。この詳細は，1,251ページ（91ページ），段落2，左欄に述べられている。治療後，すべての女性に，希望に応じてクラッカーとジュースが与えられ，許容できる場合には通常の食事に進んだ〔1,251ページ（91ページ），段落3，左欄〕。それぞれの女性は，退院の前に栄養士によるカウンセリングを受けた〔1,251ページ（91ページ），段落3，左欄〕。退院時，すべての女性は，必要に応じて同じ追加治療を受け，この治療アプローチは，妊娠悪阻のために再入院を必要とする女性にも用いられた〔1,251ページ（91ページ），段落3，左欄〕。すべての女性は同じ一連の血液検査を受けた〔1,251ページ（91ページ），段落4，左欄〕。

4. アウトカム

(a) 重要なアウトカムすべてに対して配慮されている。妊娠中に再入院を必要とする女性の比率（1次アウトカム）に加えて，多くの他のアウトカム，たとえば，救急外来の受診数や初回の入院における在院日数，すべての入院における在院日数（**表3**），妊娠合併症（**表4**），新生児アウトカム（**表5**）が述べられている。この領域における専門的な知識がなくとも，これらが重要なアウトカムのすべてを構成すると仮定できる。

(b) 1次アウトカム（妊娠悪阻のために再入院を必要とする女性の数）が明確に定義されている〔1,250ページ（90ページ），段落2，右欄，および1,253ページ（93ページ），段落1，左欄〕。C4（a）に挙げるような2次アウトカムに関連する結果が述べられているが，2次アウトカムがそれ自体として公式に述べられているわけではない。

(c) 試験の開始後にアウトカムが変更されたとは思われない。

5. サンプルサイズ

(a) サンプルサイズ全体を正当化するための検出力に関する記載が認められる〔1,251ページ（91ページ），段落2，右欄〕。この検出力に関する記載は，基づく統計学的解析法を示していないが（すなわち，χ^2 検定への言及がない），百分率の比較に関連することは明らかである。検出力に関する記載は，サンプルサイズに影響するすべての要因の値を特定している。具体的に，著者らは，再入院を必要とする女性の比率が30%から5%に減少することの検出に必要なサンプルサイズの計算として，有意水準5%の両側検定に対する検出力80%を利用したと述べている。

(b) 中間解析は行われていない。

(c) サブグループ解析は行われていない。

6. 統計学的方法

(a) 各群の比較に用いた統計学的方法のリストが示されているが〔1,251 ページ(91 ページ)，段落 2，右欄〕，「統計学的解析には…を用いた」と述べられており，おそらく，記載されていない他の統計学的手法の利用を示唆する。挙げられた 3 つの検定法は，χ^2 検定，Student t 検定，Wilcoxon 符号順位検定である。それぞれの検定法が利用された状況に対する説明はない。χ^2 検定は，カテゴリーデータの関連する百分率の比較に用いられたと考えられる。Student t 検定が明らかに定義されていないため，独立な群を比較する 2 サンプル t 検定(すなわち，治療群とプラセボ群)，または独立でない群の数値アウトカムを比較する対応のある t 検定(すなわち，同一の対象における治療前後)の可能性がある。Wilcoxon 符号順位検定は，対応のある差に関する正規性の前提が満たされず，対応のある t 検定が不適切な場合に，独立でない群の数値アウトカムを比較する目的で利用される。しかし，対応のある比較結果が示されていないため，Wilcoxon 符号順位検定が用いられた状況は不明である。

(b) χ^2 検定や t 検定の前提のチェックに関する記載はない。

(c) 追加の解析は行われていない。

D. 結果

1. 参加者数と日付

(a) 参加者のフローチャート(**図 1**)が存在し，適格な女性数やそれぞれの治療群に割り付けられた数，それぞれの群の追跡脱落数，解析数が示されている。

(b) それぞれの治療群で 8 人ずつ，計 16 人の女性が追跡から脱落した〔1,251 ページ(91 ページ)，段落 4，右欄〕。追跡の脱落理由は述べられていない。しかし，これらの女性は，母体の特徴や血液検査，ランダム化以前の経過について，残りのコホートと有意な差のないことが示されている〔1,251 ページ(91 ページ)，段落 4，右欄〕。

(c) 1998 年 7 月 6 日～2001 年 8 月 22 日の収集期間が示されている〔1,250 ページ(90 ページ)，段落 3，右欄〕。研究における女性 110 人(すなわち，16 人の追跡脱落例を除いて)がパークランド病院で出産したと述べられているように，すべての女性が妊娠を完了するまで追跡された〔1,251 ページ(91 ページ)，段落 4，右欄〕。

2. ベースラインデータ

(a) **表 1** は，それぞれの群におけるベースラインの人口統計学的特徴や臨床的特徴を示す。**表 2** は，それぞれの群における血液検査の特徴を示す。

(b) 数値変数に対する平均値と標準偏差，およびカテゴリー変数に対する百分率を非公式に比較する場合，**表 1** と **2** に示された特徴に関して 2 群の差は存在しないと考えられる。これらの比較のそれぞれに対して示された P 値は，それぞれの場合で仮説検定が行われたことを示す。ランダム化が機能しているか否か（すなわち，相応する群を生成しているか否か）を確定するために仮説検定を行うことは適切でなく，これは，2群の差が偶然によるものか否かを評価する目的で仮説検定が利用されるためである。RCTでは，ランダム割り付け（すなわち，偶然）によって各群が構築されるため，ベースライン値間の差は偶然によるものでなければならない。したがって，P 値<0.05は，第I種の過誤を反映する可能性が高い。

3. 解析数

(a) intention-to-treat（ITT）解析は，1,251ページ（91ページ），段落4，右欄に示されている。ITT解析は，女性が実際に治療された方法に従ってデータを解析する点で適切である。プロトコールからの逸脱（追跡からの脱落を含む）が知られていないため，ITTアプローチは，プロトコールごとのアプローチと同一の結果を示す。

(b) プロトコールからの逸脱は存在しない。クロスオーバーが行われず，再入院の女性に対して同じ試験薬が割り付けられたことが述べられている〔1,251ページ（91ページ），段落3，左欄〕。

4. 関心のあるアウトカム

(a) 関心のある主要アウトカム。1次アウトカム変数は，再入院を必要とした女性数である。**表3**では，コルチコステロイド群で19/56（34%），プラセボ群で19/54（35%）が再入院を必要としたことが示されている。これらの百分率は，1,253ページ（93ページ），段落1，左欄にも示されている。著者らは，**表3**に，百分率が有意に異ならないことを示している（$P=0.89$）。

(b) 関心のある効果の強さ。関心のある効果の強さは示されていない。この研究において，もっとも関連する関心のある効果は，2群で再入院を必要とする百分率の差である（すなわち，33.9%－35.2%＝－1.3%）。

(c) 関心のある効果の精度。関心のある効果の精度は示されていない。これは，関心のある効果の推定値が示されていないため，驚くことではない。事実，コルチコステロイド群とプラセボ群において再入院を必要とする百分率の差は，33.9%－35.2%＝－1.3%，その推定標準偏差は9.07%，百分率の真の差に対する95%信頼区間は[－19.1，16.5]%である。

5. 追加の解析

追加の解析は存在しない。しかし，解析の主目的に関連する以外の多くの変数が存在する。これらの2次的な変数に対する平均値（平均値の標準誤差や信頼区間でなく，標準偏差を伴う）と百分率が，行われた仮説検定による P 値とともに示されている（**表3，4，5**）。

6. 有害事象

それぞれの群における重要な有害事象が記載されている。**表4**は，母体合併症の頻度や百分率，**表5**は，有害新生児アウトカムの頻度と百分率を示している。

E. 考察

1. 結果が重要か否かの決定

(a) 主要な結果は「考察」〔1,253 ページ(93 ページ), 段落 1, 左欄に始まる〕と抄録に要約されている。

(b) 著者らが失望するとしても, 結果に生物学的な合理性がないと考える理由はない〔1,253 ページ(93 ページ), 段落 1, 左欄〕。関心のある効果は論文に示されていないが, コルチコステロイド群とプラセボ群において再入院を必要とする百分率の差は−1.3%で, 95%信頼区間は[−19.1, 16.5]%である(**D4(b)**, **(c)**参照)。再入院を必要とする百分率の真の差が−19.1%に等しい場合(すなわち, 95%信頼区間の下限), これは, コルチコステロイドの重要な利点であり, その利用が推奨されるべきである。しかし, 95%信頼区間の上限は 16.5%であり, この場合, プラセボの利用がコルチコステロイドより実質的に優れている。百分率の差に対する 95%信頼区間の上限と下限の解釈から導かれる結論は, 全く逆であり, 結論(プラセボと比較する場合のコルチコステロイドが, 妊娠悪阻のための再入院を減少させるのに有効であるとするエビデンスは存在しない)が正しいことを示す。

(c) 治療必要数の評価は行われていないが, 1 次アウトカムに対する 2 つの治療間に差のエビデンスが存在しないため, 治療必要数を評価することは重要でない。

2. 限界

試験の限界に関する議論は, おそらく不十分なサンプルサイズに限定される〔1,253 ページ(93 ページ), 段落 1 末, 左欄〕。著者らは, サンプルサイズが小さすぎる可能性を示しており, これは, 1 次アウトカムの 30%から 5%への過度に楽観的な改善に基づくためである。

3. 一般化可能性

試験結果の一般化可能性に関する議論はない。

4. 解釈

試験結果の解釈は, 有益性や有害性を考慮した後, 結果と一致している。著者らは, 論文の最終段落で, Magee らの結論(併合した結果では, コルチコステロイドは妊娠悪阻による再入院数の減少を示さなかった)を支持する結果であったと正しく述べている。このように結論を表現することは, 小さいサンプルサイズや結果としての検出力の低さを考慮して, コルチコステロイド治療が妊娠中の再入院の必要性を減少させなかったと述べる(抄録のように)より正確である。Altman と Bland(1995)が述べるように, 「エビデンスが存在しないことは, 存在しないことのエビデンスではない」を記憶に留めておくべきである。

F. 他の情報

1. 登録

この試験は登録されていないが, 論文が報告された 2003 年には, 強く推奨されていなかった。

2. プロトコール

プロトコールにアクセス可能な所在情報はないが，論文が報告された2003年には，強く推奨されていなかった。

3. 研究資金

資金源は記載されていないが，論文が報告された2003年には，強く推奨されていなかった。

4. 利益相反

何の情報も示されていない。

Altman DG, Bland JM. Absence of evidence in not evidence of absence. BMJ (1995), 311:485.

■ 観察研究：論文 2 の批判的吟味 ■

A. タイトルと抄録

1. この研究は，「多施設前向き研究」とタイトルに示されている。しかし，これは，コホートとしての研究デザインを示していない（介入研究も前向きである）。

2. 抄録は，研究デザインや方法，結果，結論を要約している。

この研究デザインと組み入れ基準は抄録の「方法」に示されている：「データは，異なる 47 施設で主要消化管手術を受ける患者 3,322 人を含む多施設前向きコホートから連続的に得た」。著者らは，次に，「高齢患者（$n=1,796$）における独立な死亡の危険因子を同定するために多変量解析を用いた」と述べている。統計学的解析法の正確な種類が特定されていないことに注意。さらに，「多変量 multivariate」という用語は，厳密には，同時に調査された 2 つ以上のアウトカム（この研究には当てはまらない）の解析を意味し，したがって，誤解されやすい。用語として「多変数 multivariable」を用いることが望ましい。「エンドポイントを術後 30 日死亡と定義した」に加えて，著者らは，術前，術中，術後の人口統計学的および臨床的な 27 変数を評価したと述べている。

高齢患者（≧ 65 歳）の全体的な死亡率は 10.6%であった。高齢患者の死亡の危険因子として抄録に述べられているのは，年齢≧ 85 歳，緊急手術，貧血，白血球数＞ 10,000/mm^3，米国麻酔科学会（ASA）クラスⅣ，がん姑息手術であり，それぞれに対するオッズ比と 95%信頼区間が示されている。

抄録の「結論」には，「主要消化管手術を受ける高齢患者において独立に検証されたリスク指標を特徴づけることは必須であり，高齢患者に適したスコアの開発に必要なステップを構成する効率の高い特異的な検査につながる」と述べられている。研究の限界については特に言及されていない。

B. はじめに

1. 元の論文の 375 ページ（本書の 106 ページ）*[6] の導入部分は比較的簡潔である。著者らは，最近の数十年で寿命が順調に延び，その結果，高齢者に対する主要手術の数も増加傾向にあると述べている。彼らは，この群における術後死亡が依然として多く，この群のもっとも適切な管理を導くことは検証されたアウトカム指標に依存するが，これらの情報は不足していると指摘している。著者らは，彼らの主張を支持する多くの文献を示している。また，以前の研究が特定の疾患や特定の手術，任意に定義された年齢群に注目し，これらが定義や他の事柄に関して一貫性に欠けることを説明している。

---

*[6] 訳注：以下，（　）内に本書のページ数を示す。

2. 研究の主目的は，若年患者をコントロールとした場合の，65 歳以上の患者における術後死亡の危険因子を見いだすことである〔375 ページ(106 ページ)，段落 2，左欄〕。2 次的な目的は定義されていない。当初のプロトコールの修正に関する言及はない。

C. 方法

1. 研究デザイン

研究デザインは，375 ページ(106 ページ)，導入部分の最終段落に示されている(「本研究は，主要消化管手術を受ける連続的な患者 3,322 人の前向き多施設コホートに基づいている」)。375 ページ(106 ページ)の次の「患者と方法」の段落では，コホートの詳細を示している：コホート全体の年齢範囲は 16 〜 99 歳であるが，65 歳以上の患者 1,796 人(54%)が，この研究で特別な関心のある群であった。次の段落で，著者らは，研究設定や手術日(すなわち，研究に対する登録日)についても述べている：「患者は，2002 年 1 月 1 日〜 2004 年 12 月 31 日の期間に，フランスの外科センター 47 施設〔大学病院 17 施設(患者の 53%)，一般病院 27 施設(患者の 37%)，私立病院 3 施設(患者の 10%)〕で手術を受けた。施設に登録された平均患者数は 75±63 人(中央値 49，範囲 0 〜 362)であった」。著者らは，「施設が研究に参加するには，最少登録数として年間 30 人を必要とした」と述べているが，引用された範囲の下限が，少なくとも 1 つの施設は患者を登録しなかったことを示す点に注意すべきである。外科センター 47 施設は示されていないが，この点に関するいくつかの情報は付録から得られる。

2. 参加者

(a) 適格基準は 375 ページ(106 ページ)の最終段落と 376 ページ(107 ページ)の最初に示されている：「適格基準には，主要消化管手術(Copeland による『主要または主要プラス』，または Aust らによる『複合グレード 3，4 および 5』と定義)に加えて，特定の他の手術(腹腔内温熱化学療法，肥満バイパス術，狭窄形成術)を受ける 16 歳以上の患者を含めた」。最初の患者コホートは対象 3,881 人から構成されたが〔376 ページ(107 ページ)，段落 1，左欄〕，最初の 30 日以内に追跡されなかった患者($n=308$)は，関心のある要因の 3 つ以上のデータ欠損を伴う患者($n=251$)と同様に，最初のコホートから除外された。したがって，論文に述べられたコホート(「研究コホート」)には対象 3,322 人が含まれる(=3,881 −308−251)。患者は，継続的にそれぞれの参加施設で観察された。

(b) 当てはまらない。これはコホート研究である。

(c) コホートをどのように追跡したかに関する情報は示されていないが，日常的な臨床モニタリングが行われたと仮定される(少なくとも，術後最初の 30 日間)。

(d) 375 ページ(106 ページ)の「患者と方法」の最初の文章では，主要消化管手術を受けた患者を連続的に登録したと述べられている。したがって，それぞれで少なくとも年間 30 人の登録が必要とされる研究施設におけるすべての患者候補がコホートに含まれるため，この研究は，適切な患者スペクトルを用いて行われたと仮定できる。

(e) 当てはまらない。この研究はマッチングされていない。

3. 変数

(a) 1 次アウトカムは，術後最初の 30 日間における死亡である〔375 ページ（106 ページ），「患者と方法」，段落 3〕。

　可能性のある曝露や予測因子の選択は，3 つの以前の報告に基づく。人口動態学的および臨床的な合計 27 変数〔376 ページ（107 ページ），「危険因子」の段落 1 に示されている〕が考慮され，これらすべては，手術アウトカムに関連すると以前に報告されている。これらには，関心のある主要な曝露変数である年齢（≧65 歳または＜65 歳）を含んでいる。それぞれの共変量に対する定義が示されている。

(b) 収集された共変量の定義を示す以外に，47 の異なる参加施設における変数の比較可能性に関する情報は示されていない。

4. バイアス

「患者と方法」でバイアスに関する記載はない。

5. サンプルサイズ

サンプルサイズの正当化は示されていない。

6. 統計学的方法

(a) 可能性のある連続共変量のほとんどすべてが解析の前に 2 値化された。それぞれの共変量を 2 値化するために利用した閾値の正当化は示されていないが，以前の報告に従っていると仮定される。

(b) 主解析（危険因子の同定）では，著者らは，死亡をアウトカムとした多重ロジスティック回帰分析を利用した〔376 ページ（107 ページ），「統計学的解析」，段落 4〕。単変量解析においてアウトカムと関連する要因（P＜0.10）が重回帰分析に含まれ，最終モデルの共変量を見いだすために変数増加ステップワイズ法が利用された。最終モデルは，高齢患者（≧65 歳）と若年患者（＜65 歳）に個別に適用された。「統計学的解析」の最後から 2 番目の段落において，著者らは，「モデル適合度の後推定は C 係数および Hosmer－Lemeshow 検定により行った。反復回数を 200 としたブートストラップ法により，モデルの安定性を評価した」と述べている。

(c) **C6（b）**に述べるように，最終モデルは，高齢患者と若年患者のサブグループに個別に適用された。

(d) **C2（a）**に述べるように，最初の 30 日以内に追跡されなかった患者（死亡したかは知られていない）は，関心のある要因の 3 つ以上のデータ欠損を伴う患者と同様に，最初のコホートから除外された。他の除外は適用されなかった。著者らは，376 ページ（107 ページ），「統計学的解析」の最後から 2 番目の段落で，欠損する共変量データの処理方法を述べているが（「欠損値は補完プロシージャに従って処理した」)，正確な補完法や補完されたデータ数を含む詳細は示されていない。

(e) **C2 (a)** に述べるように，最初の 30 日以内に追跡されなかった患者(死亡したかは知られていない)は，最初のコホートから除外され($n=308$)，さらに脱落が生じることはなかった。

(f) 感度分析は行われていない。

D. 結果

1. 参加者数と日付

(a) **C2 (a)** に述べるように，術後 30 日以内の追跡が不十分であった患者や，関心のある要因の 3 つ以上の共変量データが欠損する患者は，最初のコホート 3,881 人から除外された〔376 ページ(107 ページ)，段落 1，左欄〕。したがって，これらが研究コホートに含まれなかったため，これらの患者に関する追加情報は示されていない。フローチャートは示されていない。

(b) 除外された患者は，術後 30 日以内の追跡データを欠くか，共変量データを欠くために除外された〔376 ページ(107 ページ)，段落 1，左欄〕。

2. 記述データ

(a) **表 1** は，若年および高齢コホート(統合されたコホートではない)の特徴を十分に示している。患者を若年および高齢コホートに分けることで，2 つのコホートの異なる要因を見いだすことが可能である。著者らは，高齢および若年コホートのすべての比較に対する P 値を示し，有意な値を太字で強調している(この場合，$P<0.05$)。これらの P 値には，実行された多くの検定数を許容するための調整を行っていない(**表 1** は，このような 33 の比較が含まれる)。

(b) 欠損データの程度は，むしろ混乱しがちであるが，**表 1** の最下段に，変数に関する欠損データの患者数における平均値や中央値，範囲として要約されている。したがって，平均的に(平均値に基づく)，それぞれの変数で患者 75 人が欠損データを伴うが，この数の範囲は 0 ～ 422 である。本文中の値(「42/1,484」および「191/1,605」)は欠損データでなく死亡率に関連することに注意。

(c) 総追跡時間は示されていないが，この研究で主な関心のある期間は，術後最初の 30 日である。すべての患者が，少なくともこの期間追跡されているため，追跡時間は要約され，さらに長期の追跡に関する情報は関連性が低い。

3. 主な結果

(a) **主なアウトカム指標。**376 ページ(107 ページ)，「結果」の最初の段落に報告されているように，研究コホートの 233 人(7%)が術後最初の 30 日以内に死亡した(全体の死亡率に対する信頼区間は示されていない)。死亡率は，年齢群ごとに**図 1** にグラフ化されているが，それぞれの年齢層の死亡数は示されていない。

(b) **関心のある効果の強さ。**研究コホートでは，65 歳以上の高齢であることが死亡の有意な危険因子であり〔376 ページ(107 ページ)，「結果」，段落 1〕，この未調整オッズ比は 2.21（$P=0.0001$）である。

可能性のある 27 の危険因子のそれぞれに対する死亡（30 日）のオッズ比の単変量（未調整）推定値は，<65 歳と≧65 歳とで，**表 3** に個別に示され，調整済み推定値は**表 4** に示されている。

本文〔376 ページ（107 ページ），「結果」〕において，著者らは，関心のある選択された交絡因子による調整済み推定値を示している。彼らは，「65 歳以上であることは，それ自体，死亡率の有意に独立した危険因子であった（OR 2.21；95%CI［1.36，3.59］；$P=0.001$）」と述べている。これは，研究コホートに対する最初の多重ロジスティック回帰分析による情報だけを示しているようである。著者らは，さらに，表からいくつかの情報を抽出している。たとえば（**表 4** から），≧65 歳の群では，≧85 歳であることが死亡率の増加と関連し（驚くことではない），そのオッズ比は 2.62（$P=0.032$）であり，**表 2** から，「高齢患者における緊急手術後の死亡率 33.5%（304 人のうち，102 人）に対し，若年患者では 7.4%（162 人のうち，12 人）であった（$P<0.001$）」としている。

さらに，376 ページ（107 ページ），「結果」の最初の段落において，著者らは，年齢（群）と死亡の関係を「術後死亡＝0.002×exp（0.63×年齢）」と述べ，このモデルのパラメータ推定値は，研究コホートにおける年齢と死亡の関連を推定している。しかし，著者らは，公式の統計学的処理を利用してこのモデルの適切さを評価せず，その根拠となる P 値も示していない。さらに，「統計学的解析」では，年齢が連続共変量（すなわち，年齢ごとに）としてこのモデルに含まれたか否か，または異なる年齢群に層別化された後に行われたか否か明らかにされていない。

(c) 関心のある効果の精度。≧65 歳における死亡の全体的なオッズ比に対する 95% 信頼区間［1.36，3.59］や，**表 3** と **4** に報告されたすべてのオッズ比に対する 95%信頼区間が，376 ページ（107 ページ），「結果」の最初の段落に示されている。

(d) **C6（b）**に述べたように，共変量は，単変量解析で死亡に関連する場合（$P<0.10$），最初の多変量モデルに含まれるように選択された。これらの共変量は，2 つの年齢群に分けて**表 3** に詳細が示されている。次に，変数増加ステップワイズ法を利用して，最終的な多変量モデルに含まれる因子が選択された。

4. 他の解析

著者らは，高齢および若年コホートにおける死亡の危険因子を個別に見いだしたが，2 つのコホートにおけるこれら危険因子による死亡の差が実際のものであるか否かを評価する交互作用について，公式の検定は行われていない。感度分析は行われていない。

E. 考察

1. 主な結果の要約

(a) 主な結果は，377 ページ（108 ページ），「考察」に報告されているが，最初の 8 段落程度にわたって述べられている。したがって，著者らが主要な結果を十分に「要約」したか否かは疑問である。鍵となる結果を単一の簡潔な段落に要約することが有用である。

(b) 非常に多くの因子が考慮される場合，どの統計学的に有意な関連が第Ⅰ種の過誤を反映する可能性があるか不明である，しかし，他の研究で死亡との関連が報告されている点に基づいて，すべての因子が最初に選択された。したがって，これらの結果は生物学的な意味を有すると考えられ，複数の検定という問題による留保を伴うが，探索的というより確定的とみなすべきである。

(c) 年齢（≧ 65 歳）の死亡に対する影響の全体的な解析では，95％信頼区間が［1.36, 3.59］の範囲を示し，高齢群における死亡のオッズが若年群に比べて 36 ～ 259％の範囲で高いことを示す。これは広い信頼区間であるが，真の値がこの範囲の下限または上限を示すか否かにかかわらず，高齢の影響が臨床的に重要であるとみなされる可能性が高い。

若年および高齢コホートで報告された，いくつかの関連の信頼区間は非常に広い（**表 4**）。たとえば，若年コホートでは，重篤な内科合併症が 108 倍の高い死亡オッズを伴い，この 95％信頼区間はおよそ 9 からほぼ 14,000 の範囲である！高齢コホートでは，いくつかの要因との関連が，曖昧と解釈される信頼区間を示す。たとえば，白血球数＞10,000/mm^3 では，信頼区間の下限（1.08）が効果の真の値を表す場合，観察される影響はおそらく臨床的に重要とみなされない。しかし，信頼区間の上限（3.35）が効果の真の値を表す場合，3 倍以上の死亡オッズを示すことから，この効果は臨床的に重要と考えられる。したがって，この結果の重要性は不明であり，曖昧と解釈される可能性がある。

(d) 著者らは，この情報を示していない。

2. 限界

著者らは，いくつかの重要な可能性を伴う指標（特に，栄養状態や衰弱または衰弱前の指標）に関する情報不足や，主要手術が行われた（または手術に同意した）患者の種類による選択バイアスの可能性を含む 3 つの限界の可能性〔380 ページ（111 ページ），「考察」，最後から 2 番目の段落〕について述べている。他の限界，たとえば，複数の検定に伴うバイアスや，欠損データ，不正確なデータ収集は議論されていない。

3. 一般化可能性

可能性のある選択バイアス（**E2** で述べられている）を除いては，一般化可能性に関する追加の議論は示されていない。

4. 解釈

著者らは，多数の統計学的検定を行っている。複数の検定を考慮する P 値の調整は試みられていない。しかし，この研究は，新たな関連の発見や探索でなく，他の報告による結果を検証する可能性のために行われていることから，この研究結果は十分な慎重さで議論されている。

F. 他の情報

1. 研究資金

このコホート研究に対する資金源は375ページ(106ページ)(左欄)に記載されているが，供出者の役割は示されていない。

2. 利益相反

利益相反に関する記載はないが，どのような利益相反がこの研究結果に主要な影響をもたらすか把握することは困難である。

付録

付録Ⅰ：多肢選択問題のリストと原著“Medical Statistics at a Glance”第3版と『一目でわかる医科統計学』第2版との関連

この問題集は，原著第3版に対応したものであるが，邦訳は第2版までしか出版されていない。第2版と第3版の構成はほぼ同じであるため，以下に，原著第3版との関連とともに，邦訳第2版との関連を示す。

Medical Statistics at a Glance（第3版）		一目でわかる医科統計学（第2版）
データの取り扱い		
M1	Chapters 1, 2, 5（types of variables, averages）	第1，2，5章〔変数の種類，平均値（代表値）〕
M2	Chapter 1（types of variables）	第1章（変数の種類）
M3	Chapter 2（data entry）	第2章（データ入力）
M4	Chapter 2（data entry, dates, coded questions）	第2章（データ入力，日付，コード化された質問）
M5	Chapter 3（data entry, checking for errors）	第3章（データ入力，誤差のチェック）
M6	Chapter 3（outliers）	第3章（外れ値）
M7	Chapter 4（diagrams）	第4章（グラフ）
M8	Chapters 4, 7（shape of distribution, normal distribution）	第4，7章（分布の形，正規分布）
M9	Chapter 4（pie chart, bar chart, histogram, skewness, box plot）	第4章（円グラフ，棒グラフ，ヒストグラム，歪み，箱図）
M10	Chapters 5, 6（measures of location and spread）	第5，6章（分布の尺度と広がりの指標）
M11	Chapters 5, 9（median, geometric mean, logarithmic transformation）	第5，9章（中央値，幾何平均，対数変換）
M12	Chapters 5, 6（measures of location and spread, reference ranges）	第5，6章（分布の尺度と広がりの指標，参照範囲）
M13	Chapters 5, 6（percentiles, averages, spread）	第5，6章（パーセンタイル，平均値，広がり）
M14	Chapter 7（normal distribution）	第7章（正規分布）
M15	Chapter 8（binomial, Poisson, chi-squared and lognormal distributions）	第8章（二項分布，Poisson 分布，χ^2 分布，対数正規分布）
M16	Chapters 1, 7, 9, 17（transformations, normal distribution）	第1，7，9，17章（データ変換，正規分布）
M17	Chapter 9（transformations）	第9章（データ変換）
サンプリングと推定		
M18	Chapter 10（sampling distribution of the mean）	第10章（平均値の標本分布）

（次ページへ続く）

付録Ⅰ（続き）

Medical Statistics at a Glance（第 3 版）		一目でわかる医科統計学（第 2 版）
M19	Chapters 5, 6, 7, 10, 11（spread, normal distribution, sampling distributions）	第 5，6，7，10，11 章（広がり，正規分布，標本分布）
M20	Chapters 11, 15（confidence intervals, cohort studies）	第 11, 15 章（信頼区間, コホート研究）
M21	Chapter 11（confidence interval for the mean）	第 11 章（平均値の信頼区間）
研究デザイン		
M22	Chapters 12, 15（cohort studies, association）	第 12，15 章（コホート研究，関連）
M23	Chapter 12（assessing causality）	第 12 章（因果関係の評価）
M24	Chapters 13, 14〔randomised controlled trials（RCTs）, cross-over trials〕	第 13，14 章〔無作為化比較試験（RCT），クロスオーバー試験〕
M25	Chapters 13, 14（RCTs, composite endpoints）	第 13，14 章（RCT）
M26	Chapters 13, 33（factorial, cross-over, parallel and completely randomised designs, interaction, statistical interaction）	第 13, 34 章（要因配置法, クロスオーバーデザイン，並行デザイン，完全な無作為デザイン，相互作用）
M27	Chapters 12, 14（cluster randomised trials, sample size, unit of investigation）	第 12，14 章（クラスターごとの無作為割りつけ，標本サイズ）
M28	Chapter 14（clinical trials, randomisation, sequential studies）	第 14 章（臨床試験，無作為化）
M29	Chapters 13, 15, 16（cohort studies, outcomes, recall bias）	第 13，15，16 章（コホート研究，アウトカム，思い出しのバイアス）
M30	Chapter 15（cohort studies）	第 15 章（コホート研究）
M31	Chapters 12, 15, 16（case–control studies, risk, relative risk, odds ratio）	第 12，15，16 章（症例対照研究，リスク，相対危険度，オッズ比）
M32	Chapters 12, 16（experimental studies, case–control studies, relative risk）	第 12，16 章（実験的研究，症例対照研究，相対危険度）
M33	Chapters 12, 16, 29, 30（case–control studies, odds ratio, logistic regression, multiple linear regression）	第 12，16，29，30 章（症例対照研究，オッズ比，ロジスティック回帰，多重線形回帰）
仮説検定		
M34	Chapters 11, 17（hypothesis tests, confidence intervals, bioequivalence trials, nonparametric tests）	第 11，17 章（仮説検定，信頼区間，ノンパラメトリック検定）
M35	Chapters 18, 20（paired tests, multiple comparisons, Bonferroni correction）	第 18，20 章（対応のある検定，多重比較，Bonferroni の修正）
M36	Chapter 18（type I and II errors in hypothesis testing, significance level）	第 18 章（仮説検定における第 1 種の過誤と第 2 種の過誤，有意水準）

（次ページへ続く）

付録 I（続き）

Medical Statistics at a Glance（第 3 版）		一目でわかる医科統計学（第 2 版）
データ解析の基本テクニック		
● 数値データ		
M37	Chapters 4, 19 (shape of distribution, one-sample *t*-test)	第 4，19 章（分布の形，1 標本の *t* 検定）
M38	Chapter 19 (one-sample *t*-test, sign test)	第 19 章（1 標本の *t* 検定，符号検定）
M39	Chapters 5, 12, 20 (averages, Wilcoxon signed-ranks test, need for a control)	第 5，12，20 章（平均値，Wilcoxon 符号付順位検定，対照の必要性）
M40	Chapters 19, 20, 21 (analysis of paired numerical data, Wilcoxon signed-ranks test, paired and unpaired *t*-tests)	第 19, 20, 21 章（対応のある数的データの解析，Wilcoxon 符号付順位検定，対応のある，および対応のない *t* 検定）
M41	Chapters 20, 21, 22〔paired and unpaired *t*-tests, one-way analysis of variance (ANOVA)〕	第 20，21，22 章〔対応のある，および対応のない *t* 検定，1 元配置の分散分析（ANOVA）〕
M42	Chapters 20, 21 (Wilcoxon signed-ranks test, Mann–Whitney *U*-test, unpaired *t*-test)	第 20，21 章（Wilcoxon 符号付順位検定，Mann–Whitney の *U* 検定，対応のない *t* 検定）
M43	Chapter 22 (one-way ANOVA)	第 22 章（ANOVA）
● カテゴリーデータ		
M44	Chapters 7, 20, 23, 24 (binomial and normal distributions, Wilcoxon signed-ranks test, hypothesis test on a single proportion, Fisher's exact test, chi-squared test)	第 7，20，23，24 章（二項分布と正規分布，Wilcoxon 符号付順位検定，1 つの割合の仮説検定，Fisher の直接確率検定，χ^2 検定）
M45	Chapters 11, 23 (confidence intervals, testing a single proportion)	第 11，23 章（信頼区間，1 つの割合の検定）
M46	Chapters 24, 30 (chi-squared test, logistic regression)	第 24，30 章（χ^2 検定，ロジスティック回帰）
M47	Chapter 24 (comparing two proportions, chi-squared test)	第 24 章（2 つの割合の比較，χ^2 検定）
M48	Chapters 15, 24, 25 (cohort studies, Fisher's exact test, 2×2 tables, chi-squared test with more than with two categories)	第 15，24，25 章（コホート研究，Fisher の直接確率検定，2×2 の表，2 つ以上のカテゴリーの χ^2 検定）
M49	Chapters 24, 25 (associations in an $r \times c$ contingency table, chi-squared test, McNemar's test)	第 24，25 章（$r \times c$ 表における関連，χ^2 検定，McNemar 検定）
● 回帰と相関		
M50	Chapters 4, 26 (skewed distributions, Pearson correlation coefficient)	第 4，26 章（非対称分布，Pearson の積率相関係数）
M51	Chapter 26 (Pearson correlation coefficient)	第 26 章（Pearson の積率相関係数）

（次ページへ続く）

付録 I（続き）

	Medical Statistics at a Glance（第 3 版）	一目でわかる医科統計学（第 2 版）
M52	Chapter 27（assumptions underlying linear regression）	第 27 章（線形回帰の仮定）
M53	Chapter 28（linear regression, scaling）	第 28 章（線形回帰）
M54	Chapter 28（linear regression, goodness of fit, centring, scaling, influential points）	第 28，29 章（線形回帰，適合度，スケール化，影響力のある点）
M55	Chapter 29（multiple linear regression）	第 29 章（多重線形回帰）
M56	Chapter 29（multiple linear regression, collinearity）	第 29 章（多重線形回帰，共線性）
M57	Chapters 29, 30, 34（multiple linear regression, logistic regression, confounding, odds ratio）	第 29，30，34 章（多重線形回帰，ロジスティック回帰，交絡，オッズ比）
M58	Chapter 10, 32（logistic regression, odds, model chi-square, deviance）	第 10，32 章（ロジスティック回帰，オッズ，モデルの χ^2 値，デビアンス）
M59	Chapter 31（rates）	第 31 章（率）
M60	Chapters 13, 31, 34（stratification, Poisson regression, relative rates, interaction, stratification）	第 13，31，34 章（ブロック化，Poisson 回帰，相対率，相互作用）
M61	Chapters 9, 31, 33（transformations, Poisson regression, relative rates）	第 9，31，33 章（変換，Poisson 回帰，相対率）
M62	Chapters 31, 34（Poisson regression, relative rates, confounding）	第 31，34 章（Poisson 回帰，相対率，交絡）
M63	Chapter 31（Poisson regression, extra-Poisson variation）	第 31 章（Poisson 回帰，Poisson 分布の範囲外の変動）
M64	Chapter 32（generalised linear model, method of least squares, maximum likelihood estimation, likelihood, link function）	第 32 章（一般化線形モデル，最小二乗法，最尤法，尤度，リンク関数）
M65	Chapter 13（explanatory variables in statistical models, confounding, effect modification, over-fitting）	第 33 章（統計学的モデルにおける説明変数，交絡，修飾効果，過剰適合）
● 重要な考察		
M66	Chapter 34（bias, confounding）	第 34 章（バイアス，交絡）
M67	Chapter 35（checking assumptions, sensitivity analysis）	第 35 章（仮説を確認する）
M68	Chapter 36（sample size estimation, power, significance level）	第 36 章（標本サイズの推定，検出力，有意水準）
M69	Chapters 35, 36（robust estimation, sample size estimation, power, significance level, pilot studies）	第 35，36 章（頑健性がある推定，標本サイズの推定，検出力，有意水準，予備研究）
M70	Chapter 37（presenting results, CONSORT statement, STROBE statement, QUORUM statement）	第 37 章（結果を示す，CONSORT statement）

（次ページへ続く）

付録 I（続き）

Medical Statistics at a Glance（第 3 版）		一目でわかる医科統計学（第 2 版）
その他のテクニック		
M71	Chapter 38, 41〔diagnostic tests, area under the curve（AUC）〕	第 38，41 章〔診断テスト，曲線下面積（AUC）〕
M72	Chapter 38（diagnostic tests, sensitivity, specificity, positive predictive value, negative predictive value, likelihood）	第 38 章（診断テスト，感度，特異度，陽性適中率，陰性適中率，尤度）
M73	Chapter 39（assessing agreement for a categorical variable, Cohen's kappa）	第 39 章（カテゴリー変数に対する一致性の評価，Cohen のカッパ）
M74	Chapters 26, 39（correlation, assessing agreement for categorical and numerical variables, Cohen's kappa, intra-class correlation coefficient, Bland and Altman diagram）	第 26，36，39 章（相関，カテゴリーおよび数値変数に対する一致性の評価，Cohen のカッパ，級内相関係数，Altman プロット）
M75	Chapter 40〔evidence-based medicine（EBM）, hierarchy of evidence, number needed to treat（NNT）〕	第 40 章〔科学的根拠に基づく医療（EBM），治療作用確認に必要な患者数（NNT）〕
M76	Chapter 41（clustered data）	第 41 章（クラスターデータ）
M77	Chapter 41（clustered data, repeated measurements）	第 41 章（クラスターデータ，反復測定）
M78	Chapter 42（analysis of hierarchical data, random effects model, intraclass correlation coefficient）	第 42 章（階級データの解析，ランダム傾きモデル，級内相関係数）
M79	Chapter 43（meta-analysis, odds ratios, forest plot, publication bias）	第 43 章（メタアナリシス，オッズ比，森プロット，公表資料のバイアス）
M80	Chapter 43（meta-analysis, systematic review, random effect, I^2, publication bias）	第 43 章（メタアナリシス，システマティックレビュー，ランダム効果，I^2，公表資料のバイアス）
M81	Chapters 29, 44（choice of reference category, survival analysis, hazard ratio）	第 29，44 章（参照カテゴリーの選択，生存分析，ハザード比）
M82	Chapter 44（survival analysis, censoring, hazard ratio, log rank test）	第 44 章（生存分析，打ち切り，ハザード比，ログランク検定）
M83	Chapter 45（Bayesian analysis, likelihood, prior, diagnostic tests）	第 45 章（ベイズ分析，尤度，事前，診断テスト）
M84	Chapter 46〔prognostic scores, area under the receiver operating characteristic（AUROC）curve, goodness of fit〕	第 28，38 章〔受信者動作特性曲線下面積（AUROC），適合度〕
M85	Chapter 46〔prognostic scores, receiver operating characteristic（ROC）curve, bootstrapping, goodness of fit〕	第 11，28，38 章〔受信者動作特性（ROC）曲線，ブートストラップ法，適合度〕

付録Ⅱ：構造化問題のリストと原著“Medical Statistics at a Glance”第3版の関連章番号および関連トピックス

この問題集は，原著第3版に対応したものであるが，邦訳は第2版までしか出版されていない。第2版と第3版の構成はほぼ同じであるため，以下に，原著第3版との関連とともに，邦訳第2版との関連を示す。

	Medical Statistics at a Glance（第3版）	一目でわかる医科統計学（第2版）
S1	Chapters 1, 2, 3, 4 (type of data, data entry, error checking and outliers, displaying data graphically)	第1，2，3，4章（データの種類，データ入力，誤差のチェックと外れ値，データのグラフ化）
S2	Chapters 5, 6, 10, 11〔mean, standard deviation (SD), standard error of the mean (SEM), confidence intervals, median〕	第5，6，10，11章〔平均値，標準偏差（SD），平均値の標準誤差（SEM），信頼区間，中央値〕
S3	Chapters 5, 6, 17, 21, 24, 26 (summarising data, transformations, *P*-value, comparing numerical and categorical data in two groups, Fisher's exact test, correlation)	第5，6，17，21，24，26章（データの要約，データ変換，*P*値，2つの集団の数的データとカテゴリーデータの比較，Fisherの直接確率検定，相関）
S4	Chapters 5, 6, 16, 30, 34 (summarising data, study design, logistic regression, odds ratios)	第5，6，16，30，34章（データの要約，研究デザイン，ロジスティック回帰，オッズ比）
S5	Chapter 14 (randomised controlled trials, intention to treat and per-protocol analysis, generalizability)	第14章（無作為化比較試験，治療意図の分析，一般化可能性）
S6	Chapters 18, 36 (type I and II errors in hypothesis testing, power and significance level, sample size calculations)	第18，36章（仮説検定における第1種の過誤と第2種の過誤，検出力と有意水準，標本サイズの計算）
S7	Chapter 20 (paired *t*-test, confidence intervals)	第20章（対応のある*t*検定，信頼区間）
S8	Chapters 20, 25, 34 (comparing categorical data in more than two groups, chi-squared test, comparing numerical data when data are not independent, bias, nonresponders)	第20，25，34章（2つの集団以上のカテゴリーデータの比較，χ^2検定，データが独立でない場合の数的データの比較，バイアス）

（次ページへ続く）

付録II（続き）

Medical Statistics at a Glance（第 3 版）		一目でわかる医科統計学（第 2 版）
S9	Chapters 4, 5, 21, 34 (summarising data, normal distribution, displaying data graphically, Mann–Whitney *U*-test, Wilcoxon rank-sum test, randomisation, bias)	第 4，5，21，34 章（データの要約，正規分布，データのグラフ化，Mann–Whitney の *U* 検定，Wilcoxon 順位和検定，ランダム化）
S10	Chapters 22, 34〔one-way analysis of variance (ANOVA), *post-hoc* multiple comparison tests, causation, bias〕	第 12，22，34 章〔1 元配置の分散分析（ANOVA），*post-hoc* 多重比較，因果関係〕
S11	Chapter 24 (chi-squared test, contingency tables)	第 24 章（χ^2 検定，分割表）
S12	Chapters 25, 30, 34 (comparing categorical data in more than two groups, logistic regression, bias, test for trend)	第 25，30，34 章（2 つの集団以上のカテゴリーデータの比較，ロジスティック回帰，トレンドの検定）
S13	Chapters 26, 27, 28 (correlation, simple linear regression)	第 26，27，28 章（相関，単線形回帰）
S14	Chapters 29, 33 (multiple linear regression, explanatory variables)	第 29，33 章（多重線形回帰，説明変数）
S15	Chapters 30, 44 (binary outcomes, logistic regression, odds ratios, survival analysis)	第 30，44 章（2 値のアウトカム，ロジスティック回帰，オッズ比，生存分析）
S16	Chapters 6, 15, 28, 31, 33 (percentiles, scaling, rates, incidence rate ratios, Poisson regression, cohort studies, explanatory variables)	第 6，15，28，31，33 章（パーセンタイル，率，罹患率，Poisson 回帰，コホート研究，説明変数）
S17	Chapters 31, 33, 34 (rates, incidence rate ratios, Poisson regression, bias, interaction)	第 31，33，34 章（率，罹患率，Poisson 回帰，相互作用）
S18	Chapters 31, 33, 34, 42 (rates, incidence rate ratios, Poisson regression, explanatory variables, causal pathway, clustered data)	第 31，33，34，42 章（率，罹患率，Poisson 回帰，説明変数，クラスターデータ）
S19	Chapter 34 (bias and confounding, random and systematic errors)	第 34 章（交絡）
S20	Chapters 34, 41, 42 (clustered data, confounding, random–or mixed-effects models)	第 34，41，42 章（クラスターデータ，交絡，ランダム効果モデル）
S21	Chapters, 21, 24, 35 (checking assumptions, *t*-tests, Fisher's exact test)	第 21，24，35 章（仮説を確認する，*t* 検定，Fisher の直接確率検定）
S22	Chapters 21, 36 (*t*-tests, sample size estimation, power)	第 21，36 章（*t* 検定，標本サイズの推定，検出力）

（次ページへ続く）

付録Ⅱ（続き）

Medical Statistics at a Glance（第3版）		一目でわかる医科統計学（第2版）
S23	Chapter 38〔diagnostic tests, sensitivity, specificity, negative predictive value (NPV), positive predictive value (PPV), receiver operating characteristic (ROC) curves, likelihood ratios〕	第38章〔診断テスト，感度，特異度，陰性適中率(NPV)，陽性適中率(PPV)，受信者動作特性(ROC)曲線，尤度比〕
S24	Chapters 38, 46〔diagnostic scores, prognostic scores, area under the receiver operating characteristic (AUROC) curve, sensitivity, specificity, PPV, NPV〕	第38章〔受信者動作特性曲線下面積(AUROC)，感度，特異度，PPV，NPV〕
S25	Chapter 39 (assessing agreement for a categorical variable, Cohen's kappa)	第39章（カテゴリー変数の一致性の評価，Cohenのカッパ）
S26	Chapters 26, 39 (correlation, measuring agreement, Bland and Altman diagram, limits of agreement, British Standards Institution repeatability coefficient)	第26，39章（相関，一致性の評価，Altmanプロット，一致限界，英国標準機関の反復性係数）
S27	Chapters 16, 43 (odds ratios, meta-analysis, I^2, funnel plot, fixed-effects analysis)	第16，43章（オッズ比，メタアナリシス，I^2，漏斗プロット，固定効果分析）
S28	Chapters 3, 18, 33, 34, 44 (missing values, type I error and multiple testing, interaction, confounding, survival analysis)	第3，18，33，34，44章（欠損値，第1種の過誤と多重検定，相互作用，交絡，生存分析）
S29	Chapters 18, 34, 40, 44〔multiple testing, number needed to treat (NNT), confounding, Cox regression model, Kaplan–Meier survival analysis, confounding〕	第18，34，40，44章〔多重検定，治療作用確認に必要な患者数(NNT)，交絡，Coxの回帰モデル，Kaplan–Meier生存分析，交絡〕

付録Ⅲ：原著 "Medical Statistics at a Glance" 第3版の章番号と関連する多肢選択および構造化問題

章	多肢選択問題	構造化問題
1. types of data（データの種類）	1，2，16	1
2. data entry（データ入力）	1，3，4	1
3. error checking and outliers（誤差チェックと外れ値）	5，6	1，28
4. displaying data diagrammatically（データのグラフ化）	7，8，9，37，50	1，9
5. describing data: the "average"（データの記述："代表値"）	1，10，11，12，13，19，39	2，3，4，9
6. describing data: the "spread"（データの記述：広がり）	10，12，13，19	2，3，4，16
7. theoretical distributions: the normal distribution（理論分布：正規分布）	8，14，16，19，44	—
8. theoretical distributions: other distributions（理論分布：他の分布）	15，44	—
9. transformations（データ変換）	11，16，17，61	3
10. sampling and sampling distributions（標本抽出と標本分布）	18，19	—
11. confidence intervals（信頼区間）	19，20，21，34，45	2
12. study design I（研究デザインⅠ）	22，23，27，31，32，33，39	—
13. study design II（研究デザインⅡ）	24，25，26，29，60	—
14. clinical trials（臨床試験）	24，25，27，28	5
15. cohort studies（コホート研究）	20，22，29，30，31，48	16
16. case-control studies（症例対照研究）	29，31，32，33	4，27
17. hypothesis testing（仮説検定）	16，24	3
18. errors in hypothesis testing（仮説検定の過誤）	35，36	6，28，29
19. numerical data: a single group（数的データ：1つの集団の場合）	37，38，40	—
20. numerical data: two related groups（数的データ：関連のある2つの集団の場合）	39，40，35，41，42	7，8
21. numerical data: two unrelated groups（数的データ：関連のない2つの集団の場合）	40，41，42	3，9，21，22
22. numerical data: more than two groups（数的データ：3つ以上の集団の場合）	43	10

（次ページへ続く）

付録Ⅲ（続き）

章	多肢選択問題	構造化問題
23. categorical data: a single proportion（カテゴリーデータ：1 つの割合の場合）	44，45	—
24. categorical data: two proportions（カテゴリーデータ：2 つの割合の場合）	46，47，44，48，49	3，8，11，21
25. categorical data: more than two categories（カテゴリーデータ：3 つ以上の割合の場合）	48，49	8，12
26. correlation（相関）	50，51，74	3，13，26
27. the theory of linear regression（線形回帰の理論）	52	13
28. performing a linear regression analysis（単形回帰分析を実行する）	53，54	13，16
29. multiple linear regression（多重線形回帰）	33，55，56，57，81	14
30. binary outcomes and logistic regression（2 値のアウトカムとロジスティック回帰）	33，46，57，58	4，12，15
31. rates and poisson regression（率と poisson 回帰）	59，60，61，62，63	16，17，18，29
32. generalized linear models（一般化線形モデル）	64	—
33. explanatory variables in statistical models（統計学的モデルの説明変数）	26，60，61，65	14，16，17，18，28
34. bias and confounding	57，60，62，66	4，8，9，10，12，17，18，19
35. checking assumptions（仮説を確認する）	67，39	21
36. sample size calculations（標本サイズの計算）	68，69	6，22
37. presenting results（結果を示す）	70	—
38. diagnostic tools（診断ツール）	71，72	23，24
39. assessing agreement（一致性を評価する）	73，74	25，26
40. evidence-based medicine（科学的根拠に基づく医療）	75	29
41. methods for clustered data（反復測定の方法）	76，77	20
42. regression models for clustered data（クラスターデータのための回帰方法）	78	18，20
43. systematic reviews and meta-analysis（システマティックレビューとメタアナリシス）	79，80	27
44. survival analysis（生存分析）	81，82	15，28，29
45. Bayesian methods（ベイズ法）	83	—
46. developing prognostic scores	84，85	24

和文索引

あ・い

う・え

お

か

き

く

け

こ

さ

し

ひ

ふ

へ・ほ

ま・み

め

も

ゆ

よ

ら

り

れ

ろ・わ

数字索引

ギリシャ文字索引

欧文索引

A

B

G

H

I

K

L

M

N

O

P

Q

R

S

T

U

V

W

臨床研究マイスターへの道
医科統計学が身につくドリル　　定価：本体 3,400 円＋税

2014 年 1 月 30 日発行　第 1 版第 1 刷 ©

著　者　アヴィヴァ ペトリー
　　　　キャロライン セービン

訳　者　津崎(つざき) 晃一(こういち)

発行者　株式会社　メディカル・サイエンス・インターナショナル
　　　　代表取締役　若松　博
　　　　東京都文京区本郷 1－28－36
　　　　郵便番号 113－0033　電話(03)5804－6050

印刷：双文社印刷／表紙装丁：GRiD CO., LTD.

ISBN 978-4-89592-759-8　C3047